Versorgungskonzepte für Menschen mit Demenz

Katja Sonntag
Dr. Christine von Reibnitz

Versorgungskonzepte für Menschen mit Demenz

Praxishandbuch und Entscheidungshilfe

Mit 15 Abbildungen

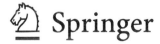 Springer

Katja Sonntag
Remscheid

Dr. Christine von Reibnitz
Berlin

ISBN 978-3-662-43945-6
DOI 10.1007/978-3-662-43946-3

ISBN 978-3-662-43946-3 (eBook)

Die Deutsche Nationalbibliothek verzeichnet diese Publikation in der Deutschen Nationalbibliografie; detaillierte bibliografische Daten sind im Internet über http://dnb.d-nb.de abrufbar.

SpringerMedizin

Planung: Susanne Moritz, Berlin
Projektmanagement: Ulrike Niesel, Heidelberg
Lektorat: Ute Villwock, Heidelberg
Projektkoordination: Cécile Schütze-Gaukel, Heidelberg
Umschlaggestaltung: deblik Berlin
Fotonachweis Umschlag: © thinkstock/Attila Barabas
Herstellung: Crest Premedia Solutions (P) Ltd., Pune, India

Gedruckt auf säurefreiem und chlorfrei gebleichtem Papier

Springer Medizin ist Teil der Fachverlagsgruppe Springer Science+Business Media
www.springer.com

Vorwort »Versorgungskonzepte für Menschen mit Demenz«

Die Demenz ist eine der größten Herausforderungen für die Gesellschaft in Deutschland, deren Brisanz aufgrund der zunehmend älter werdenden Bevölkerung sowie schrumpfenden sozialen Netzwerken in den kommenden Jahren noch zunehmen wird. Sie bedeutet nicht nur für den Erkrankten selbst einen tiefen Einschnitt, sondern auch für sein soziales Umfeld. Eine Beratung und Begleitung von Menschen mit Demenz erfordert nicht nur viel Empathie und Wissen über die Erkrankung selbst, sondern auch gute Beratungskompetenzen sowie die Kenntnis über mögliche Hilfsangebote.

Dieses Buch möchte professionell in der Pflege tätigen Mitarbeitern einen Leitfaden an die Hand geben, welche Versorgungskonzepte es momentan in Deutschland gibt sowie welche Unterstützungsleistungen möglich sind. Anhand vieler Praxisbeispiele werden die Vor- und Nachteile der verschiedenen Wohnformen, Betreuungsangebote oder sonstiger Hilfeleistungen verdeutlicht.

Wir danken Kornelia Klare für Ihre Mitarbeit in Kapitel 5.

Inhaltsverzeichnis

Grundlagen: Demenz und Pflegebedürftigkeit

Katja Sonntag

1.1 Entwicklung der Pflegebedürftigkeit in Deutschland

Das Thema Pflegebedürftigkeit wurde lange von einer großen Mehrheit der Gesellschaft tabuisiert. Natürlich wusste man um die demografische Entwicklung und die steigende Lebenserwartung, doch das Bild vom Alter ist in vielen Köpfen geprägt von rüstigen Rentnern, welche Fremdsprachen erlernen, sportlich aktiv sind und viel reisen. Erst in den letzten Jahren nahm die Präsenz der Pflegebedürftigkeit in der Öffentlichkeit zu, unter anderem auch durch die Einführung des so genannten »Pflege-Bahrs« im Rahmen des Pflege-Neuausrichtungsgesetzes im Jahre 2012. Pflegebedürftigkeit ist längst kein Randphänomen mehr in der Gesellschaft, sondern betrifft die meisten Menschen im Laufe ihres Lebens, da mehr als zwei Drittel der Frauen und jeder zweite Mann vor ihrem Versterben selbst pflegebedürftig sein werden (BARMER GEK 2012, 201). Auch Menschen, die nicht selbst von Pflegebedürftigkeit betroffen sein werden, werden sich der Problematik in ihrer Familie oder ihrem sozialen Umfeld stellen müssen.

1.1.1 Prävalenz und Inzidenz

Die absolute Zahl der Pflegebedürftigen ist seit Einführung der Pflegeversicherung im Jahr 1994 kontinuierlich angestiegen (◘ Tab. 1.1). Insgesamt bezogen im Mai 2013 über 2,5 Millionen Menschen Leistungen aus der sozialen oder privaten Pflegeversicherung (BFSFJ Bundesministerium für Gesundheit 2013, 1). Die altersspezifischen Prävalenzen und Inzidenzen blieben dabei im Wesentlichen unverändert, weshalb der Anstieg der pflegebedürftigen Personen im Wesentlichen auf eine Veränderung der Altersstruktur in Deutschland zurückzuführen ist (BARMER GEK 2012, 16, 54).

Die demografische Entwicklung wird hierbei zum einen durch die immer weiter steigende Lebenserwartung beeinflusst, aber auch durch die niedrigen Geburtenraten. Die Alterung der Gesellschaft wird in den nächsten zwanzig Jahren zusätzlich dadurch verstärkt, dass zu diesem Zeitpunkt die geburtenstarken Jahrgänge der 1950er und 1960er Jahre das Rentenalter erreichen sowie pflegebedürftig werden können. Wenn die geburtenschwachen Jahrgänge nachrücken, ist mit einem absoluten, aber keinem prozentualen Rückgang der pflegebedürftigen Menschen zu rechnen (◘ Tab. 1.2).

Der Anstieg der Pflegebedürftigkeit (◘ Tab. 1.3) schwankt zudem regional stark und wird in Ostdeutschland wesentlich stärker ausfallen als im Bundesdurchschnitt (BARMER GEK 2012, 13). Auch dies hängt mit der Bevölkerungsstruktur in den jeweiligen Regionen zusammen und stellt eine weitere Herausforderung für die pflegerische Versorgungsstruktur dar.

1.1.2 Kosten der Pflegebedürftigkeit

Eine Pflegebedürftigkeit ist teilweise mit sehr hohen Kosten für die Pflegeversicherung, aber auch für den Betroffenen selbst verbunden (◘ Abb. 1.1). »Standardisiert auf die Bevölkerung Deutschlands des Jahres 2000 im Alter von 60 Jahren und älter werden von der Pflegeversicherung im Durchschnitt Gesamtlebenszeitausgaben in Höhe von 33.256 € pro Pflegebedürftigem übernommen. Dabei liegen die summierten Leistungen zwischen minimal 13 € und maximal 262.215 €.« (BARMER GEK 2012, 19). Hinzu kommen durchschnittlich noch 6.087 € für ambulante Leistungen, die ein Pflegebedürftiger im Laufe seines Lebens privat zuzahlen muss, bei vollstationärer Pflege müssen bis zum Tod 31.131 € aus eigener Tasche zugezahlt werden, wobei auch bei diesen Eigenanteilen die Streuung sehr groß ist (BARMER GEK 2012, 19). Hier zeigt sich der Teilversicherungscharakter der Pflegeversicherung sehr deutlich.

Zudem sind durch die nur wenig angestiegenen Leistungssätze seit der Einführung im Jahr 1994 die Eigenanteile der Versicherten in Folge der gestiegenen Preise im Versorgungssystem fortlaufend angestiegen (◘ Abb. 1.2).

Insgesamt fallen für Frauen deutlich höhere Kosten im Rahmen der Pflegeversicherung an: »Für pflegebedürftige Frauen ergeben sich somit im Lebensverlauf durchschnittliche Pflegekosten

❏ Tab. 1.1 Zahl der Leistungsbezieher der sozialen Pflegeversicherung jeweils zum Jahresende

	Ambulant	stationär	insgesamt
2002	1.289.152	599.817	1.888.969
2003	1.281.398	614.019	1.895.417
2004	1.296.811	628.892	1.925.703
2005	1.309.506	642.447	1.951.953
2006	1.310.473	658.919	1.969.392
2007	1.358.201	671.084	2.029.285
2008	1.432.534	680.951	2.113.485
2009	1.537.574	697.647	2.235.221
2010	1.577.844	709.955	2.287.799
2011	1.600.554	714.882	2.315.436
2012	1.667.108	729.546	2.396.654

Quelle: Bundesministerium für Gesundheit 2013, S. 2

❏ Tab. 1.2 Anzahl älterer Personen über 80 Jahre absolut und in Prozent

	Gesamtbe-völkerung in Mio.	Personen über 80 in Mio.	Anteil an der Gesamtbe-völkerung in %
2008	82,0	4,0	4,9
2020	79,9	6,0	7,5
2030	77,4	6,4	8,3
2040	73,8	8,1	11,0
2050	69,4	10,3	14,8
2060	64,7	9,2	14,2

Quelle: Bundesministerium für Gesundheit 2013, S. 12

❏ Tab. 1.3 Entwicklung der Zahl der Pflegebedürftigen

	Anzahl in Mio.*
2013	2,45
2020	2,81
2030	3,22
2040	3,64
2050	4,23

* Annahme einer dauerhaft konstanten altersspezifischen Pflegewahrscheinlichkeit
Quelle: Bundesministerium für Gesundheit 2013, S. 12

det sind die höheren Kosten für Frauen durch eine längere Lebenserwartung, verbunden mit längeren Zeiten in vollstationärer Pflege« (BARMER GEK 2012, 20).

Wie sich die Kosten in den kommenden Jahren entwickeln werden, ist schwer vorauszusehen. Insgesamt zeigt sich schon jetzt eine rückläufige Tendenz der intergenerativen Pflege, die durch einen Rückgang der Zahl der pflegenden Frauen im erwerbsfähigen Alter ausgelöst ist (BARMER GEK 2012, 84f). Immer mehr ältere Menschen haben keine oder weniger Kinder, auch Trennungen und die berufliche Mobilität lassen das soziale Netzwerk schrumpfen. Ob dies durch bürgerschaftliches Engagement aufgefangen werden wird oder aber die Inanspruchnahme professioneller Pflegeleistungen stark ansteigen wird, ist noch ungewiss. Im Jahr 2011 wurden noch 65,3% aller Pflegebedürftigen zu Hause versorgt, 48,5% wurden ausschließlich durch Angehörige versorgt, welche Pflegegeld bezogen. Diese Anteile sinken jedoch seit 1995 langsam, aber kontinuierlich (BARMER GEK 2012, 57ff).

Die Dauer der Pflegebedürftigkeit und damit auch die Kosten unterliegen einer erheblichen Spannbreite. Einige Diagnosen stehen aber mit einer längeren Pflegebedürftigkeit in Zusammenhang: Dekubitalulzera, kognitive Defizite und Inkontinenz (BARMER GEK 2012, 172).

in Höhe von 84.000 €. Davon entfallen 39.000 € auf die Pflegeversicherung, 45.000 € sind privat zu tragen. Für Männer sind die durchschnittlichen Pflegekosten mit insgesamt 42.000 € nur halb so hoch und werden zu gleichen Teilen von der Pflegeversicherung und privat getragen (...). Begrün-

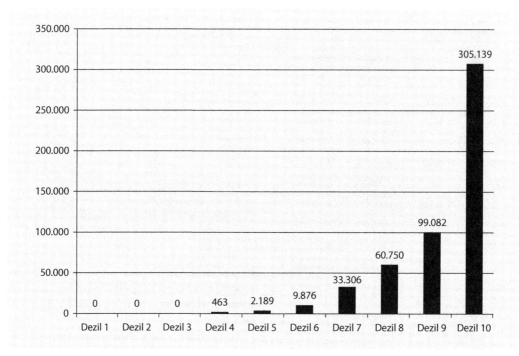

◨ Abb. 1.1   Eigenfinanzierungsanteile für stationäre Pflege vor Eintritt der Pflegebedürftigkeit bis zum Tod (nach Dezilen, BARMER GEK Pflegereport 2012, mit freundlicher Genehmigung)

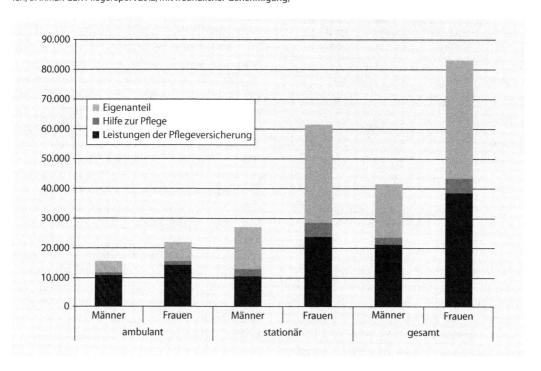

◨ Abb. 1.2   Finanzierung der Pflege nach Kostenträgern (BARMER GEK Pflegereport 2012, mit freundlicher Genehmigung)

Zusammenfassung

Die Zahl der pflegebedürftigen Personen in Deutschland ist aufgrund des demografischen Wandels sowie der gestiegenen Lebenserwartung angestiegen und wird dies auch in den kommenden Jahrzehnten weiter tun. Jeder zweite Mann und zwei von drei Frauen werden im Laufe ihres Lebens pflegebedürftig werden.

Die Spannbreite der anfallenden Kosten bei Pflegebedürftigkeit ist sehr groß, die Pflegeversicherung übernimmt nur einen Teil. Die restlichen Kosten müssen durch Eigenkapital oder andere staatliche Zuschüsse finanziert werden.

Die Inanspruchnahme professioneller Pflegeleistungen ist in den vergangenen Jahren prozentual und absolut gestiegen. Das private Pflegepotential scheint in den nächsten Jahren und Jahrzehnten eher rückläufig.

1.2   Demenzerkrankungen

Schon immer gab es Menschen mit Demenz in der Gesellschaft und den pflegerischen Versorgungsangeboten, doch wurden diese kaum je besonders thematisiert. Seit Beginn der 1990er Jahre sind Demenzerkrankungen immer weiter ins Blickfeld gelangt, zunächst bei den in der Pflege Tätigen sowie in der Pflegewissenschaft. Mittlerweile ist das Thema »Demenz« in der Öffentlichkeit und Politik angekommen, ist zu einer »Modeerkrankung« des 21. Jahrhunderts geworden.

Nachfolgend sollen die wichtigsten Fakten zu demenziellen Erkrankungen vorgestellt werden.

1.2.1   Definition

Der Begriff Demenz leitet sich vom lateinischen Wort »dementia« ab und bedeutet wörtlich »ohne Geist/Verstand«. Er steht für Beeinträchtigungen des Gedächtnisses und anderer höherer Hirnfunktionen wie Orientierung, Sprache und Lernfähigkeit, die so schwerwiegend sind, dass den Betroffenen die Bewältigung alltäglicher Angelegenheiten nicht

mehr möglich ist und sie somit hilfe- und pflegebedürftig werden (Freter 2011, 11). Das Bewusstsein ist dabei nicht getrübt (Berlin-Institut 2011, 9).

Wörter wie »amnesia« oder »stupiditas« finden sich schon in den ersten Aufzeichnungen des wissenschaftlichen Denkens und beschreiben die Symptome einer demenziellen Erkrankung, eine erste diagnostische Präzisierung erfolgte aber erst im Übergang vom 19. zum 20. Jahrhundert durch gezielte Untersuchungen des zentralen Nervensystems (D'Arrigo 2011, 19).

Man unterscheidet zwischen primären und sekundären Formen der Demenz. Bei mehr als 90% aller Demenzen handelt es sich um primäre Demenzen, welche sich in neurodegenerative und vaskuläre Demenzen sowie Mischformen unterteilen lassen. Zu den degenerativen Demenzen zählen:

- Morbus Alzheimer
- Frontotemporale Demenzen
- Chorea Huntington
- Morbus Parkinson

Bei sekundären Demenzen steht der geistige Verfall in Folge einer primär anderen organischen Erkrankung im Vordergrund, wie zum Beispiel einer Hirnverletzung oder einer Hirngeschwulst. Auch Medikamente und Gifte können zu einer sekundären Demenz führen. Im Gegensatz zu einer primären Demenz kann eine sekundäre Demenz je nach zu Grunde liegender Ursache eventuell geheilt werden (D'Arrigo 2011, 23ff).

In der International Statistical Classification of Deseases, 10th revision (ICD-10) wurde die Demenz einheitlich mit folgenden Kriterien definiert:

1. Abnahme des Gedächtnisses und anderer kognitiver Fähigkeiten, charakterisiert durch Verminderung der Urteilsfähigkeit und des Denkvermögens
2. Keine Bewusstseinseintrübung
3. Verminderte Affektkontrolle mit mindestens einem der folgenden Merkmale:
   - Emotionale Labilität
   - Reizbarkeit
   - Apathie
   - Vergröberung des sozialen Verhaltens
4. Dauer mindestens sechs Monate (Rieckmann et al. 2009, 11f)

Zusammenfassung

Eine Demenz ist eine Erkrankung, welche mit einer Abnahme des Gedächtnisses, der Urteilsfähigkeit und des Denkvermögens einhergeht. Die Symptome zeigen sich mindestens für einen Zeitraum von sechs Monaten und es liegt keine Bewusstseinseintrübung vor, auch die Affektkontrolle ist gemindert.

1.2.2 Symptome und Verlauf

Es werden in der Praxis drei Schweregrade der Demenz unterschieden, um den Verlauf der Erkrankung zu beschreiben. Schon vor der Diagnosestellung scheinen die letztlich zu einer Demenz führenden Krankheiten langsam fortzuschreiten und sich nicht in Form von Symptomen erkennen zu geben. Erst wenn ein hohes Maß an Gewebeveränderungen die Kompensationsfähigkeit des Gehirns übersteigt, entstehen die ersten klinischen Krankheitszeichen in Form von Leistungseinschränkungen und Verhaltensänderungen (Kurz 2012, 81f).

- Das frühe Stadium, die leichte Demenz, ist durch Gedächtnis- und Orientierungsstörungen gekennzeichnet, die es dem Betroffenen immer schwerer machen, sich im Alltag zurechtzufinden. Probleme treten unter anderem auf beim Umgang mit Geld, dem Autofahren oder dem Einhalten von Terminen.
- Eine selbstständige Lebensführung ist im mittleren Stadium nicht mehr möglich, da die zeitliche, räumliche und personelle Orientierung weiter abnimmt. Das Langzeitgedächtnis verschlechtert sich, die Sprache und das Sprachverständnis sind zunehmend gestört. Auch nicht-kognitive Verhaltensweisen wie eine gesteigerte Unruhe, Aggressionen, Wahnvorstellungen oder Inkontinenz können auftreten.
- Bei einer schweren Demenz nehmen die Abbauprozesse weiter zu und die Person mit Demenz ist weitgehend von fremder Hilfe abhängig. Neben den kognitiven Symptomen treten immer mehr physische Probleme auf, unter anderem lässt die Mobilität immer weiter nach und es können vermehrt Schluckstörungen auftreten (Freter 2011, 11f).

Welche Symptome ein Mensch mit Demenz im Verlauf seiner Erkrankung zeigt, ist individuell sehr unterschiedlich. Bei einigen Erkrankten ist auch die Persönlichkeit betroffen (Berlin-Institut 2011, 9).

Die Einschränkungen im Alltag nehmen bei einer Demenz mit zunehmendem Schweregrad deutlich zu und liegen schon bei einer leichten Demenz deutlich über denen kognitiv gesunder Menschen. Dies zeigt sich unter anderem darin, dass man nur 60% der leicht erkrankten, knapp 30% der mittelschwer Erkrankten und 12% der schwer Erkrankten für mehrere Stunden alleine lassen kann. Die Pflege und Betreuung von Menschen mit Demenz ist daher aufwändiger, zeitintensiver und belastender als die Pflege von körperlich beeinträchtigten Menschen ohne Demenz (Schäufele et al. 2008, 12).

Eine Demenz ist eine progredient verlaufende Erkrankung, deren Verschlechterung der Symptome sich in der Regel über Jahre hinzieht. So liegen zwischen der Diagnosestellung und dem Versterben häufig bis zu sieben oder sogar zehn Jahre. Bei einer vaskulären Demenz ist die Überlebenszeit nach der Diagnosestellung in der Regel kürzer als bei einer Demenz vom Alzheimer-Typ.

Es verwundert daher kaum, dass der Anteil derer in Deutschland, welche von Beginn der Demenzerkrankung bis zum Lebensende in ihrer eigenen Häuslichkeit verbleiben können, weniger als ein Drittel beträgt (Schäufele et al. 2008, 14).

Zusammenfassung

Im Verlauf einer demenziellen Erkrankung, welche sich über viele Jahre erstrecken kann, nehmen die kognitiven Abbauprozesse immer weiter zu und es treten im Verlauf auch immer mehr Abhängigkeiten bei körperlichen Verrichtungen auf. Die Pflege und Betreuung von Menschen mit Demenz ist in jedem Stadium zeitintensiver und belastender als die von kognitiv nicht eingeschränkten Pflegebedürftigen.

1.2.3 Prävalenz und Inzidenz

In Deutschland leben heute ca. 1,4 Millionen Menschen mit einer Demenz (BMFSFJ 2013, 29). Bis

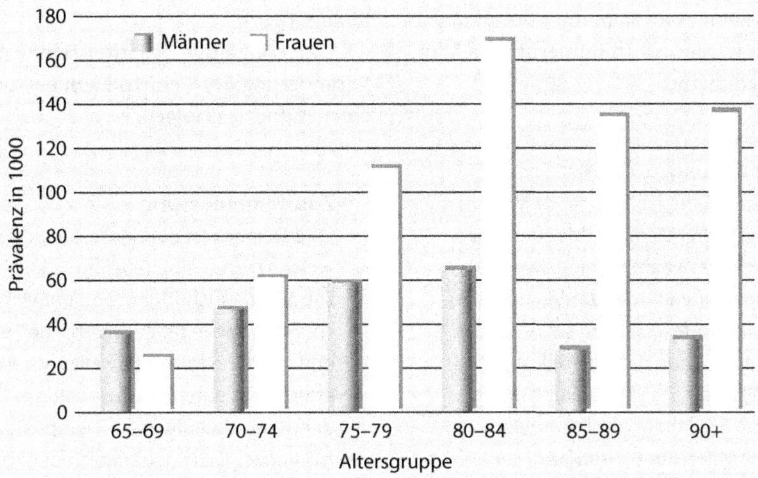

Abb. 1.3 Prävalenz Demenz (adaptiert nach Durwen 2008)

zum Jahr 2050 ist mehr als eine Verdoppelung der Erkrankten zu erwarten, während gleichzeitig die Gesamtbevölkerungszahl sinken wird, wenn es keinen Durchbruch bei der Therapie geben wird (Berlin-Institut 2011, 6). Exakte Zahlen liegen für viele Länder, unter anderem Deutschland, nicht vor, da Demenzerkrankungen nicht meldepflichtig sind und nicht in bestimmten Statistiken erfasst werden. Eine Ausnahme bildet hier die Schweiz, welche Demenzen neuerdings in der Sterbestatistik erfasst. Hier stehen demenzielle Erkrankungen hinter Herz-Kreislauf-Erkrankungen und Krebs an dritter Stelle bei den häufigsten Todesursachen (Berlin-Institut 2011, 5).

Die Weltgesundheitsorganisation sieht Erkrankungen des Zentralnervensystems als bedeutendstes Problem für die öffentliche Gesundheit. 2005 gingen weltweit 6,3%, in Europa sogar gut 10% der gesamten Belastung durch Krankheiten auf das Konto solcher neurologischer Erkrankungen. Nach zerebrovaskulären Erkrankungen und deren Folgen belasten Demenzen am zweitstärksten die Gesundheit der Gesamtbevölkerung, mit steigender Tendenz. Demenzen sollen weltweit der Hauptgrund für Behinderungen in den späteren Lebensabschnitten sein (Berlin-Institut 2011, 18).

Mit rund zwei Dritteln aller Fälle ist die Alzheimer-Krankheit die häufigste Form der Demenz. An zweiter Stelle folgen die vaskuläre Demenz sowie Mischformen. Bei vielen Betroffenen erfolgt in der Praxis keine Differenzialdiagnostik, um den genauen Typ der demenziellen Erkrankung festzustellen. Die Wahrscheinlichkeit, an einer Demenz zu erkranken, steigt nach dem 65. Lebensjahr steil an, sie verdoppelt sich ungefähr alle fünf Jahre. Aufgrund der höheren Lebenserwartungen erkranken daher mehr Frauen als Männer (Berlin-Institut 2011, 6, 13) (Abb. 1.3). Somit steht die Demenz an erster Stelle der altersabhängigen Erkrankungen und wird mit der zunehmenden Lebenserwartung immer mehr Menschen treffen (Füsgen 2008, 11).

Bislang gibt es noch keinerlei Erkenntnisse darüber, wie man sich vor einer Demenz des Alzheimer-Typs schützen kann. Für einige wenige Fälle, welche häufig schon vor dem 65. Lebensjahr auftreten, ist ein genetischer Defekt verantwortlich, welcher auch vererbt wird.

Zumindest dem Auftreten einer vaskulären Demenz kann jeder vorbeugen, indem er alles versucht, um seine Blutgefäße zu schützen: gesunde Ernährung, ausreichend Bewegung, nicht rauchen, normale Blutdruck- und Blutfettwerte. Außerdem gibt es Hinweise darauf, dass das Gehirn von geistig und sozial sehr aktiven Menschen über eine gewisse »Reserve« verfügt, welche die kognitiven Ausfälle längere Zeit ohne gezeigte Symptomatik kompensieren kann (Berlin-Institut 2011, 12; Feige 2006, 634). So kann zwar nicht die Erkrankung an sich verhindert werden, doch immerhin die Manifestation der Symptome.

Zusammenfassung
Zurzeit leben in Deutschland ca. 1,4 Millionen Menschen mit einer Demenz, bis zum Jahr 2050 wird sich diese Zahl mehr als verdoppeln. Demenzerkrankungen zählen damit zu den häufigsten Todesursachen sowie zu den Erkrankungen mit den größten Belastungen für die Gesellschaft. Das Erkrankungsrisiko steigt ab dem 65. Lebensjahr kontinuierlich an, wirksame Mittel zur Vorbeugung sind nicht bekannt.

Ängste und Schamgefühle den Arztbesuch nicht hinauszögern.

Der endgültige Nachweis einer degenerativen Veränderung des Gehirns kann erst postmortal bei einer Autopsie erfolgen.

Zusammenfassung
Eine Demenz ist eine Ausschlussdiagnostik, welche neben einer ausführlichen Anamnese Laboruntersuchungen, apparative Untersuchungen sowie psychometrische Testverfahren umfasst. Eine frühzeitige Diagnosestellung ermöglicht durch ein rechtzeitiges Einsetzen der unterschiedlichsten Therapiemaßnahmen zumindest ein Hinauszögern des kognitiven Leistungsabbaus.

1.2.4 Diagnostik

Die Diagnose einer Demenz ist eine Ausschlussdiagnostik, welche eine ausgiebige Anamneseerhebung unter Einbezug der Angehörigen umfassen sollte. Sie sollte neben Laboruntersuchungen apparative Untersuchungen wie eine Computertomografie sowie psychometrische Testverfahren wie den Mini Mental Status-Test umfassen (D'Arrigo 2011, 29f). Viele Betroffene wenden sich zunächst an ihren Hausarzt, welcher die Beschwerden ernst nehmen und erste Tests durchführen sollte, bevor er die Betroffenen bei einem begründeten Demenzverdacht an einen Facharzt oder eine entsprechende Klinik überweisen sollte. Hier erfolgt dann die Differenzialdiagnostik.

Primäre Demenzerkrankungen sind zum heutigen Zeitpunkt nicht heilbar. Eine frühzeitige Diagnose bringt dennoch viele Vorteile mit sich. Zum einen bleibt dem Betroffenen ausreichend Zeit, selbstbestimmt seine Angelegenheiten zu regeln sowie seine weitere Lebenssituation zu planen. Außerdem verbessert eine frühe Diagnose die Aussichten, den Rückgang der kognitiven Leistungen durch Medikamente, kognitives Training und Rehabilitationsmaßnahmen hinauszuzögern (Berlin-Institut 2011, 11). Betroffene selbst, aber auch ihr soziales Umfeld sollten daher trotz vieler

1.2.5 Therapien

Während die Medizin bei der Bekämpfung von Seuchen oder Krebs große Fortschritte gemacht hat, kann sie typische Alterserkrankungen wie Arthrose, Altersblindheit, insbesondere aber demenzielle Erkrankungen bislang nicht verhindern oder aufhalten. Vielmehr konnten bisher nicht einmal die Ursachen für demenzielle Erkrankungen gefunden werden, da bislang nicht herausgefunden wurde, warum sich bestimmte Ablagerungen im Gehirn bilden und warum diese zu Lebzeiten nicht bei allen Betroffenen zu Demenzsymptomen in Relation zu den Gehirnschädigungen stehen (Berlin-Institut 2011, 5ff). Vermutet werden Kombinationen von neurodegenerativen Erkrankungen mit Veränderungen an Blutgefäßen als häufigste Ursachen.

Eine demenzielle Erkrankung kann zum heutigen Zeitpunkt nicht geheilt werden, allerdings stehen zur Behandlung Medikamente zur Verfügung, welche den kognitiven Verfall um sechs bis höchstens 18 Monate hinauszögern (Berlin-Institut 2011, 13). Allerdings werden bislang nur ca. 10 bis 20% der Demenzpatienten in der ambulanten Betreuung mit Antidementiva behandelt, auch bei Bewohnern in vollstationären Pflegeeinrichtungen liegt diese Quote kaum höher (Füsgen 2008, 14).

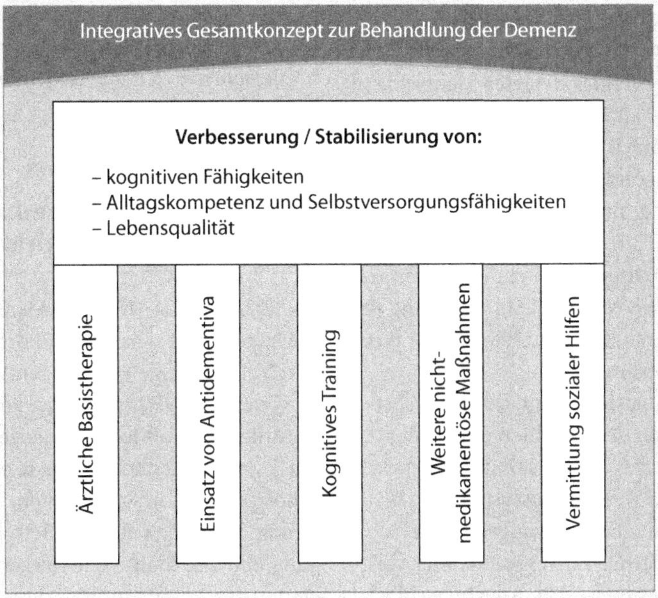

Integratives Gesamtkonzept zur Behandlung der Demenz

Verbesserung / Stabilisierung von:

– kognitiven Fähigkeiten
– Alltagskompetenz und Selbstversorgungsfähigkeiten
– Lebensqualität

Ärztliche Basistherapie

Einsatz von Antidementiva

Kognitives Training

Weitere nicht-medikamentöse Maßnahmen

Vermittlung sozialer Hilfen

◘ Abb. 1.4   Integriertes therapeutisches Konzept

Neben einer möglichen pharmakologischen Behandlung stehen heute eine Reihe nicht-medikamentöser Behandlungs- und Therapieformen zur Verfügung, die zwar keine Heilung bringen, aber zumindest ein Fortschreiten des kognitiven Abbaus sowie den Verlust alltagspraktischer Fähigkeiten verzögern können. Empirisch abgesicherte Untersuchungsergebnisse zur Wirksamkeit der verschiedenen Verfahren und Therapien liegen aber noch nicht vor, auch wenn diese in der Praxis teilweise schon weit verbreitet sind (D'Arrigo 2011, 31f).

»Es gibt nur wenige Erkrankungen, die aufgrund ihres progredienten Verlaufs und ihrer Dauer einen so großen Kreis an Versorgungsbeteiligten erfordern wie die Demenz.« (Sauerbrey 2008, 23). Das Krankheitsbild der Demenz muss daher in einem »Paket aus einem Guss« früh erfasst, diagnostiziert, therapiert und betreut werden (Füsgen 2008, 13).

Ein integriertes therapeutisches Gesamtkonzept ist bei der Behandlung von Demenzerkrankungen daher besonders wichtig, um die Lebensqualität sowohl des Betroffenen als auch seiner Angehörigen zu unterstützen. Dieser integrative Ansatz findet sich zwar in vielen Leitlinien wieder, wird in der Praxis vielerorts aber noch nicht umgesetzt (Sauerbrey 2008, 23) (◘ Abb. 1.4).

Die optimale Versorgung für Demenzpatienten sieht dabei für jeden Betroffenen individuell anders aus und hängt von der persönlichen Lebenssituation sowie dem Schweregrad der Erkrankung ab. Der progrediente Krankheitsverlauf erfordert eine fortlaufende Anpassung und eine stadiengerechte Nutzung der Angebote (Durwen 2008, 29).

Zusammenfassung
Demenzerkrankungen können zurzeit nicht geheilt werden, Medikamente können das Fortschreiten der Erkrankung allerdings um sechs bis maximal 18 Monate hinauszögern. Außerdem stehen nicht-medikamentöse Therapiemethoden zur Verfügung. Alle Maßnahmen sollten sich am individuellen Krankheitsverlauf sowie der sozialen Situation des Betroffenen ausrichten und in ein therapeutisches Gesamtkonzept integriert werden.

1.3 Aktuelle Versorgungsangebote für Menschen mit Demenz

Im internationalen Vergleich bietet Deutschland eine große Auswahl an Unterstützungsangeboten. Allerdings hängt vom Wohnort ab, was davon im Einzelfall zur Verfügung steht. Außerdem sind die Hilfsangebote häufig nicht ausreichend vernetzt (Berlin-Institut 2011, 38).

Mehrere sozialpolitische Prinzipien haben dabei in den letzten Jahrzehnten die Entwicklung der Versorgungsstrukturen in Deutschland beeinflusst und prägen sie weiterhin:

- Das Subsidiaritätsprinzip sagt, dass zunächst die Möglichkeiten des einzelnen und seines sozialen Netzwerkes ausgeschöpft werden sollen, bevor das Versorgungssystem in Anspruch genommen wird. Dazu gehört die viel zitierte Forderung nach »ambulanter vor stationärer Versorgung«. Die Angebote sollen stufenweise organisiert werden und sich dem jeweiligen Hilfebedarf anpassen. Die Grenzen zwischen stationären und ambulanten Pflege- und Betreuungsangeboten verwischen dabei zusehends.
- Das zweite Prinzip ist die Vernetzung der Versorgungsstrukturen, zum Beispiel durch ein effizientes Fallmanagement und die Zurverfügungstellung umfassender Beratungsstellen.
- Die Integration in das Gemeinwesen stellt das dritte Prinzip dar, durch das die Aufrechterhaltung und Einbeziehung des sozialen Netzes der Menschen mit Demenz erleichtert werden soll. Außerdem soll so das bürgerschaftliche Engagement gefördert werden.
- Das vierte Prinzip, die Sicherung der Versorgungsqualität für Menschen mit Demenz, hängt vor allem eng mit einer qualitativ und quantitativ ausreichenden Qualifizierung der Betreuenden zusammen (Heeg et al. 2012, 15ff).

Zusammenfassung
Die Angebotsvielfalt für Menschen mit Demenz ist in Deutschland im internationalen Vergleich groß. Richtungsweisende Leitlinien sind das Subsidiaritätsprinzip, die Vernetzung der Strukturen, die größtmögliche Integration in das Gemeinwesen sowie eine umfassende Qualifizierung der Betreuenden.

1.3.1 Pflege und Betreuung durch Familienangehörige

Von den rund 1,4 Millionen Menschen mit Demenz in Deutschland werden rund drei Viertel zu Hause durch Angehörige versorgt, entweder in den eigenen oder in den Räumen von Familienangehörigen. Natürlich verläuft jede Demenzerkrankung individuell unterschiedlich, doch setzen pflegende Angehörige mit fortschreitendem Krankheitsverlauf immer mehr Zeit für die Betreuung und Versorgung ein. Die Hälfte der pflegenden Angehörigen betreut bei einer fortgeschrittenen Demenz mehr als 10 Stunden täglich – mehr als eine Vollzeitbeschäftigung. Im Durchschnitt wenden die Betreuenden pro Woche 45,6 Stunden für ihren pflegebedürftigen Angehörigen auf; dies ist nur auf Grund einer Reduzierung der Erwerbstätigkeit oder des schon eingetretenen Ruhestands möglich. 68% der unterstützungsbedürftigen älteren Menschen und 76% der begleitenden Angehörigen sind in Europa weiblich, wobei das Durchschnittsalter der Betreuenden 55 Jahre beträgt (Berlin-Institut 2011, 30ff). Es ist außerdem nicht selten, dass sich die Pflege und Betreuung über einen Zeitraum von 10 Jahren erstreckt und für die Angehörigen zu einer eigenständigen Lebensphase wird (Böhmer 2002, 92).

Aktuell ist die Pflegebereitschaft innerhalb der Familien also noch sehr groß, was zu geringeren Belastungen innerhalb der Pflegeversicherung sowie des professionellen Pflegemarktes führt. Die demografische Entwicklung, aber auch einige andere Veränderungen werden dafür sorgen, dass das private Pflegepotential in den nächsten Jahren vermutlich rückläufig sein wird:

- Das gesetzlich festgelegte Renteneintrittsalter steigt.
- Immer mehr Frauen sind erwerbstätig.
- Der Arbeitsmarkt erfordert zunehmende Mobilität und Flexibilität, sodass Familien oft nicht mehr in räumlicher Nähe leben.

- Scheidungen und Trennungen nehmen zu.
- Die Familiengröße hat sich in den vergangenen Jahrzehnten verringert.
- Die Zahl partner- und kinderloser Menschen hat zugenommen (Berlin-Institut 2011, 32f, Zimmermann 2009, 82).

» Obwohl die Familie nach wie vor der »größte ambulante Pflegedienst der Nation« ist, nimmt die Nachfrage nach ambulanten und stationären Pflegeleistungen bereits kontinuierlich zu und der Anteil alter Menschen, deren Pflege ausschließlich auf dem Engagement von Angehörigen basiert, geht spürbar zurück.« **«** (Winter 2004, 120).

Zusammenfassung

Die Pflege und Betreuung von Menschen mit Demenz ist häufig eine langwierige und sehr zeitintensive Beschäftigung. Obwohl die Mehrzahl der Demenzkranken in der eigenen Häuslichkeit sowie durch Angehörige betreut wird, lebt die Mehrheit der Menschen mit einer fortgeschrittenen Demenz in einer vollstationären Pflegeeinrichtung, weil die ambulanten Strukturen die Versorgung nicht mehr länger sicherstellen können. Zukünftig wird das Pflegepotenzial der Gesellschaft vermutlich weiter sinken.

1.3.2 Niedrigschwellige und ambulante Unterstützungsangebote

Eine große Mehrheit der Bevölkerung wünscht sich, so lange wie möglich in der eigenen Häuslichkeit selbstbestimmt zu leben und dabei die notwendige Unterstützung zu erfahren, die einen Umzug in ein Pflegeheim verhindert oder zumindest hinauszögert. Eine wohnortnahe, ambulante Angebotspalette soll dies ermöglichen (Kaiser 2012, 15).

Gleichzeitig stellt die Pflege und Betreuung eines Menschen mit Demenz eine häufig langwierige und äußerst belastende Situation für die Angehörigen dar. Um eine Überforderung und damit einen Umzug in eine vollstationäre Pflegeeinrichtung zu vermeiden oder zumindest hinauszuzögern, bedarf es verschiedenster Unterstützungsangebote.

Ein erstes niedrigschwelliges Entlastungsangebot für pflegende Angehörige bieten Betreuungsgruppen für Menschen mit Demenz, welche in der Regel an einem oder zwei Nachmittagen in der Woche stattfinden. Häufig findet parallel hierzu eine Angehörigengruppe statt (Böhmer et al. 2002, 75f). Angehörige haben so einige wenige Stunden Zeit für sich sowie den Austausch mit anderen pflegenden Familienangehörigen. Durchgeführt werden die Betreuungsgruppen in der Regel von ehrenamtlichen Mitarbeitern, welche eine entsprechende Schulung absolviert haben. Eine Finanzierung der Gruppenteilnahme ist für anerkannte niedrigschwellige Betreuungsangebote über die Pflegeversicherung möglich.

Neben diesen Betreuungsgruppen haben Menschen mit Demenz, bei denen eine eingeschränkte Alltagskompetenz durch den Medizinischen Dienst der Krankenversicherung bescheinigt wurde, die Möglichkeit, niedrigschwellige Betreuungsleistungen auch in einem anderen Rahmen abzurufen. So bieten viele ambulante Pflegedienste mittlerweile auch Einzelbetreuungen in der Häuslichkeit des Klienten zur individuell gewünschten Zeit sowie im individuell bestimmbaren Umfang an. Die Mitarbeiter müssen dafür eine 160 Stunden umfassende Qualifizierung zum Betreuungsassistenten oder Alltagsbegleiter absolvieren.

Ambulante Pflegedienste wurden in Deutschland seit Anfang der siebziger Jahre eingerichtet und haben besonders in den letzten Jahren gemäß dem Grundsatz »ambulant vor stationär« an Bedeutung gewonnen. Repräsentative Daten dazu, wie viele der durch ambulante Pflegedienste betreuten Senioren an einer Demenz erkrankt sind, liegen bis heute nicht vor (Weyerer et al. 2006, 17f). Wenn im Verlauf der demenziellen Erkrankung auch die körperlichen Symptome wie Inkontinenz sowie zunehmende Immobilität auftreten, können pflegende Angehörige sich bei der grundpflegerischen Versorgung Hilfe durch einen ambulanten Pflegedienst holen. Die Abrechnung erfolgt hier nach den gleichen Grundsätzen wie für kognitiv gesunde Pflegebedürftige, eine (teilweise) Kostenübernahme durch die Pflegekasse ist bei Vorliegen einer Pflegestufe möglich.

Zusammenfassung
Niedrigschwellige Einzel- und Gruppenangebote ermöglichen die stundenweise Entlastung pflegender Angehöriger, während die
Inanspruchnahme eines ambulanten Pflegedienstes vor allem bei zunehmenden körperlichen Symptomen Unterstützung ermöglicht.
Eine (teilweise) Kostenübernahme durch die
Pflegekasse ist bei Vorliegen einer Pflegestufe
und/oder einer eingeschränkten Alltagskompetenz möglich.

Tag-Nacht-Rhythmus der von ihnen Betreuten
Entlastung erfahren.

Zusammenfassung
Tages- und Nachtpflegeeinrichtungen bieten
an einem oder mehreren Wochentagen eine
stundenweise Betreuung außerhalb der eigenen Häuslichkeit für Menschen mit Demenz
an. Die Tagesstrukturierung und die Teilnahme
am Gemeinschaftsleben nehmen hier einen
großen Stellenwert ein.

1.3.3 Teilstationäre Unterstützungs-
angebote

»Mit dem Ziel, häusliche Pflege zu unterstützen,
pflegende Angehörige tagsüber zu entlasten und
dadurch stationäre Langzeitversorgung zu verhindern oder zumindest hinauszuzögern, wurde 1973
in Deutschland die erste Tagespflegeeinrichtung
geschaffen.« (Weyerer et al. 2006, 18). Lange Zeit
wurde die Tagespflege aber nur von wenigen Pflegebedürftigen in Anspruch genommen.

In den letzten Jahren haben die teilstationären
Angebote durch eine höhere Kostenübernahme als
Folge des Pflegeweiterentwicklungsgesetzes 2008
dagegen stark an Bedeutung gewonnen. Die Tagespflege ist eine Betreuungsform, in der bis zu 15
Pflegebedürftige täglich mehrere Stunden in eigens
dafür vorgesehenen Räumen außerhalb ihrer Wohnungen betreut werden und danach in ihr eigenen
vier Wände oder zu ihren Angehörigen zurück-
kehren (Kaiser 2012, 20). Häufig wird ebenfalls ein
Fahrdienst angeboten. Besucher der Tagespflege
können individuell wählen, an wie vielen Tagen
in der Woche sie die Tagespflegeeinrichtung besuchen möchten. Angehörige werden so regelmäßig
für mehrere Stunden entlastet und alleinlebende
Menschen mit Demenz erfahren eine konstante
Tagesstruktur.

Eine seltene Randerscheinung stellen Nachtpflegeeinrichtungen dar, in denen eine ähnliche
Betreuung wie in Tagespflegeeinrichtungen, allerdings in den Nachtstunden angeboten wird.
Angehörige sollen hier bei Problemen mit dem

1.3.4 Kurzzeit- und
Verhinderungspflege

Pflegebedürftige Menschen haben einen Anspruch
auf jeweils 28 Tage Kurzzeit- sowie Verhinderungspflege im Jahr, wenn sie eine Pflegestufe zuerkannt
bekommen haben. In diesen Zeiträumen können
sie in einer vollstationären oder einer besonderen
Kurzzeitpflegeeinrichtung rund um die Uhr versorgt und betreut werden. Ziel ist es, eine vollstationäre Dauerunterbringung so verhindern zu
können, indem zum Beispiel die Zeiträume nach
Krankenhausaufenthalten überbrückt oder Angehörige entlastet werden können. Viele stationäre
Pflegeeinrichtungen bieten so genannte eingestreute Kurzzeitpflegeplätze in den normalen Wohnbereichen an, andere bieten gesonderte Zimmer nur
für Kurzzeitpflegegäste an.

In den letzten Jahren stieg die Zahl derer allerdings immer weiter an, welche nach einer Kurzzeit-
oder Verhinderungspflege nicht in die Häuslichkeit
zurückkehrten, sondern vollstationär aufgenommen wurden.

1.3.5 Stationäre Versorgungs-
strukturen

Aufgrund einer Vielzahl an Alternativen ziehen
Senioren heute erst in eine vollstationäre Pflegeeinrichtung, wenn zu Hause eine Versorgung trotz der
angebotenen Hilfen nicht mehr möglich ist. So sind
das Eintrittsalter sowie der Grad der Pflegebedürf-

tigkeit in den vollstationären Pflegeeinrichtungen in den vergangenen Jahren immer weiter angestiegen (Berlin-Institut 2011, 43). Die heutigen Heime sind von Altenheimen mit einer in Bezug auf den Hilfebedarf gemischten Bewohnerstruktur zu reinen Pflegeheimen geworden, in denen fast nur noch körperlich schwerst pflegebedürftige und demenzkranke Menschen leben (Heeg et al. 2012, 14).

Auch wenn die Mehrzahl der pflegebedürftigen und demenzkranken Menschen in der eigenen Häuslichkeit und durch Angehörige versorgt wird, wird die Mehrheit der Demenzkranken früher oder später in einer vollstationären Pflegeeinrichtung untergebracht. Die räumliche Nähe zu den Angehörigen reduziert zwar die Wahrscheinlichkeit eines Heimeintritts, die Unterbringungsrate steigt aber mit zunehmendem Krankheitsschweregrad. Dies scheint indirekt ein Hinweis auf die Grenzen einer häuslichen Versorgung zu sein, besonders wenn die Menschen mit Demenz zunehmend die Kontrolle über ihre Ausscheidungen verlieren und immobil werden (Weyerer et al. 2006, 19f). Auch bei guter ambulanter Unterstützung und funktionierendem sozialen Netzwerk können Menschen mit Demenz, vor allem wenn sie alleine leben, mit dem weiteren Fortschreiten der Erkrankung nicht mehr zu Hause bleiben. Dies ist der Fall, wenn sie sich selbst oder Dritte gefährden, von ihrer Umgebung nicht mehr toleriert werden oder vereinsamen (Heeg et al. 2012, 8).

Der Anteil an Bewohnern mit fortgeschrittener Demenz in der vollstationären Pflege ist in den vergangenen Jahren stetig gewachsen, sodass sich die Anforderungen an Pflege, Betreuung und Begleitung für einen Großteil der Bewohner verändert haben. Im Rahmen einer integrativen Betreuung ist es daher kaum mehr möglich, die Versorgungs- und Betreuungsangebote so zu gestalten, dass man sowohl den orientierten Bewohnern als auch denen mit Demenz gerecht werden kann (Ministerium für Arbeit, Soziales, Gesundheit, Familie und Frauen des Landes Rheinland-Pfalz 2007, 7).

> ❯ **In vollstationären Pflegeeinrichtungen ist in den letzten Jahren die Pflegebedürftigkeit immer weiter angestiegen, zudem leiden mehr als 50% der Bewohner unter einer (fortgeschrittenen) demenziellen**

Erkrankung. Die integrativen Betreuungsformen der Vergangenheit stoßen hier an ihre Grenzen.

Vor dem Hintergrund der wachsenden Probleme in der traditionellen integrativen Versorgung in der Langzeitpflege wurden in den letzten Jahren vermehrt neue Betreuungsansätze entwickelt und in die Praxis umgesetzt. Die Vorbilder stammten dabei aus Schweden, den USA, den Niederlanden, Frankreich und Großbritannien. Bei den segregativen Wohnformen unterscheidet man einerseits zwischen Wohngruppen oder Hausgemeinschaften für Demenzkranke und andererseits speziellen Pflegebereichen (»special care units«), in denen ausschließlich Menschen mit Demenz betreut werden (Weyerer et al. 206, 23).

Vorreiter in der Etablierung spezieller stationärer Betreuungsformen für Demenzkranke in Deutschland ist die Stadt Hamburg, in der bereits 1991 im Rahmen des so genannten »Hamburger Modells« in 30 Pflegeeinrichtungen 750 Plätze zur besonderen stationären Versorgung Demenzkranker bereitgestellt wurden (Schäufele et al. 2008, 16).

Theoretischer Hintergrund für segregative Wohnformen ist die Milieutherapie. Der Ansatz der Milieutherapie geht davon aus, dass Befinden und Verhalten von Menschen mit Demenz nicht nur durch die Krankheit und deren Symptome, sondern in hohem Maße auch durch Einflüsse der Umgebung bestimmt werden können. Jede der drei Milieukomponenten – bauliches Milieu, Organisation und Betrieb, psychosoziale Umgebung – muss demenzbezogen und personenzentriert gestaltet werden, um ein hohes Maß an Lebensqualität für die Betroffenen zu erreichen (Heeg et al. 2012, 33ff).

Das Leitbild »Gemeinschaft« wurde vom KDA unter der neu geprägten Bezeichnung »Hausgemeinschaft« als vierte Generation des Pflegeheimbaus propagiert und zwar als generell zu empfehlendes Wohnkonzept für alle Bewohner von vollstationären Pflegeeinrichtungen. Das Pflegeheim wird so zu einer Gruppe autark funktionierender Großwohnungen (Wohngemeinschaft), die Tagesstruktur ist auf die gemeinsame Gestaltung des Alltags ausgerichtet und von Tätigkeiten geprägt, die im Zusammenhang mit einer gemeinsamen Haushaltsführung anfallen. Eine feste Bezugsperson (Präsenzkraft) gestaltet gemeinsam mit den Bewohnern den Alltag. Die soziale Dichte sowie die Konfliktanfälligkeit einer solchen Gruppe haben in der Praxis dazu geführt, dass Hausgemeinschaften eher homogen belegt werden (Heeg et al. 2012, 26f, 38f). Bewohner mit Demenz scheinen von der Überschaubarkeit sowie der alltagsnahen Tagesstrukturierung zu profitieren.

Eine Demenzwohngruppe ist primär ein Versorgungsangebot für 12 bis 15 mobile Menschen mit Demenz im mittleren und fortgeschrittenen Krankheitsstadium. Die Pflegekräfte sind als Bezugspersonen immer präsent und übernehmen auch Betreuung und Begleitung. Eine gemeinsame Haushaltsführung sowie eine Dezentralisierung hauswirtschaftlicher Leistungen werden nicht um jeden Preis, so wie durch das KDA gefordert, umgesetzt (Heeg et al. 2012, 40f).

Wohnbereiche für besondere Dementenbetreuung (»special care units«) sind durch ihre räumliche Abtrennung zu anderen Bereichen und ein spezifisches Pflege- und Betreuungskonzept gekennzeichnet, sie richten sich besonders an Demenzkranke mit herausfordernden Verhaltensweisen. Der Schwerpunkt liegt hier auf dem qualifizierten Umgang mit den Erkrankten, das Pflegepersonal ist speziell ausgebildet und zeigt besondere Toleranz gegenüber herausfordernden Verhaltensweisen (Heeg et al. 2012, 41f).

Die bisherigen Erfahrungen und Projekte haben gezeigt, dass ergänzend zu Betreuungskonzepten und notwendiger menschlicher Zuwendung auch mit architektonischen Konzepten und gestalterischen Maßnahmen viel zur Verbesserung der Orientierung und Lebensqualität demenzkranker Menschen in ihrem unmittelbaren Umfeld beigetragen werden kann (Kaiser 2012, 12). Erste Studien belegen, dass Demenzkranke von einer Betreuung profitieren, welche speziell auf ihre Bedürfnisse zugeschnitten ist. Auch die Mitarbeiterzufriedenheit ist bei einer segregativen Betreuung höher (Berlin-Institut 2011, 44f). Dies hängt damit zusammen, dass die Gestaltung der Pflegeheim-Umgebung sich unmittelbar auf das Verhalten der Mitarbeiter auswirkt, da eine häusliche Umgebung sehr viel eher einen personenzentrierten, individuellen Umgang nahe legt als eine institutionell anmutende Umgebung (Heeg et al. 2012, 31).

Forschungsergebnisse zeigen, dass eine segregative Betreuung von Menschen mit Demenz weder die kognitive Leistungsfähigkeit noch den Grad der Selbstständigkeit im Alltag bedeutend verbessern kann, also die Kernsymptome der Demenz nicht durch psychosoziale Interventionen beeinflusst werden können. Die Gesamtbefindlichkeit der Menschen mit Demenz scheint allerdings besser zu sein, herausfordernde Verhaltensweisen werden seltener gezeigt (Weyerer et al. 2006, 26f, 113). Nicht-kognitive Symptome und Verhaltensauffälligkeiten bei Demenz, wie zum Beispiel Wahnvorstellungen, Halluzinationen, Depressionen, Apathie oder aggressives Verhalten, scheinen sich eher durch psychosoziale Interventionen im Rahmen von besonderen Betreuungsformen in begrenztem Rahmen bessern lassen (Schäufele et al. 2008, 158). Allerdings kann durch diese Interventionen kein nachhaltiger Einfluss auf die durchschnittliche Häufigkeit und den Verlauf der nicht kognitiven Symptome erzielt werden (Schäufele et al. 2008, 159). Eine gute Betreuung muss sich allerdings nicht nur durch eine niedrige Rate an Verhaltensauffälligkeiten auszeichnen, sondern eher durch eine erlaubende Atmosphäre mit Freiräumen, Toleranz und förderlicher Beziehungsgestaltung gegenüber Menschen mit Demenz mit herausfordernden Verhaltensweisen (Schäufele et al. 2008, 160). Weniger eng mit der Demenzerkrankung assoziierte Indikatoren, zum Beispiel die Auftretenshäufigkeit positiver Gefühle wie Freude und Interesse, scheinen durch die besondere Betreuung deutlich besser beeinflussbar. Erste Studien zeigen, dass Demenzkranke in besonderen Betreuungsformen:

- um ein Vielfaches häufiger in positive und kompetenzfördernde Aktivitäten in und außerhalb der Einrichtung eingebunden sind,
- mehr positive Gefühle wie Freude und Interesse zeigen,
- weit weniger von freiheitseinschränkenden Maßnahmen betroffen sind und
- wesentlich häufiger psychiatrisch behandelt wurden (Schäufele et al. 2008, 160).

Aktuell ist der Pflegeheimbau in Deutschland nicht normiert, es hat sich vielmehr eine Variationsbreite von Lösungen entwickelt, welche zum Teil konzeptions- und standortabhängig sind, aber auch von der aktuellen Fachdiskussion beeinflusst werden (Heeg et al. 2012, 26).

Als fünfte Generation im Pflegeheimbau gilt das Quartierskonzept, welches 2012 erstmals durch das KDA vorgestellt wurde. Das Anliegen dieses Konzeptes ist die Verbesserung der Lebensverhältnisse und des Zusammenlebens aller Generationen durch vielfältige Wohn-, Betreuungs- und Pflegeangebote in einem überschaubaren Wohnviertel oder Quartier. Alle möglichen Hilfebedarfe sollen in »normalen« Wohnungen und Wohnquartieren abgedeckt werden können (Kaiser 2012, 23).

> **Zusammenfassung**
> In den letzten Jahren haben sich vermehrt segregative Betreuungsformen für Menschen mit Demenz in Deutschland etabliert. Wohngemeinschaften oder gesonderte Wohnbereiche scheinen zwar keinen Einfluss auf die primären Symptome der Demenz zu haben, sie scheinen aber ihren Bewohnern ein höheres Maß an Lebensqualität zu ermöglichen und verbessern die Mitarbeiterzufriedenheit.

1.3.6 Alternative Wohnformen

Man kann davon ausgehen, dass mit der zukünftigen Anzahl und Vielfalt der Älteren auch die Unterschiedlichkeit der Pflegebedarfe in Abhängigkeit von Alter, körperlicher und geistiger Gesundheit, Herkunft und kulturellem Hintergrund zunehmen wird (Kaiser 2012, 6). Schon jetzt zeigt sich eine immer größere Vielfalt an Versorgungsformen, auf die Menschen mit Demenz zurückgreifen können, wenn auch die Angebote regional sehr unterschiedlich vertreten sind.

Das »Betreute Wohnen« ist die bekannteste Alternative zu einem Umzug in ein Pflegeheim und bezeichnet im Allgemeinen unterschiedliche Kopplungen von barrierefreien Wohnangeboten mit Betreuungsleistungen außerhalb des Heimrechts. Hilfe und Betreuung können je nach aufkommendem Bedarf in Anspruch genommen werden (Kaiser 2012, 16). Diese Wohnform stößt allerdings bei Mietern mit Demenz schnell an ihre Grenzen, je nachdem, welche Serviceleistungen angeboten werden.

Wohnanlagen, in denen Jung und Alt in eigenen Wohnungen zusammen leben – so genanntes Mehrgenerationenwohnen – bieten oft die gleiche Sicherheit wie das »Betreute Wohnen«, basieren jedoch in stärkerem Maße auf gegenseitiger nachbarschaftlicher Unterstützung und Hilfe. In wieweit hier Menschen auch mit fortschreitender Demenz unterstützt werden können, richtet sich nach den individuellen sozialen Netzwerken vor Ort.

In den letzten Jahren wurden immer mehr ambulant betreute Wohngemeinschaften speziell für Menschen mit Demenz gegründet. Bei ambulant betreuten Wohngemeinschaften leben sechs bis zwölf ältere Menschen als Gruppe in einem gemeinsamen Haushalt mit Betreuung zusammen. Jeder Mieter bewohnt ein eigenes Zimmer, zusätzlich gibt es gemeinsam genutzte Räume wie eine große Wohnküche. Individuelle Hilfe- und Betreuungsleistungen werden durch ambulante Pflegedienste erbracht und mit den einzelnen Personen abgerechnet, wobei die Anbieter von Unterkunft, Betreuung und Pflege nicht identisch sein dürfen (Kaiser 2012, 18f). Die Organisation einer solchen Wohngemeinschaft kann durch die Betroffenen selbst beziehungsweise deren Angehörige erfolgen, aber auch ein ambulanter Pflegedienst kann hier tätig werden. Da mehrere Mieter ihre Ansprüche auf Pflege und Betreuung zusammenlegen können, können Präsenzkräfte oft über viele Stunden am Tag anwesend sein und die Demenzkranken bei ihrem Tagesablauf unterstützen. Die Pflegeversicherung unterstützt außerdem den barrierefreien Umbau der Wohnung finanziell.

Eine aktuell viel diskutierte Versorgungsvariante ist die Pflegeoase, welche sich speziell an Menschen mit einer weit fortgeschrittenen Demenz richtet. In dieser Phase treten neben massiven kognitiven Beeinträchtigungen auch eine Vielzahl physischer Symptome auf. Durch eine Unterbringung von sechs bis neun Bewohnern in einem großen Raum sollen personelle Präsenz und soziales Eingebundensein ermöglicht werden, kritisiert wird aber die Einschränkung der Privatheit und Intimsphäre des einzelnen (Heeg et al. 2012, 43; Kaiser 2012, 13).

Zusammenfassung

Die aktuell verstärkte Diskussion über die Versorgung von Menschen mit Demenz führt zur Entstehung von alternativen Versorgungsformen wie ambulant betreuten Wohngemeinschaften oder Pflegeoasen für Menschen mit einer weit fortgeschrittenen Demenz, deren Erforschung noch aussteht.

Literatur

BARMER GEK (Hrsg.) 2013: Pflegereport 2012, ▶ http://presse.barmer-gek.de/barmer/web/Portale/Presseportal/Subportal/Presseinformationen/Archiv/2012/121127-Pflegereport-2012/pdf-Pflegereport-2012,property=Data.pdf : 201

Berlin-Institut für Bevölkerung und Entwicklung (Hrsg., 2011): Demenz-Report. ▶ http://www.berlin-institut.org/fileadmin/user_upload/Demenz/Demenz_online.pdf (letzte Einsicht 28.05.13)

Böhler, A., Böhmer, S., Guerra, V., Klie, T., Pfundstein, T. (2002): Versorgungssituation und Versorgungskonzepte. In: Klie, T. (Hrsg.): Wohngruppen für Menschen mit Demenz. Hannover, Vincentz Network: 71–91

Böhmer, Susanne (2002): Pflegende Angehörige. In: Thomas Klie (Hrsg.): Wohngruppen für Menschen mit Demenz. Hannover, 92–98.

BMFSFJ Bundesministerium für Familie, Senioren, Frauen und Jugend (Hrsg., 2013): Zweiter Demografiegipfel der Bundesregierung – Ergebnisse der Arbeitsgruppe »Allianz für Menschen mit Demenz«. Auszug aus der Gipfelbroschüre »Jedes Alter zählt«. ▶ http://www.demografie-portal.de/SharedDocs/Downloads/DE/Arbeitsgruppen/Ergebnisse/Ergebnisbericht_Arbeitsgruppen.pdf?__blob=publicationFile & v = 3 (letzte Einsicht 16.03.14)

D'Arrigo, F. (2011): Sinneswelten für Menschen mit Demenz in der stationären Altenhilfe – Eine Lokalstudie. Siegen, Witzenhausen. ▶ http://d-nb.info/1020745932/34 (letzte Einsicht 16.03.2014)

Durwen, H. F. (2008): Stadienabhängige Versorgungsnetze. Individuellen Bedarf gewährleisten. In: Füsgen, I., Höfert, R. (Hrsg.): Strukturierte Versorgungskonzepte. Perspektiven und Beispiele zur Demenz. Düsseldorf, Medical tribune: 29–34.

Feige, A. (2006): Prävention der Alzheimer-Demenz – Ist ein Umdenken nötig? Hausärzteblatt 12: 634–635.

Freter, H.-J. (2011): Einleitung. In: Deutsche Alzheimer Gesellschaft e.V.(Hrsg.): Stationäre Versorgung von Demenzkranken. Leitfaden für den Umgang mit demenzkranken Menschen. Berlin, deutsche Alzheimer Gesellschaft Eigenverlag: 11–26.

Füsgen, I. (2008): Perspektiven und Beispiele zur Demenzerkrankung. In: Füsgen, I., Höfert, R. (Hrsg.): Strukturierte Versorgungskonzepte. Perspektiven und Beispiele zur Demenz. Düsseldorf, Medical Tribune:11–16.

Heeg, S., Bäuerle, K. (2012): Heimat für Menschen mit Demenz – Aktuelle Entwicklungen im Pflegeheimbau. Frankfurt / Main, Mabuse.

Kaiser, G. (2012): Vom Pflegeheim zur Hausgemeinschaft. Empfehlungen zur Planung von Pflegeeinrichtungen. Köln, Kuratorium Altenhilfe (KDA).

Kurz, A. (2012): Aktuelles zur Diagnostik und Therapie von Demenzerkrankungen. In: Deutsche Alzheimer Gesellschaft e.V. (Hrsg.): »Zusammen leben – voneinander lernen«. Referate auf dem 7. Kongress der Deutschen Alzheimer Gesellschaft. Berlin, Eigenverlag: 81–87.

Ministerium für Arbeit, Soziales, Gesundheit, Familie und Frauen des Landes Rheinland-Pfalz 2007, 7

Rieckmann, N., Schwarzbach, C., Nocon, M., Roll, S., Vauth, C., Willich, S., Greiner, W. (2009): Pflegerische Versorgungskonzepte für Personen mit Demenzerkrankungen. Köln. ▶ http://portal.dimdi.de/de/hta/hta_berichte/hta215_bericht_de.pdf (letzte Einsicht 16.03.2014)

Sauerbrey, G. (2008): Defizite der Demenzversorgung vermeiden. Notwendig sind strukturierte Versorgungskonzepte. In: Füsgen, I., Höfert, R. (Hrsg.): Strukturierte Versorgungskonzepte. Perspektiven und Beispiele zur Demenz. Düsseldorf, Medical Tribune: 23–28

Schäufele, M., Teufel, S., Hendlmeier, I., Köhler, L., Weyerer, S. (2008): Demenzkranke in der stationären Altenhilfe. Aktuelle Inanspruchnahme, Versorgungskonzepte und Trends am Beispiel Baden-Württembergs. Stuttgart, Kohlhammer

Weyerer, S., Schäufele, M., Hendlmeier, I., Kofahl, C., Sattel, H. (2006): Demenzkranke Menschen in Pflegeeinrichtungen. Besondere und traditionelle Versorgung im Vergleich. Stuttgart, Mabuse

Winter, Maik H.-J. (2004): Qualifikationsprofile und –anforderungen im Rahmen der professionellen pflegerischen Versorgung demenziell Erkrankter. In: Jahrbuch für kritische Medizin 40, 120–134. ▶ http://www.med.uni-magdeburg.de/jkmg/wp-content/uploads/2013/03/JKM_Band40_Kapitel10_Winter.pdf (letzte Einsicht 16.03.2014)

Zimmermann, J. (2009): Leben mit Demenz. Spezielle Wohnformen für dementiell erkrankte Menschen. Hamburg, Diplomica

Sozialrechtliche Aspekte der Versorgung von Menschen mit Demenz

Christine von Reibnitz

2.1   Einführung der Pflegeversicherung

Pflegerische Leistungen werden hauptsächlich durch die Soziale Pflegeversicherung (SPV) sowie die privaten Pflegeversicherungen finanziert. In der SPV sind alle Pflicht- und freiwilligen Versicherten der gesetzlichen Krankenversicherung versicherungspflichtig. Weiterhin sind Personen versicherungspflichtig, die z. B. nach dem Bundesversorgungsgesetz (BVG) einen Anspruch auf Heil- oder Krankenbehandlung haben (etwa Kriegsopfer). Bestimmte Personenkreise (z. B. Selbstständige) haben anstelle einer freiwilligen Versicherung in der SPV die Möglichkeit, entsprechende Leistungen über eine private Pflegeversicherung zu beziehen. Die Finanzierung und Struktur der SPV und der privaten Pflegeversicherungen unterscheiden sich. Die SPV, als Gesamtheit der gesetzlichen Pflegekassen, wird über einkommensabhängige Beiträge finanziert und ist als umlagefinanzierte Pflegeversicherung mit einem allgemeinen Finanzausgleich organisiert (Simon 2008). Hierdurch findet ein Solidarausgleich zwischen Gesunden (geringe Inanspruchnahme von SPV-Leistungen in der Lebenszeit) und Pflegebedürftigen (hohe Inanspruchnahme von SPV-Leistungen in der Lebenszeit) statt (Umlagefinanzierung). Ferner werden die Ausgaben und Kosten der SPV von allen Pflegekassen im Verhältnis ihrer jeweiligen Beitragseinnahmen getragen, so dass es faktisch keine wettbewerbliche Struktur zwischen den gesetzlichen Pflegekassen gibt (Finanzausgleich). Private Pflegeversicherungen sind im Gegensatz zur SPV nicht umlagefinanziert, sondern decken als kapitalgedeckte Versicherung nur das individuelle Risiko von Pflegebedürftigkeit ab (Risikoäquivalenz).

Die nachfolgende Tabelle veranschaulicht die finanzierten Leistungen der Pflegeversicherung seit ihrer Einführung bis zum Jahr 2010 (◘ Tab. 2.1). Deutlich zeigen sich hier die immer weiter steigenden Ausgaben für die vollstationäre Pflege und die Pflegesachleistungen. Auch die Ausgaben für den Bereich der Tages- und Nachtpflege sowie der 2003 eingeführten zusätzlichen ambulanten Betreuungsleistungen nehmen fortlaufend zu, auch wenn beide Posten nur einen geringen Anteil der Gesamtkosten ausmachen.

2.1.1   Sozialgesetzbuch XI

Das Sozialgesetzbuch XI bestimmt die einzelnen Leistungen der Pflegeversicherung. Zu den wichtigsten Paragrafen zählen:

Leistungen im SGBXI

§ 36: Pflegesachleistung

§ 38: Kombination von Geldleistung und Sachleistung (Kombinationsleistung)

§ 41: Tages- und Nachtpflege

§ 42: Kurzzeitpflege

Die Leistungsbereiche der Pflegeversicherung unterscheiden sich hinsichtlich der Wohnform (häuslich oder institutionalisiert) und der Frage, ob eine professionelle oder informelle Leistung vergütet wird (◘ Tab. 2.2).

Der Bezug dieser Leistungen setzt eine Einstufung als pflegebedürftig gemäß SGB XI §§ 14–19 voraus, die Voraussetzungen werden durch den Medizinischen Dienst der Krankenversicherung (MDK) in der gesetzlichen Pflegeversicherung bzw. im Rahmen der Privaten Pflegeversicherung durch die MEDICPROOF GmbH überprüft. Die Pflegebedürftigkeit ist abhängig vom zugrunde liegenden geschätzten Pflegeaufwand und gliedert sich in die Pflegestufen 1 (erheblich Pflegebedürftige), 2 (Schwerpflegebedürftige) und 3 (Schwerstpflegebedürftige). Um die Pflegestufe 1 zu erreichen, müssen regelmäßig und auf Dauer, täglich durchschnittlich Hilfen im Umfang von mindestens 90 Minuten nötig sein **und** davon müssen mindestens 46 Minuten auf mindestens zwei Verrichtungen der Grundpflege entfallen (◘ Tab. 2.3).

- **Pflegebedürftigkeit: körperliche statt kognitiver Einschränkungen**

Da Demenz in frühen Stadien hauptsächlich mit kognitiven Einschränkungen assoziiert und eher eine Beaufsichtigung anstelle einer pflegerischen Versorgung indiziert ist, liegt im Sinne der §§ 14–19 SGB XI nicht unbedingt eine Pflegebedürftigkeit vor. Um diesem Umstand Sorge zu tragen, können gemäß § 45 a–b SGB XI Demenzerkrankte in einem frühen Stadium nach entsprechender Begut-

◻ Tab. 2.1 Leistungen der Pflegeversicherung

Ausgaben in Mrd. €	1996	1997	1998	1999	2000	2001	2002	2003	2004	2005	2006	2007	2008	2009	2010
Geldleistung	4,44	4,32	4,28	4,24	4,18	4,11	4,18	4,11	4,08	4,05	4,02	4,03	4,24	4,47	4,67
Pflegesachleistung	1,54	1,77	1,99	2,13	2,23	2,29	2,37	2,38	2,37	2,40	2,42	2,47	2,60	2,75	2,91
Pflegeurlaub	0,13	0,05	0,06	0,07	0,10	0,11	0,13	0,16	0,17	0,19	0,21	0,24	0,29	0,34	0,40
Tages-/Nachtpflege	0,03	0,04	0,05	0,05	0,06	0,07	0,08	0,08	0,08	0,08	0,09	0,09	0,11	0,15	0,18
Zusätzliche ambulante Betreuungsleistungen							0,00	0,01	0,02	0,02	0,03	0,03	0,06	0,19	0,28
Kurzzeitpflege	0,09	0,10	0,11	0,12	0,14	0,15	0,16	0,16	0,20	0,21	0,23	0,24	0,27	0,31	0,34
Soziale Sicherung der Pflegepersonen	0,93	1,19	1,16	1,13	1,07	0,98	0,96	0,95	0,93	0,90	0,86	0,86	0,87	0,88	0,88
Pflegemittel/techn. Hilfen etc.	0,39	0,33	0,37	0,42	0,40	0,35	0,38	0,36	0,34	0,38	0,38	0,41	0,46	0,44	0,44
Vollstationäre Pflege	2,69	6,41	6,84	7,18	7,48	7,75	8,00	8,20	8,35	8,52	8,67	8,83	9,05	9,29	9,56
Vollstationäre Pflege in Behindertenheimen	0,01	0,13	0,22	0,20	0,21	0,21	0,21	0,23	0,23	0,23	0,24	0,24	0,24	0,25	0,26
Pflegeberatung													0,01	0,03	0,07

Quelle: BMG 2012

◘ **Tab. 2.2**   Leistungsansprüche und Vergütung pflegerischer Leistung im SGB XI

Leistung	SGB XI	Leistungserbringer
Pflegesachleistung	§36	Pflegedienst
Pflegegeld	§37	Informelle Pflegeperson
Kombinationsleistung	§38	Pflegedienst/Informelle Pflegeperson
Verhinderungspflege	§39	Pflegedienst/Pflegeeinrichtung
Hilfsmittel und wohnumfeldverbessernde Maßnahmen	§40	–
Tages- und Nachtpflege	§41	Pflegeeinrichtung
Kurzzeitpflege	§42	Pflegeeinrichtung
Vollstationäre Pflege	§43	Pflegeeinrichtung

◘ **Tab. 2.3**   Minutenzuordnung in den einzelnen Pflegestufen

Aufwand in Minuten	Pflegestufe 1	Pflegestufe 2	Pflegestufe 3
Insgesamt mindestens	90 Minuten	180 Minuten	300 Minuten
Für Grundpflege mindestens	46 Minuten	120 Minuten	240 Minuten

achtung einen besonderen Hilfebedarf beantragen, der nicht das Ausmaß einer Pflegestufe erfüllt. Dieser Leistungsanspruch für Menschen mit Demenz wurde im Laufe der Jahre zunehmend ausgeweitet.

Wenn eine »eingeschränkte Alltagskompetenz« bescheinigt wurde, können seit 2008 bis zu 2.400 € pro Jahr für die Nutzung gerontopsychiatrischer Zusatzangebote in Anspruch genommen werden – auch wenn nicht die Pflegestufe 1 zugesprochen wurde. Mit der Pflegereform 2012 wurde beschlossen, dass ab dem 01.01.2013 für diesen Personenkreis monatlich 120 € Pflegegeld/bis zu 225 € für Sachleistungen pro Monat gezahlt werden, auch wenn die Voraussetzungen für Pflegestufe 1 nicht erfüllt sind (▶ http://www.pflegestufe.info/download/2013-01-01_uebersicht.png). Besteht regelmäßiger Pflegebedarf, weil eine eingeschränkte Alltagskompetenz, aber keine Pflegestufe zugeordnet wurde, können auch die Beratungsbesuche (§ 37 Absatz 3, SGB XI) in Anspruch genommen werden.

Ohne eine entsprechende Einstufung der Pflegebedürftigkeit lassen sich Leistungen nur über private Haushaltsausgaben finanzieren.

- ▪ **Pflegeversicherung deckt nicht alle anfallenden Kosten ab**

Die Soziale Pflegeversicherung bzw. privaten Pflegeversicherungen finanzieren die Kosten der pflegerischen Versorgung, nicht jedoch andere Kostenarten. Bei Demenz-Wohngemeinschaften und Altenheimen/Altenpflegeheimen fallen allerdings weitere Kosten an. Dies sind in der Regel die Kosten für Unterbringung (Miete und Nebenkosten), Verpflegung (Essen und Trinken) und andere Kostenarten (z. B. besondere Betreuungs- und Serviceleistungen), die privat durch den Pflegebedürftigen finanziert werden müssen (Simon 2008). Bei Altenpflegeheimen muss sich der Pflegebedürftige zusätzlich anteilig an den sogenannten Investitionskosten beteiligen (z. B. Gebäude und Anlagen, Abschreibungen), der andere Teil wird vom jeweiligen Bundesland getragen. Sofern private Zuzahlungen durch das Haushaltseinkommen (etwa Renteneinkommen) der pflegebedürftigen Person nicht gedeckt werden können, werden (wenn vorhanden) die Kinder unterhaltspflichtig. Sofern die Kinder wirtschaftlich nicht dazu in der Lage sind, übernimmt die Sozialhilfe nach Sozialgesetzbuch, Zwölftes Buch – Sozialhilfe (SGB XII), also die jeweilige Kommune, die anfallenden Kosten. Die Pflegeversicherung ist also als »Teilkasko«-Versicherung anzusehen und sichert damit nicht alle Risiken der Pflegebedürftigkeit vollständig ab.

- **Private Zusatzpflegeversicherung**

Zur heutigen Zeit steigt die Lebenserwartung stetig an, deshalb ist eine private Pflegevorsorge sehr sinnvoll und wichtig. Die gesetzlichen Pflegeleistungen reichen in der Regel nicht aus, sodass die Finanzierung für eine professionelle Pflege nicht in jedem Fall abgedeckt ist.

Insbesondere bei Pflegestufe 3 empfiehlt sich eine **private Zusatzpflegeversicherung**. Sie schützt in erster Linie davor, dass die Ersparnisse aufgebraucht werden müssen oder jemand den Angehörigen und Kindern zur Last fallen muss. Im Grunde ist diese Zusatzpflegeversicherung für jeden Menschen sinnvoll, weil die allgemeinen gesetzlichen Leistungen in der Regel viel niedriger liegen als die Kosten für eine ambulante oder für eine stationäre Pflege, sodass sie ohne die Zusatzpflegeversicherung nicht ausreichend gedeckt werden würden

Ohne Wartezeit besteht der Versicherungsschutz einer Zusatzpflegeversicherung direkt nach dem Vertragsabschluss. Er gewährt die Leistungen in Deutschland und im Ausland. Falls ein Versicherungsfall eintritt, kann bei einer privaten Zusatzpflegeversicherung mit einer schnellen und sehr unkomplizierten Leistung gerechnet werden. Hierbei spielt es keine Rolle, ob die Pflege stationär oder ambulant durchgeführt wird, denn die Zahlung erfolgt in jedem Fall. Nach der Anerkennung der jeweiligen Pflegebedürftigkeit tritt im Versicherungsfall eine direkte Auszahlung der Zusatzpflegeversicherung ein. Rückwirkend kann diese bis zu 12 Monate ausgezahlt werden. Ab dem Eintreten eines Pflegefalls müssen vom Versicherungsnehmer keine weiteren Beiträge mehr gezahlt werden. Im Falle einer Pflegestufe 3 bekommt der Versicherungsnehmer automatisch einen lebenslangen Versicherungsschutz.

Die Zusatzpflegeversicherung ist bei Pflegestufe 2 und 3 eine reine Risikoversicherung. Sie hat jedoch nicht zur Aufgabe, das eigene Kapital für das kommende Alter aufzubauen, wie das zum Beispiel bei der privaten Altersvorsorge der Fall ist. Die Höhe der Beiträge richtet sich je nach Alter bei Versicherungsbeginn und nach dem Geschlecht. Es empfiehlt sich daher sehr, in jungem Alter eine Zusatzpflegeversicherung abzuschließen, da die Beiträge, die gezahlt werden müssen, mit dem steigenden Alter auch ansteigen.

Seit dem 01.01.2013 zahlt der Staat für private Pflegezusatzversicherungen einen Zuschuss in Höhe von 60 € pro Jahr (bzw. 5 € pro Monat), wenn diese vorgegebene Mindestkriterien erfüllen. Da die gesetzliche Pflegepflichtversicherung nur einen Teil der Kosten im Pflegefall übernimmt, kann die Versorgungslücke durch die staatlich geförderte Pflege-Zusatzversicherung (sog. Pflege-Bahr/Pflege-Riester) verringert werden. Da sich aber auch mit der geförderten Pflegezusatzversicherung nur ein Teil der Versorgungslücke im Pflegefall schließt, bieten die meisten privaten Krankenversicherer zusätzlich einen »ungeförderten« Pflegetarif als Ergänzung an.

Wie sich die Leistungen der Pflegeversicherung zukünftig entwickeln, hängt stark von der Haltung der Gesellschaft ab, ob die steigenden Kosten aufgrund der Pflegebedürftigkeit individuell oder durch die Gesellschaft getragen werden sollen. Hinsichtlich der künftigen Dimensionen des Demenz-Problems besteht zwar in der Fachwelt eine allgemeine Übereinstimmung darüber, dass die Zahl der demenziell Erkrankten zunehmen wird, unklar ist jedoch, in welchem Ausmaß dies der Fall sein wird. Als Einflussfaktoren können u. a. gelten:

- Absehbare Veränderungen in der Altersstruktur der Bevölkerung, d. h. die zahlenmäßige Entwicklung insbesondere der oberen Altersgruppen
- Entwicklung und Umsetzung primär- und sekundärpräventiver sowie ressourcenorientierter gesundheitsfördernder Strategien zur Vermeidung bzw. zum zeitlichen Hinausschieben des Eintritts demenzieller Erkrankungen
- Entwicklung und möglichst flächendeckende Implementierung intersektoral und interprofessionell vernetzter Behandlungs- und Betreuungsformen für bereits (leichter) demen-

ziell Erkrankte, einschließlich der Förderung des Aufbaus und der Unterstützung niedrigschwelliger Betreuungsangebote

— Eventuelle medizinische Fortschritte bei der Therapie demenzieller Erkrankungen

2.1.2 Pflegeversicherung als 5. Säule der Absicherung

Mit Einführung der Pflegeversicherung 1995 als 5. Säule des Sozialversicherungssystems erhalten Bürger einen Versicherungsschutz bei Pflegebedürftigkeit. Mit dem Pflegeweiterentwicklungsgesetz und dem Pflegezeitgesetz wurde die Pflegeversicherung – von wenigen Ausnahmen abgesehen – zum 01.07.2008 auf die durch niedrigere Geburtenraten und steigende Lebenserwartung geänderten Herausforderungen angepasst. Zum 01.07.2008 wurden die Leistungen der Pflegeversicherung stufenweise bis 2012 erhöht. Ab 2015 sollen die Leistungen in einem dreijährigen Rhythmus an die Preisentwicklung angepasst werden. Beginnend mit dem Jahr 2014 prüft die Bundesregierung alle drei Jahre erneut, ob und in welchem Umfang eine Anpassung erforderlich ist. Am 30.10.2012 ist das Pflegeneuausrichtungsgesetz (PNG) in Kraft getreten. Einige Regelungen gelten erst seit dem 01.01.2013.

▪ Unzureichende Erfassung des Hilfebedarfs von Menschen mit Demenz

Das PNG sieht vor allem Leistungsverbesserungen für Menschen mit erheblich eingeschränkter Alltagskompetenz (EEA) vor. Das sind Menschen, die z. B. eine Tendenz zum Weglaufen oder zu aggressivem Verhalten haben oder die gefährliche Situationen nicht richtig einschätzen können. Zu dieser Personengruppe gehören unter anderem Menschen mit einer geistigen Behinderung sowie demenzkranke Menschen. Hintergrund der Leistungsverbesserung für Menschen mit erheblich eingeschränkter Alltagskompetenz (EEA) ist, dass seit vielen Jahren in Fachkreisen über die Einführung eines neuen Pflegebedürftigkeitsbegriffs diskutiert wird. Zurzeit wird der Pflegebedarf danach bemessen, wie viele Minuten ein Mensch für bestimmte tägliche Verrichtungen, wie das Waschen oder Anziehen, die Nahrungsaufnahme und den Bereich der Mobilität, benötigt. Dies stellt vor allem den Hilfebedarf von körperlich eingeschränkten Menschen dar, kognitive Defizite werden erst dann erfasst, wenn sie Auswirkungen auf diese Verrichtungen des täglichen Lebens haben.

Seit dem 01.08.2008 haben Personen mit einer erheblich eingeschränkten Alltagskompetenz (EEA) Anspruch auf Leistungen aus der Pflegeversicherung – unabhängig von der Pflegestufe und damit auch ohne Pflegestufe. Bezieher dieser Leistungen ohne Pflegestufe werden umgangssprachlich auch der »Pflegestufe 0« zugeordnet. Diese Leistungsverbesserungen für Menschen mit Demenz gelten als Übergangslösung bis zur Einführung eines neuen, umfassenderen Pflegebedürftigkeitsbegriffs.

Der Medizinische Dienst der Krankenversicherung (MDK) definiert den Begriff »Alltagskompetenz« damit, dass ein ausgewachsener Mensch seine alltäglichen Verrichtungen innerhalb seiner Kultur selbstständig und unabhängig in eigenverantwortlicher Weise erfüllen kann. Ist das nicht der Fall, so benötigt diese Person Hilfe. In solchen Fällen (z. B. bei Demenz) erhalten betroffene Personen 100 €, beziehungsweise bei besonderem Bedarf 200 € monatlich. Liegt bei betroffenen Personen eine Pflegebedürftigkeit vor, erhalten diese die genannten Leistungen zusätzlich zu den regulären Bezügen.

Seit dem 01.07.2008 erhält Sofortleistungen der Pflegeversicherung, wer nachweisen kann, dass er innerhalb der letzten 10 Jahre vor Antragstellung mindestens 2 Jahre in der Pflegeversicherung versichert gewesen ist. Versicherte Kinder erfüllen die Vorversicherungszeit, wenn ein Elternteil sie erfüllt.

Zusammenfassung

Seit dem 01.01.2013 erhalten Personen mit einer eingeschränkten Alltagskompetenz auch ohne Pflegestufe Pflegegeld und Sachleistungen aus der Pflegeversicherung. Des Weiteren wurden die Leistungen der Pflegestufen 1 und 2 für betroffene Personen angehoben.

Neu ist auch, dass Pflegebedürftige mit EEA und Pflegestufe 0 Anspruch haben auf Verhinderungs- oder Ersatzpflege, Kurzzeitpflege, Pflegehilfsmittel und Wohnumfeld verbessernde Maßnahmen.

2.2 Feststellung von Pflegebedürftigkeit bei EEA

Im Rahmen des Verfahrens zur Feststellung von Pflegebedürftigkeit hat der MDK auch das Vorliegen einer erheblich eingeschränkten Alltagskompetenz nach § 45a SGB XI zu ermitteln. Daneben kann es isolierte Anträge von Versicherten auf das Vorliegen einer erheblich eingeschränkten Alltagskompetenz (EEA) nach § 45a SGB XI geben. Darüber hinaus hat der MDK eine Bewertung des Hilfebedarfs vorzunehmen, d. h. zu differenzieren, ob eine erhebliche oder in erhöhtem Maße eingeschränkte Alltagskompetenz vorliegt. Diese gesetzlichen Neuregelungen in § 45a SGB XI traten bereits zum 01.07.2008 in Kraft. Das Verfahren zur Feststellung von Personen mit erheblich eingeschränkter Alltagskompetenz und zur Bewertung des Hilfebedarfs wurde in den »Richtlinien zur Feststellung von Personen mit erheblich eingeschränkter Alltagskompetenz und zur Bewertung des Hilfebedarfs« festgelegt.

Voraussetzungen sind
- demenzbedingte Fähigkeitsstörungen,
- geistigen Behinderungen oder
- psychischen Erkrankungen,

bei denen als Folge der Krankheit oder Behinderung Auswirkungen auf die Aktivitäten des täglichen Lebens festgestellt werden, die dauerhaft zu einer erheblichen Einschränkung der Alltagskompetenz führen. Dabei meint »Dauer«, dass die Einschränkung für mindestens 6 Monate vorhanden sein wird. Die Feststellung/Einstufung erfolgt bei der Einstufung in eine Pflegestufe, sie kann aber auch eigenständig (auch allein) beantragt und begutachtet werden. Zur Feststellung geht der Gutachter in zwei Schritten vor:

1. Screening
Im Rahmen eines Screening (wörtlich »Aussieben« oder »Rastern«) stellt der Gutachter fest, ob es dauerhafte Auffälligkeiten in folgenden Bereichen/Punkten gibt:
- Orientierung
- Antrieb/Beschäftigung
- Stimmung
- Gedächtnis
- Tag-Nacht-Rhythmus
- Wahrnehmung und Denken
- Kommunikation/Sprache
- Situatives Anpassen
- Soziale Bereiche des Lebens wahrnehmen

In der Begutachtungsanleitung ist nicht weiter ausgeführt, was alles Auffälligkeiten sein können, der Gutachter hat hier folglich einen großen Entscheidungsspielraum. Wenn der Gutachter mindestens **eine** Auffälligkeit feststellt, die
- auf eine demenzbedingte Fähigkeitsstörung, geistige Behinderung oder psychische Erkrankung zurückzuführen ist und
- die »dauerhaft« ist, also zu einem regelmäßigen und dauerhaften (voraussichtlich für mindestens 6 Monate) Betreuungs- und Beaufsichtigungsbedarf führt,

hat er den zweiten Teil der Prüfung, das sogenannte **Assessment** durchzuführen.

2. Assessment
Der Gutachter muss nun bei jedem einzelnen Item beurteilen, ob es hier eine dauerhafte Störung gibt oder nicht (◨ Tab. 2.4). Die Begutachtungsanleitung gibt für die einzelnen Items Bewertungsbeispiele wieder. Auch hier gibt es einen großen Entscheidungsrahmen, innerhalb dessen der Gutachter entscheiden kann.

Stufen der eingeschränkten Alltagskompetenz werden wie folgt eingeteilt, nach denen sich dann auch die Leistungen richten:
1. Die Alltagskompetenz ist **erheblich eingeschränkt**, wenn der Gutachter beim Pflegebedürftigen
   - wenigstens bei **zwei Items**, davon mindestens **einmal** aus einem der Bereiche **1 bis 9**, dauerhafte und regelmäßige Schädigungen oder Fähigkeitsstörungen feststellt. Diese Einstufung berechtigt zum Leistungsbezug des sogenannten **Grundbetrags** der Betreuungsleistung.
2. Die Alltagskompetenz ist in **erhöhtem Maß eingeschränkt**,
   - wenn eine **erhebliche Einschränkung** der Alltagskompetenz vorliegt und zusätzlich

▣ Tab. 2.4   Kriterien zur Beurteilung im Assessment

Kriterien	Symptome/Merkmale
1. Betroffene Person verlässt Wohnung unkontrolliert	– Herausdrängen aus der Wohnung – Suchen der Eltern oder Kinder außerhalb der Wohnung
2. Gefährdende Situationen werden verursacht oder nicht erkannt	– Gefährdendes Eingreifen in den Straßenverkehr
3. Gegenstände werden unsachge-mäß genutzt	– Unangemessenes Nutzen von Küchengeräten – Unkontrolliertes Nutzen des Gasanschlusses – Unsachgemäßer Umgang mit Medikamenten, Chemikalien oder offenem Feuer – Essen verdorbener Lebensmittel
4. Unangemessenes aggressives Verhalten	– Schlagen, Treten, Beißen, Spucken, Werfen – Zerstörung von Gegenständen – Selbstverletzungen – Beschimpfungen, Beleidigungen
5. Unangemessenes Verhalten	– Urinieren und Koten in Wohnräume – Übersteigerter Betätigungs- und Bewegungsdrang – Sexuelle Belästigung anderer Menschen
6. Keine Wahrnehmung der eigenen Bedürfnisse	– Keine Wahrnehmung von Hunger und Durst – Keine Wahrnehmung von Verletzungen/Schmerzen – Kein Harn- und Stuhldrang
7. Fehlende Zusammenarbeit bei pflegerischen Maßnahmen	– Apathisches Liegen im Bett – Verharren an zugewiesenem Platz ohne Aufforderung, diesen zu ver-lassen – Fehlendes Essen und Trinken
8. Neuronale Schädigungen	– Nicht-Wiedererkennen vertrauter Personen (Eltern, Kinder, Pfleger) – Fehlende Fähigkeit zum Umgang mit Geld – Fehlende Sprachfähigkeit – Nicht Wiederfinden des Zimmers oder der Wohnung selbst – Fehlendes Erinnerungsvermögen
9. Tag-Nacht-Störungen	– Verschobene Wach- und Schlafenszeiten
10. Fehlende Planung und Strukturie-rung des eigenen Tages	– Ausbleiben alltäglicher Verrichtungen wie beispielsweise Körperhygiene
11. Alltagssituationen werden falsch wahrgenommen	– Nahrungsverweigerung aufgrund der Angst, sich zu vergiften – Verfolgungswahn – Wahrnehmung und Reaktionen auf Halluzinationen
12. Übersteigerte Psyche	– Plötzliches, unmotiviertes, unangemessenes Weinen – Übersteigerte Emotionen
13. Ständige Depressionen	– Ständiges Jammern und Klagen – Ständiges Beklagen der Sinnlosigkeit des Lebens und Tuns

Quelle MDK 2014 (▶ http://www.mdk.de/media/pdf/BRi_Pflege_090608.pdf)

bei mindestens **einem weiteren Item** aus den Bereichen **1, 2, 3, 4, 5, 9 und 11** eine Störung festgestellt wird. Diese Einstufung berechtigt zum Leistungsbezug des sogenannten **erhöhten Betrags** der Betreuungsleistung.

Zusammenfassung

Um Anspruch auf den monatlichen Grundbetrag von 100 € zu haben – dazu muss eine »erheblich eingeschränkte Alltagskompetenz« vorliegen –, müssen zwei verschiedene Kriterien mit »ja« beantwortet werden. Mindestens einmal muss ein Kriterium aus den Bereichen 1 bis 9 positiv beantwortet werden.

Den erhöhten Betreuungsbedarf in Höhe von 200 € erhalten Antragsteller, wenn zusätzlich zu den genannten Kriterien mindestens einmal bei den Aspekten 1, 2, 3, 4, 5, 9 oder 11 ein »Ja« angegeben wird.

2.2.1 Leistungen der Pflegeversicherung

Die aktuellen Leistungen der Pflegeversicherung für das Jahr 2014 sind für die unterschiedlichen Leistungsarten in der nachfolgenden Tabelle zusammengefasst (◘ Tab. 2.5).

Bei Pflegebedürftigkeit kann zwischen verschiedenen Leistungsarten gewählt werden:

- Leistungen bei häuslicher Pflege in Form von ambulanten Pflegesachleistungen (§ 36 SGB XI) oder Pflegegeld (§ 37 SGB XI). Eine Kombinationsleistung aus beidem (§ 38 SGB XI) ist möglich.
- Leistungen bei teilstationärer Pflege als Tages- und Nachtpflege und Kurzzeitpflege (§§ 41, 42 SGB XI)
- Leistungen bei vollstationärer Pflege (§§ 43 ff SGB XI)

Beim Pflegegeld und der Pflegesachleistung wird seit 2014 zwischen pflegebedürftigen Menschen mit und ohne eingeschränkter Alltagskompetenz unterschieden. Neu ist die häusliche Betreuung als

Bestandteil der Pflegesachleistung. Dazu zählen verschiedene Hilfen bei der Alltagsgestaltung wie Hobby, Spiele oder Spaziergänge, die nach Zeitaufwand mit dem Pflegedienst vereinbart werden können. Der Anspruch besteht hier, wenn Grundpflege und hauswirtschaftliche Versorgung sichergestellt sind. Bisher rechneten Pflegedienste nach Leistungskomplexen ab, jetzt kann auch eine Abrechnung nach Zeit vereinbart werden. Jede Form von Pauschalen ist unzulässig, außer für hauswirtschaftliche Versorgung, Behördengänge und Fahrtkosten. Der Pflegebedürftige kann zwischen beiden Vergütungssystemen wechseln und vereinbart individuell auf seine Bedürfnisse abgestimmte Leistungen.

2.2.2 Pflegegeld

Pflegen selbst beschaffte Pflegepersonen wie Angehörige, Nachbarn, Ehrenamtler, erwerbsmäßige Pflegekräfte oder eine vom Pflegebedürftigen angestellte Pflegeperson, besteht Anspruch auf Pflegegeld.

2.2.3 Tagespflege und Nachtpflege

Kann die häusliche Pflege nicht in ausreichendem Umfang sichergestellt werden oder ist dies zur Ergänzung oder Stärkung der häuslichen Pflege erforderlich, besteht Anspruch auf Tages- und/oder Nachtpflege. Der für diese Leistung zur Verfügung stehende Betrag beinhaltet die Aufwendungen für soziale Betreuung und notwendige Leistungen der medizinischen Behandlungspflege. Die Sätze für die Tages- oder Nachtpflege entsprechen den Pflegesachleistungen und richten sich nach der Pflegestufe. Da die Leistungen der Tages- und Nachtpflege mit häuslicher Pflege oder Pflegegeld kombiniert werden können und der Gesetzgeber die Kombination nicht grenzenlos zulassen wollte, gibt es besondere Höchstgrenzen, die § 41 Abs. 4–6 SGB XI zu entnehmen sind.

Die Pflegekasse kann zusätzlich bis zu 50% Pflegegeld oder/und Pflegesachleistung für die Pflege zu Hause leisten. Umgekehrt können zusätzlich zum Pflegegeld, zur Pflegesachleistung oder

⬛ Tab. 2.5 Leistungen in € pro Monat 2014

Pflegegeld (§ 37 SGB XI)	Pflegestufe 1	bis zu € 235,-
	Pflegestufe 2	bis zu € 440,-
	Pflegestufe 3	bis zu € 700,-
Pflegegeld bei eingeschränkter Alltagskompetenz (Demenz) (§§ 37, 123 SGB XI)	Pflegestufe 0	bis zu € 120,-
	Pflegestufe 1	bis zu € 305,-
	Pflegestufe 2	bis zu € 525,-
	Pflegestufe 3	bis zu € 700,-
Pflegesachleistungen (§ 36 SGB XI)	Pflegestufe 1	bis zu € 450,-
	Pflegestufe 2	bis zu € 1.100,-
	Pflegestufe 3	bis zu € 1.550,-
	Härtefall	bis zu € 1.980,-
Pflegesachleistungen bei eingeschränkter Alltagskompetenz (Demenz) (§§ 36, 123 SGB XI)	Pflegestufe 0	bis zu € 225,-
	Pflegestufe 1	bis zu € 665,-
	Pflegestufe 2	bis zu € 1.250,-
	Pflegestufe 3	bis zu € 1.550,-
	Härtefall	bis zu € 1.980,-
Betreuungsleistungen, zusätzliche	Zusätzliche Betreuungsleistungen in Höhe von € 100,- oder 200,- werden gewährt, wenn der Medizinische Dienst der Krankenkassen (MDK) einen erheblichen Bedarf gem. §§ 45a und 45b SGB XI festgestellt hat.	
Tagespflege (und Nachtpflege) (§ 41 SGB XI)	Leistungen wie bei Pflegesachleistungen,-	
	Pflegestufe 1	bis zu € 450,-
	Pflegestufe 2	bis zu € 1.100,-
	Pflegestufe 3	bis zu € 1.550,-
Kurzzeitpflege (§ 42 SGB XI)	Der Anspruch auf Kurzzeitpflege ist auf vier Wochen (28 Tage) pro Kalenderjahr beschränkt. Die Pflegekasse übernimmt die pflegebedingten Aufwendungen, die Aufwendungen der sozialen Betreuung sowie der medizinischen Behandlungspflege bis zu € 1.550,- (für max. 28 Tage).	
Verhinderungspflege (§ 39 SGB XI)	Verhinderungspflege kann beantragt werden, wenn die pflegende Person »verhindert« ist. Die Verhinderungspflege kann auch direkt im Anschluss an eine Kurzzeitpflege in Anspruch genommen werden, wenn z. B. die pflegende Person längere Zeit abwesend ist. Der Anspruch auf Verhinderungspflege ist ebenfalls auf vier Wochen (28 Tage) pro Kalenderjahr beschränkt. Die Aufwendungen der Pflegekassen können sich im Kalenderjahr auf bis zu € 1.550,- belaufen.	
Vollstationäre Pflege (§ 43 SGB XI)	Pflegestufe 1	€ 1.023,-
	Pflegestufe 2	€ 1.279,-
	Pflegestufe 3	€ 1.550,-
	Härtefall	€ 1.918,-
Weitere Leistungsarten	Pflegehilfsmittel und technische Hilfen Leistungen zur sozialen Sicherung der Pflegepersonen Pflegekurse für Angehörige und ehrenamtliche Pflegepersonen Leistungen des persönlichen Budgets nach § 17 Abs. 2 bis 4 des Neunten Buches des Sozialgesetzbuches (SGB IX)	

Quelle: Sozialverband VdK 2014

zur Kombinationsleistung bis zu 50% Tages- und Nachtpflege in Anspruch genommen werden. Insgesamt gibt es nie mehr als 150% Gesamtleistung und immer nur maximal 100% einer Leistung. Die Anteile werden in 10%-Schritten bemessen.

Beispiel

Herr Müller hat die Pflegestufe 2, er wird stundenweise in einer Tageseinrichtung betreut. Zusätzlich wird er von seiner Frau und einem Pflegedienst versorgt.

Die Leistungsverteilung könnte folgendermaßen aussehen:

- 60% Tagespflege = 660,- € von 1.100,- €
- 50% Pflegesachleistung = 550,- € von 1.100,- €
- 40% Pflegegeld = 176,- € von 440,- €

Insgesamt kommt Herr Müller auf den höchstmöglichen Gesamtanspruch von 150%.

2.2.4 Kombinationsleistung

Die Kombinationsleistung kombiniert Pflegesachleistung mit Pflegegeld. Wird die Pflegesachleistung nicht in voller Höhe in Anspruch genommen, kann gleichzeitig ein entsprechend gemindertes, anteiliges Pflegegeld beansprucht werden. Das Pflegegeld wird um den Prozentsatz gemindert, den der Pflegebedürftige in Form von Sachleistungen in Anspruch genommen hat. Insgesamt dürfen beide Leistungen zusammen 100% nicht übersteigen. Wird die Tages- und Nachtpflege mit in Anspruch genommen, entsteht ein Gesamtanspruch von 150%. Zusätzlich zu 100% Kombinationsleistung kann noch bis zu 50% Tages- oder Nachtpflege in Anspruch genommen werden.

Beispiel

Kombinationsleistung: Beispielrechnung Herr Maier
Pflegestufe 2

Wenn die Hilfeleistungen bei Herrn Maier von einem Pflegedienst und von der Ehefrau ausgeführt werden, rechnet der Pflegedienst seine Leistung (Pflegesachleistung nach § 36 SGB XI) direkt mit der Pflegekasse ab. Dafür steht Herrn Maier je nach Pflegestufe ein Festbetrag zur Verfügung.

Wenn Herr Maier und seine Frau sich für eine Kombinationsleistung nach § 38 SGB XI entschieden haben, wird die »verbrauchte« Pflegesachleistung mit dem Anspruch auf das Pflegegeld verrechnet. Das bedeutet, dass er ein anteiliges Pflegegeld nach § 37 SGB XI bekommt, wenn er die ihm zustehende Sachleistung nur anteilig in Anspruch nimmt. Der ausgezahlte Pflegegeldbetrag ist abhängig vom Prozentsatz der verbrauchten Pflegesachleistung.

Zuerst berechnet die Pflegekasse, wie viel Prozent von der Sachleistung durch den Pflegedienst ausgeschöpft sind:

- Bei Pflegestufe 2 beträgt der Festbetrag für die Sachleistung 1040 €.
- Der Pflegedienst rechnet 686,40 € (von 1040 €) ab. Das sind 66% der Pflegesachleistung. 34% der Pflegesachleistung wurden noch nicht verbraucht.
- Bei Pflegestufe 2 stehen dem Pflegebedürftigen grundsätzlich 430 € Pflegegeld für selbst beschaffte Pflegepersonen zu, wenn er keinen Pflegedienst beauftragt.
- Die Pflegesachleistung ist durch den Pflegedienst zu 66% verbraucht. Es bleiben 34% übrig – vom Pflegegeld.
- 34% von 430 € = 146,20 € Pflegegeld werden ausgezahlt.

Die Pflegekasse zahlt als Kombinationsleistung also 686,40 € (66% Pflegesachleistung) an den Pflegedienst und 146,20 € (34% Pflegegeld) an Herrn Maier mit Pflegestufe 2.

2.2.5 Zusätzliche Betreuungsleistungen

Des Weiteren wurden zusätzliche Betreuungsleistungen nach § 45b SGB XI geschaffen. Zusätzliche Betreuungsleistungen nach § 45b SGB XI sollen eine stärkere Berücksichtigung demenzbedingter Fähigkeitsstörungen, psychischer Erkrankungen oder geistiger Behinderung in der Sozialen Pflegeversicherung bewirken. Insbesondere bei diesen Erkrankungen ist eine stärkere Betreuung und Beaufsichtigung der betroffenen Personen notwendig. Die Definition von Pflegebedürftigkeit im

◘ **Tab. 2.6**   Monatliche Pflegekosten, Versicherungsleistungen und Eigenanteile

Pflege-stufe	Pflegekos-ten (1)	Unterkunft u. Verpfle-gung (2)	Investi-tionskos-ten (3)	Gesamt-entgelt (4)=(1)+(2)+(3)	Versiche-rungs-leistun-gen (5)	Eigenanteil Pflege-kosten (6)=(1)-(5)	Eigenanteil insgesamt (7)=(4)-(5)
Stufe 1	1.369	629	395	2.393	1.023	346	1.370
Stufe 2	1.811	629	395	2.835	1.279	532	1.556
Stufe 3	2.278	629	395	3.302	1.470	808	1.832

Quelle: Rothgang und Jacobs (2013: 10)

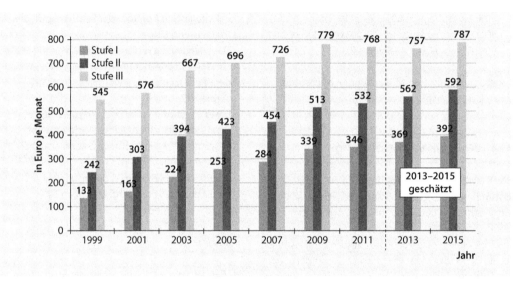

◘ **Abb. 2.1**   Eigenanteil am Pflegesatz (ohne Unterkunft/Verpflegung und Investitionskosten, adaptiert nach Rothgang und Jacobs 2013)

Sinne des SGB XI zielt jedoch primär auf körperliche Einschränkungen und berücksichtigt kognitive und psychische Beeinträchtigungen und den damit verbundenen höheren Betreuungsbedarf nicht adäquat (BMG 2009). Zusätzliche Betreuungsleistungen nach § 45b SGB XI sollen dieses Defizit der Pflegeversicherung ansatzweise ausgleichen, Angebote für qualifizierte Betreuung fördern, schon frühzeitig pflegende Angehörige entlasten und so eine längere Pflege im häuslichen Bereich ermöglichen.

Da insbesondere Menschen in einem frühen Stadium der Demenz die Voraussetzungen für eine Pflegestufe häufig nicht erfüllen, kann gemäß § 45

a–b SGB XI nach entsprechender Begutachtung ein besonderer Hilfebedarf beantragt werden, der nicht das Ausmaß einer Pflegestufe erfüllt (▶ Abschn. 2.2).

◘ Tab. 2.6 stellt heraus, dass die dort abgebildeten jeweils bundesweiten Durchschnittsentgelte nur anteilig von der Pflegeversicherung (inzwischen deutlich weniger als die Hälfte der Gesamtentgelte) übernommen werden. Dazu zählen auch die Kosten für Unterkunft und Verpflegung, die von der Pflegeversicherung nicht übernommen werden, weil sie nicht pflegebedingt sind.

In ◘ Abb. 2.1 ist die Veränderung der Eigenanteile nur für die direkten pflegebedingten Kosten (Pflegesätze) im Zeitverlauf dargestellt. Rothgang und Jacobs (2013) stellen heraus, dass die Leistungen bei Einführung der Pflegeversicherung teilweise noch ausreichend waren, um die Pflegesätze zu decken, so lag der durchschnittliche Pflegesatz selbst in Pflegestufe 1 bei erstmaliger Durchführung der Pflegestatistik 1999 schon mehr als 100 € über den Versicherungsleistungen. 2011 waren durchschnittliche Eigenanteile von 350 € (Pflegestufe 1) bis über 750 € (Pflegestufe 3) zu verzeichnen, wobei in den Stufen 1 und 2, in denen auch 2012 keine Leistungsanpassung stattfand, von weiteren Steigerungen auszugehen ist (Rothgang und Jacobs 2013).

2.2.6 Soziale Sicherung von Pflegepersonen

Die Pflegekasse übernimmt ergänzende Leistungen, z. B. Beiträge an die Rentenversicherung für Pflegende, die einen oder mehrere pflegebedürftige Angehörige insgesamt mindestens 14 Stunden pro Woche pflegen. Allerdings darf die Pflegeperson dabei nicht mehr als 30 Stunden erwerbsmäßig arbeiten. Alle Pflegenden sind – unabhängig von der wöchentlich aufgebrachten Pflegezeit – in der gesetzlichen Unfallversicherung versichert. Die Soziale Sicherung für Pflegepersonen ist im § 44 SGB XI geregelt.

Weitere unterstützende Angebote für Angehörige werden im Folgenden erläutert.

- **Pflegekurse**

Verschiedene Träger, z. B. die Krankenkassen oder Pflegestützpunkte, bieten Pflegekurse für Angehörige von Menschen mit Demenz an. Die Pflegekasse übernimmt die Kosten für externe Pflegekurse, aber auch für Schulungen zu Hause. Im Rahmen dieser Pflegekurse wird konkretes Wissen über Krankheiten im Alter, Pflegetechniken sowie Informationen zu Leistungen der Kranken- und Pflegeversicherung vermittelt. Einen hohen Stellenwert nehmen zudem Entlastungsmöglichkeiten für pflegende Angehörige ein.

- **Pflegezeit für berufstätige Pflegepersonen**

Wer in einem Betrieb mit mehr als 15 Arbeitnehmern beschäftigt ist, hat einen Anspruch auf eine Pflegezeit von bis zu sechs Monaten, um einen Angehörigen mit anerkannter Pflegestufe zu betreuen. In dieser Zeit ist der Arbeitnehmer sozialversichert, bezieht jedoch kein Gehalt. In einer akut auftretenden Pflegesituation kann sich ein Arbeitnehmer ohne Lohnfortzahlung bis zu zehn Tage freistellen lassen. Dies gilt auch für Beschäftigte in kleineren Betrieben. Näheres regelt das Pflegezeitgesetz, welches am 01.07.2008 in Kraft trat.

- **Weitere Verbesserungen für pflegende Angehörige**
  - Hälftige Fortzahlung von Pflegegeld während Kurzzeit- und Verhinderungspflege (§ 37 Abs. 2 und § 38 SGB XI) für bis zu 4 Wochen
  - Pflegebedürftige in vollstationären Behinderteneinrichtungen haben Anspruch auf ungekürztes Pflegegeld anteilig für die Tage in häuslicher Pflege
  - Anspruch auf Kurzzeitpflege besteht auch, wenn Pflegepersonen sich in Vorsorge- und Rehabilitationseinrichtung befinden und gleichzeitige die Unterbringung und Pflege des Pflegebedürftigen erforderlich ist
  - Verbesserung der Leistungen zur sozialen Sicherung der Pflegeperson (§ 19 SGB XI und § 44 SGB XI)
  - Änderung der Voraussetzung für Zahlung von Rentenbeiträgen aus der Pflegeversicherung: 14 Stunden Mindestumfang lassen sich auch durch Addition des zeitlichen Umfangs der Pflegetätigkeit erreichen, wenn die Pflegeperson zwei oder mehrere Pflegebedürftige pflegt.

- **Rentenrechtliche Berücksichtigung von pflegenden Angehörigen**

Die Pflegekasse zahlt für pflegende Angehörige Beiträge zur Rentenversicherung, wenn die Pflege mindestens 14 Stunden in der Woche umfasst. Bislang musste dieser Stundenumfang bei einem Pflegebedürftigen anfallen. Wer in der Vergangenheit zwei oder mehrere Pflegebedürftige gleichzeitig jeweils unter 14 Stunden pro Woche pflegte, erhielt bisher keine Verbesserung seiner Alterssicherung, auch wenn die Pflege insgesamt mehr als 14 Stunden wöchentlich umfasste. Künftig können rentenrechtlich wirksame Pflegezeiten bei der Pflege von gleichzeitig zwei oder mehreren Pflegebedürftigen addiert werden, wenn bei diesen mindestens die Pflegestufe 1 anerkannt ist.

- **Förderung ambulant betreuter Wohngruppen (§ 38a SGB XI)**

Pflegebedürftige in ambulant betreuten Wohngruppen in einer gemeinsamen Wohnung haben Anspruch auf einen pauschalen Zuschlag in Höhe von 200 € monatlich für Beschäftigung einer »Präsenzkraft« unter folgenden Voraussetzungen:

Mehrere Pflegebedürftige können ihre Pflege- und Betreuungsleistungen, Kombinationsleistungen daraus sowie hauswirtschaftliche Versorgung gemeinsam in Anspruch nehmen (§ 36 Abs. 1 Sätze 5 ff. SGB XI). Dahinter steht der Gedanke, pflegebedürftigen Menschen in einer ambulant betreuten Wohngruppe ein selbstbestimmtes Leben zu ermöglichen. Die Wohngemeinschaften müssen aus mindesten 3 Pflegebedürftigen bestehen mit dem Zweck der gemeinschaftlichen, organisierten pflegerischen Versorgung. Jeder Pflegebedürftige, der in einer solchen Wohngruppe wohnt, erhält neben seinen Pflegeleistungen einen pauschalen Zuschlag von 200 € monatlich. Voraussetzung ist, dass eine Pflegekraft, die sogenannte Präsenzkraft, in der Wohngruppe tätig ist, die organisatorische, verwaltende oder pflegerische Aufgaben übernimmt. Auf einen konkreten Nachweis entstandener Kosten wird bewusst verzichtet, es muss keine ausgebildete Fachkraft sein.

Darüber hinaus gibt es noch weitere zusätzliche Leistungen in Wohngruppen:

Pflegebedürftige, die eine ambulant betreute Wohngruppe neu gründen, erhalten seit dem 30.10.2013 pro Person für eine altersgerechte oder barrierearme Umgestaltung der Wohnung eine Förderung in Höhe von 2.500 € pro Person. Der Gesamtbetrag für eine Wohngemeinschaft ist auf 10.000 € begrenzt. Die Förderung endet, wenn die zur Verfügung gestellte Summe von 30 Millionen € aufgebraucht ist, spätestens aber am 31.12.2015. Der Antrag ist innerhalb eines Jahres nach Vorliegen der Anspruchsvoraussetzungen zu stellen. Die Pflegekasse zahlt den Förderbetrag aus, wenn die Gründung einer ambulant betreuten Wohngruppe nachgewiesen ist. Der Gesetzgeber schätzt, dass mit dieser Anschubfinanzierung insgesamt etwa 3.000 neue Wohngemeinschaften gefördert werden können. Eine ambulant betreute Wohngruppe kann auch im Rahmen der Eingliederungshilfe finanziert werden, dies ist keine Einschränkung der Leistungsvoraussetzung.

2.3   Aktueller Stand

2.3.1   Niedrigschwellige Betreuungsangebote

Zur Weiterentwicklung der Versorgungsstrukturen und Versorgungskonzepte insbesondere für demenzkranke Pflegebedürftige fördert der Spitzenverband Bund der Pflegekassen im Wege der Anteilsfinanzierung aus Mitteln des Ausgleichsfonds mit 25 Millionen € je Kalenderjahr den Auf- und Ausbau von niedrigschwelligen Betreuungsangeboten sowie Modellvorhaben zur Erprobung neuer Versorgungskonzepte und Versorgungsstrukturen insbesondere für demenzkranke Pflegebedürftige. Die privaten Versicherungsunternehmen, die die private Pflegepflichtversicherung durchführen, beteiligen sich an dieser Förderung mit insgesamt 10% des gesamten Fördervolumens.

Der Zuschuss aus Mitteln der sozialen und privaten Pflegeversicherung ergänzt eine Förderung der niedrigschwelligen Betreuungsangebote und der Modellvorhaben zur Weiterentwicklung der Versorgungsstrukturen für Pflegebedürftige mit erheblichem allgemeinem Betreuungsbedarf durch das jeweilige Land oder die jeweilige kommunale Gebietskörperschaft. Der Zuschuss wird jeweils in gleicher Höhe gewährt wie der Zuschuss, der vom Land oder von der kommunalen Gebietskörperschaft für die einzelne Fördermaßnahme geleistet wird, sodass insgesamt ein Fördervolumen von 50 Millionen € im Kalenderjahr erreicht wird. Soweit Mittel der Arbeitsförderung bei einem Projekt eingesetzt werden, sind diese einem vom Land oder von der Kommune geleisteten Zuschuss gleichgestellt.

Niedrigschwellige Betreuungsangebote im Sinne des § 45 b SGB XI Absatzes 1 Satz 1 sind Betreuungsangebote, in denen Helfer unter pflegefachlicher Anleitung die Betreuung von Pflegebedürftigen mit erheblichem Bedarf an allgemeiner Beaufsichtigung und Betreuung in Gruppen oder im häuslichen Bereich übernehmen sowie pflegende Angehörige entlasten und beratend unterstützen. Die Förderung dieser niedrigschwelligen Betreuungsangebote erfolgt als Projektförderung und dient insbesondere dazu, Aufwandsentschädigungen für die ehrenamtlichen Betreuungspersonen zu finanzieren, sowie notwendige Personal- und Sachkosten, die mit der Koordination und Organisation der Hilfen und der fachlichen Anleitung und Schulung der Betreuenden durch Fachkräfte verbunden sind. Dem Antrag auf Förderung ist ein Konzept zur Qualitätssicherung des Betreuungsangebotes beizufügen. Aus dem Konzept muss sich ergeben, dass eine angemessene Schulung und Fortbildung der Helfenden sowie eine kontinuierliche fachliche Begleitung und Unterstützung der ehrenamtlich Helfenden in ihrer Arbeit gesichert ist. Als grundsätzlich förderungsfähige niedrigschwellige Betreuungsangebote kommen in Betracht:

- Betreuungsgruppen für Demenzkranke
- Helfer/-innenkreise zur stundenweisen Entlastung pflegender Angehöriger im häuslichen Bereich
- Tagesbetreuung in Kleingruppen oder Einzelbetreuung durch anerkannte Helfer
- Agenturen zur Vermittlung von Betreuungsleistungen für Pflegebedürftige im Sinne des § 45a
- Familienentlastende Dienste

Im Rahmen der Modellförderung nach Absatz 1 Satz 1 sollen insbesondere modellhaft Möglichkeiten einer wirksamen Vernetzung der für demenzkranke Pflegebedürftige erforderlichen Hilfen in einzelnen Regionen erprobt werden. Dabei können auch stationäre Versorgungsangebote berücksichtigt werden. Die Modellvorhaben sind auf längstens fünf Jahre zu befristen. Bei der Vereinbarung und Durchführung von Modellvorhaben kann im Einzelfall von den Regelungen des 7. Kapitels abgewichen werden. Für die Modellvorhaben ist eine wissenschaftliche Begleitung und Auswertung vorzusehen. Soweit im Rahmen der Modellvorhaben personenbezogene Daten benötigt werden, können diese nur mit Einwilligung des Pflegebedürftigen erhoben, verarbeitet und genutzt werden.

Um eine gerechte Verteilung der Fördermittel der Pflegeversicherung auf die Länder zu gewährleisten, werden die Fördermittel der sozialen und privaten Pflegeversicherung nach dem Königsteiner Schlüssel aufgeteilt. Mittel, die in einem Land im jeweiligen Haushaltsjahr nicht in Anspruch genommen werden, können in das Folgejahr übertragen werden.

Der Spitzenverband Bund der Pflegekassen beschließt mit dem Verband der privaten Krankenversicherung e.V. nach Anhörung der Verbände der Behinderten und Pflegebedürftigen auf Bundesebene Empfehlungen über die Voraussetzungen, Ziele, Dauer, Inhalte und Durchführung der Förderung sowie zu dem Verfahren zur Vergabe der Fördermittel für die niedrigschwelligen Betreuungsangebote und die Modellprojekte. In den Empfehlungen ist unter anderem auch festzulegen, dass jeweils im Einzelfall zu prüfen ist, ob im Rahmen der neuen Betreuungsangebote und Versorgungskonzepte Mittel und Möglichkeiten der Arbeitsförderung genutzt werden können. Die Empfehlungen bedürfen der Zustimmung des Bundesministeriums für Gesundheit und der Länder. Die Landesregierungen werden ermächtigt, durch Rechtsverordnung das Nähere über die Umsetzung der Empfehlungen zu bestimmen.

Der Finanzierungsanteil, der auf die privaten Versicherungsunternehmen entfällt, kann von dem Verband der privaten Krankenversicherung e.V. unmittelbar an das Bundesversicherungsamt zugunsten des Ausgleichsfonds der Pflegeversicherung (§ 65) überwiesen werden. Näheres über das Verfahren der Auszahlung der Fördermittel, die aus dem Ausgleichsfonds zu finanzieren sind, sowie über die Zahlung und Abrechnung des Finanzierungsanteils der privaten Versicherungsunternehmen regeln das Bundesversicherungsamt, der Spitzenverband Bund der Pflegekassen und der Verband der privaten Krankenversicherung e.V. durch Vereinbarung.

Fassung aufgrund des Gesetzes zur strukturellen Weiterentwicklung der Pflegeversicherung (Pflege-Weiterentwicklungsgesetz) vom 28.05.2008 (BGBl. I S. 874) m.W.v. 01.07.2008 (IFAS 2009; IDOB).

2.3.2 Häusliche Betreuung als Übergangsregelung (§ 124 SGB XI – neu)

Pflegebedürftige der Pflegestufe 1 bis 3 und Versicherte mit erheblich eingeschränkter Alltagskompetenz haben ab dem 01.01.2013 Anspruch auf häusliche Betreuungsleistungen. Dieser Anspruch endet mit Inkrafttreten des neuen Pflegebedürftigkeitsbegriffs und eines entsprechenden Begutachtungsverfahrens. Er wird dann durch entsprechende neue Regelungen ersetzt werden. Das Angebot häuslicher Betreuung ist eine Leistung der pflegerischen Betreuungsmaßnahmen neben Grundpflege und hauswirtschaftlicher Versorgung. Hier inbegriffen sind Unterstützung und Hilfen im häuslichen Umfeld des Pflegebedürftigen oder seiner Familie. Die Leistung unterstützt den Pflegebedürftigen beim Erhalt seiner sozialen Kontakte und der Kommunikation (Begleitung zu Spaziergängen, Ermöglichung eines Besuchs auf dem Friedhof, Ermöglichung von Besuchen oder Durchführung des Hobbys). Nicht inbegriffen sind Fahrdienste oder Hilfen der schulischen oder beruflichen Eingliederung. Ebenso ausgenommen sind behandlungspflegerische Leistungen.

Ebenso soll die Leistung Unterstützung bei der Alltagsgestaltung und der Entwicklung und Aufrechterhaltung einer Tagesstruktur bieten. Hierzu zählen auch bedürfnisgerechte Beschäftigungsangebote (Unterstützung bei administrativen Angelegenheiten, Erhaltung des Tag-/Nachtrhythmus).

Häusliche Betreuung kann auch von mehreren Personen gemeinschaftlich als Sachleistung in Anspruch genommen werden. Dies bedeutet, dass bei zugelassenen Pflegediensten die Leistungen der Grundpflege, hauswirtschaftlichen Versorgung und häuslichen Betreuung nach den eigenen Wünschen und Bedürfnissen der Kunden zusammengestellt werden können. Sowohl somatisch erkrankte Pflegebedürftige erhalten einen flexibleren Gestaltungsspielraum wie auch demenziell erkrankte Personen. Das höhere Maß an Flexibilität soll auch zu mehr Entlastung der Angehörigen beitragen. Grundvoraussetzung für die häuslichen Betreuungsleistungen ist jedoch, dass die grundpflegerische und hauswirtschaftliche Versorgung gewährleistet ist (Tab. 2.7).

2.3.3　Verfahren zur Feststellung der Pflegebedürftigkeit (§ 18 SGB XI)

Neben dem MDK dürfen nun auch andere unabhängige Gutachter die Prüfung der Pflegebedürftigkeit übernehmen. Überprüft werden müssen die Einschränkungen bei den regelmäßig wiederkehrenden Verrichtungen im Bereich Körperpflege, Ernährung, Mobilität und hauswirtschaftlicher Versorgung. Ebenso ist die Art, der Umfang, die voraussichtliche Dauer sowie das Vorliegen der erheblich eingeschränkten Alltagskompetenz zu ermitteln. Auch wird geprüft, ob gegebenenfalls auch ein Anspruch auf medizinische Rehabilitation besteht, welcher separat dokumentiert werden muss.

2.3.4　Zeitrahmen der Begutachtung und Fristen

Bezüglich der Begutachtung hat der Gesetzgeber eindeutige zeitliche Vorgaben vorgenommen:

1. Die Pflegekasse **muss** den Versicherten das Ergebnis der Beurteilung nach Ablauf von maximal 5 Wochen nach Eingang des Antrages bei der Pflegekasse schriftlich mitteilen. Nach Ablauf der Frist muss die Pflegekasse für jede begonnene Woche der Überschreitung unverzüglich 70 € an den Antragsteller zahlen (§ 18 SGB XI 3b).

2. Befindet sich der Versicherte im Krankenhaus oder einer stationären Rehabilitationseinrichtung und liegen Hinweise vor, dass zur ambulanten oder stationären Weiterversorgung und Betreuung eine Begutachtung erforderlich ist oder die Inanspruchnahme von Pflegezeit gegenüber dem Arbeitgeber der pflegenden Person angekündigt wurde (§ 3 Pflegezeitgesetz) oder mit dem Arbeitgeber der pflegenden Person eine Familienpflegezeit vereinbart wurde (§ 2 Abs. 1 Familienpflegezeitgesetz), hat die Begutachtung unverzüglich, spätestens aber nach einer Woche zu erfolgen. Die verkürzte Zeit tritt auch dann ein, wenn der Versicherte sich in einem Hospiz befindet oder ambulant palliativ betreut wird.

3. Befindet sich der Versicherte in häuslicher Umgebung ohne palliative Versorgung und wurde eine Inanspruchnahme von Pflegezeit oder Familienpflegezeit mit dem Arbeitgeber vereinbart, ist innerhalb von zwei Wochen nach Eingang des Antrags eine Begutachtung durchzuführen und der Pflegekasse eine Empfehlung zu übermitteln.

> ◘ **Tab. 2.7** Leistungsverbesserungen Demenz Häusliche Betreuung (§ 124 SGB XI)

Einführung der »häuslichen Betreuung« als neue Leistung

- Leistungsberechtigte: Pflegebedürftige der Pflegestufen 1–3, sowie Demenzkranke, die positiv nach § 45a begutachtet sind
- Leistungsinhalt: Unterstützung und sonstige Hilfen im häuslichen Umfeld des Pflegebedürftigen oder in seiner Familie
- Insbesondere: Unterstützung von Aktivitäten zum Zweck der Kommunikation und der Aufrechterhaltung sozialer Kontakte, Unterstützung bei der Alltagsgestaltung
- Aufrechterhaltung der Tagesstruktur, Tag-Nacht-Rhythmus, Durchführung bedürfnisgerechter Beschäftigungen

Voraussetzungen für Leistungsbezug

- Anspruch auf häusliche Betreuung setzt voraus, dass Grundpflege und hauswirtschaftliche Versorgung sichergestellt sind
- Leistung kann auch gemeinschaftlich von mehreren Demenzkranken im häuslichen Umfeld/Familie eines Versicherten in Anspruch genommen werden
- Leistung erfolgt nur durch zugelassene Leistungserbringer
- Leistung ist der Qualitätssicherung unterworfen

Beratung (§ 7b SGB XI)

- Beratung (nach § 7 und 7a) muss innerhalb von 2 Wochen nach Antragseingang erfolgen
- Beratung kann auch in häuslicher Umgebung stattfinden
- Pflegekasse kann Beratung selbst durchführen oder Beratungsgutschein an unabhängige und neutrale Beratungsstellen ausstellen

Begutachtung (§ 18 SGB SGB XI)	**Begutachtung: Rehabilitationsempfehlung (§ 18 SGB und § 18a SGB XI)**
- Versicherter hat Recht auf Übermittlung des Gutachtens und der Rehabilitationsempfehlung gleichzeitig mit dem Bescheid oder zu späterem Zeitpunkt; Übermittlungswunsch wird bei Begutachtung erfasst - Pflegekasse kann auch unabhängige Gutachter mit der Prüfung beauftragen (Beauftragung nach § 53b i.V. § 97d SGB Datenschutz) - Wenn innerhalb von vier Wochen nach Antragstellung keine Begutachtung erfolgt ist, hat der Versicherte das Recht, drei unabhängige Gutachter zur Wahl benannt zu bekommen (Scheinwahlfreiheit) - Bei Fristüberschreitung in Übermittlung des Bescheids (i.d.R. 5 Wochen) muss die Pflegekasse dem Versicherten nach Fristablauf pro begonnener Woche 70 Euro zahlen - Gilt nicht, a) wenn Kasse Fristüberschreitung nicht vertreten muss oder b) wenn ein Versicherter mit Pflegestufe sich bereits in stationärer Pflege befindet	- Rehabilitationspotenzial wird gesondert von der Begutachtung erfasst - Pflegekasse muss Antragsteller informieren, dass mit Zuleitung einer Mitteilung über den Rehabilitationsbedarf an den zuständigen Rehabilitationsträger ein Antragsverfahren ausgelöst wird, sofern Antragsteller einwilligt - Ausführliche Berichtspflicht der Pflegekassen über Rehabilitationsgeschehen (für 2013–2015): Anzahl der Empfehlungen, Anzahl der Rehabilitationsanträge, Anzahl der genehmigten und abgelehnten Leistungsentscheidungen, Anzahl der Widersprüche einschl. Gründe) - Pflegekasse muss Richtlinien über Dienstleistungsorientierung im Begutachtungsverfahren erlassen (allg. Verhaltensgrundsätze, Informationspflichten gegenüber Versichertem, Verfahren zum Umgang mit Beschwerden)

2.3.5 Unabhängige Gutachter

Weiterhin gilt: Der Versicherte hat das Recht auf die Wahl zwischen mindestens drei unabhängigen Gutachtern, falls unabhängige Gutachter beauftragt werden sollen oder falls innerhalb von vier Wochen keine Begutachtung erfolgt ist. Die Pflegekasse hat den Versicherten auf die Qualifikation und die Unabhängigkeit der Gutachter hinzuweisen. Hat sich der Antragsteller für einen benannten Gutachter entschieden, wird dem Wunsch entsprochen. Der Antragsteller hat der Pflegekasse seine Entscheidung innerhalb einer Woche ab Kenntnis der Namen der Gutachter mitzuteilen. Ist der Antragsteller dem nicht nachgekommen, kann die Pflegekasse einen Gutachter aus der übersandten Liste beauftragen. Die Gutachter sind bei der Wahrnehmung ihrer Aufgaben nur ihrem Gewissen unterworfen.

2.4 Der Anspruch auf ein Versorgungsmanagement

2.4.1 Gesetzliche Regelungen – § 11 SGB V sowie Versorgungsgesetz

Versorgungslücken und sektorale, professionelle sowie sozialversicherungsrechtliche Schnittstellen gehören zu den zentralen Problemen des deutschen Gesundheitswesens: Sektorale Schnittstellen bestehen vor allem zwischen Prävention, ambulanter und stationärer Versorgung, Rehabilitation und Pflege. Professionelle Schnittstellen bestehen zwischen ärztlichen und nicht-ärztlichen Berufsgruppen, sozialversicherungsrechtliche Schnittstellen existieren insbesondere zwischen der Gesetzlichen Krankenversicherung (GKV) und der Sozialen Pflegeversicherung (SPV).

Versorgungsbrüche entstehen vor allem dort, wo keine sektorenübergreifende, interdisziplinäre und trägerübergreifende Gesundheitsversorgung gewährleistet ist, und führen unter Umständen dazu, dass sich die gesundheitliche Situation der Patienten verschlechtert bzw. sich die Genesung verzögert und dadurch weitere Kosten entstehen. Insbesondere Menschen mit Demenz haben einen langfristigen Unterstützungsbedarf und können den Prozess ihrer Genesung nicht eigenverantwortlich steuern. Zudem erfolgt hier ein Krankenhausaufenthalt häufig nicht aufgrund der Demenz, sondern einer anderen akut auftretenden Erkrankung oder beispielsweise einem Sturz.

Nach einer Krankenhausbehandlung haben die Patienten jedoch lediglich einen Anspruch auf Krankenhausvermeidungspflege bzw. Behandlungspflege gemäß § 37 Absatz 1 oder 2 SGB V. Dieser Anspruch deckt den tatsächlichen Versorgungsbedarf nach einem stationären Krankenhausaufenthalt bzw. nach einer ambulanten ärztlichen Behandlung allerdings häufig nicht ab. Vielmehr benötigen Patienten in diesem poststationären bzw. postoperativen Stadium häufig Unterstützung

bei der Grundpflege und den hauswirtschaftlichen Verrichtungen zur Unterstützung des Genesungsprozesses, ohne dass es sich um Krankenhausvermeidungspflege im Sinne des § 37 Absatz 1 SGB V handelt. Entsprechende Leistungen der Pflegeversicherung können in diesem Stadium von den Patienten zudem nur dann erfolgreich beantragt werden, wenn die Pflegebedürftigkeit voraussichtlich länger als sechs Monate besteht (§ 14 Absatz 1 SGB XI).

Dies ist jedoch nach einem Krankenhausaufenthalt bzw. einer ambulanten medizinischen Behandlung in der Regel nicht der Fall, da der Genesungsprozess normalerweise früher abgeschlossen sein wird und somit auch nur ein kurzfristiger Unterstützungsbedarf besteht. Es entsteht somit eine auf sechs Monate begrenzte Versorgungslücke im Hinblick auf eine ausreichende und zweckmäßige Versorgung mit grundpflegerischen Maßnahmen und hauswirtschaftlicher Versorgung zur Unterstützung des Genesungsprozesses. Nur durch moderne Kooperationsformen über die gesamte medizinische und pflegerische Versorgungskette hinweg kann eine ganzheitliche und bedarfsgerechte Patientenversorgung erreicht werden. Notwendig sind deshalb abgestimmte Behandlungs- und Pflegekonzepte zwischen den Ärzten, die Patienten vor und nach stationären Behandlungen betreuen, und zwischen Klinik, Reha- und Pflegeeinrichtung unter rein medizinischen, pflegerischen und therapeutischen Aspekten. Interdisziplinäre Überleitungskonzepte sind geeignet, solch eine durchgängige Versorgung sicherzustellen.

In vielen Krankenhäusern und stationären Gesundheitseinrichtungen gibt es bereits heute schon Konzepte zum Entlassungsmanagement und zur Weiterversorgung, allerdings existieren keine allgemeingültigen Richtlinien, die die Rolle und Funktion der Pflegefachkräfte, auch in den ambulanten Pflegediensten festschreiben und den evidenten Qualitätskriterien genügen würden. Modelle des Schnittstellenmanagements versuchen, die scharfe Trennung von stationären und ambulanten Versorgungssystemen zu verringern und Kontinuität innerhalb der medizinischen und pflegerischen Versorgung zu gewährleisten.

Konzepte einer Patientenentlassung und Entlassungsplanung sind auch keine neuen Themen in der Pflege, es fehlt aber nach wie vor an einem institutionsübergreifenden einheitlichen Verständnis. Insbesondere für ambulante Pflegedienste stellt die Überleitungsorganisation und Zusammenarbeit mit den Krankenhäusern ein Problem dar, da gerade die relevanten Informationen über die Versorgungssituation der Patienten und die notwendigen Ergebnisse aus eingesetzten Assessementverfahren zur Feststellung des poststationären Versorgungsbedarfs nicht ausreichend vorliegen. Diese benötigen ambulante Pflegedienste, um für den Betroffenen eine angemessene Betreuung und Versorgung sicherzustellen.

Gesetzlicher Rahmen für ein Überleitungsmanagement im SGB V

- Ergänzungen des § 112 SGB V um Voraussetzungen, Art und Umfang des Entlassungsmanagements nach § 39 Absatz 1 Satz 4 bis 6 SGB V
- GKV-WSG 2007: Versicherte haben einen Anspruch auf ein Versorgungsmanagement (§ 11 Absatz 4 SGB V). Dieser Anspruch umfasst ein verbindliches Verfahrensrecht, das den Patienten einen Rechtsanspruch einräumt.
- GKV-VStG 2012: Das Entlassungsmanagement soll alle erforderlichen Leistungen einbeziehen, um so die Kontinuität der Versorgung zu gewährleisten, Patienten und ihre Angehörigen zu entlasten und Drehtüreffekte zu vermeiden.
- Entlassungsmanagement ist damit unmittelbarer Bestandteil der Krankenhausbehandlung nach § 39 SGB V.

Es existiert bereits ein Anspruch auf Versorgungsmanagement (Überleitungsmanagement) für Patienten: In § 11 Absatz 4 SGB V ist der Anspruch der GKV-Versicherten auf ein Versorgungsmanagement insbesondere zur Lösung von Problemen beim Übergang in die verschiedenen Versorgungsbereiche normiert. Die betroffenen Leistungserbringer sollen für eine sachgerechte Anschlussversorgung der Versicherten sorgen und sich gegenseitig die erforderlichen Informationen übermitteln, dabei sind sie von den Krankenkassen zu unterstützen. Außerdem sind die Pflegeeinrichtungen in das Versorgungsmanagement einzubeziehen und eine enge Zusammenarbeit mit Pflegeberatern nach § 7a SGB XI zu gewährleisten.

GKV-VStG § 39 Abs. 1 SGB V regelt den Anspruch auf und den Umfang der Krankenhausbehandlung für den Versicherten und wird ergänzt durch den Anspruch auf ein Entlassungsmanagement. Das Entlassungsmanagement und eine dazu erforderliche Übermittlung von Daten dürfen dabei nur mit Einwilligung und nach vorheriger Information des Versicherten erfolgen. Der Anspruch des Versicherten auf eine koordinierte Überleitung ist damit nunmehr als unmittelbarer Bestandteil des Anspruchs auf Krankenhausbehandlung ausgestaltet und damit ein »echter« Sachleistungsanspruch für Versicherte (Hartmann und Suoglu 2012: 10).

Die Sicherstellung der Leistung hat durch das behandelnde Krankenhaus zu erfolgen, diese Leistungsverpflichtung ergibt sich aus § 112 Abs. 2 SGB V, in dem zukünftig die Regelungen über Voraussetzungen, Art und Umfang des Entlassungsmanagements enthalten sein müssen (§ 112 Abs. 2 Satz 1 Nr. 7 SGB V). Damit wird das Entlassungsmanagement nach § 39 und § 112 SGB V für Krankenkassen und Krankenhäuser zur Regelversorgung.

Hintergrund für die Implementierung dieses Anspruchs auf Versorgungsmanagement sind die Kommunikations- und Koordinationsprobleme an den beschriebenen Schnittstellen zwischen den einzelnen Versorgungsbereichen. Unklar bleiben jedoch im Ergebnis sowohl der Anspruchsinhalt als auch der Anspruchsverpflichtete. Es ist jedenfalls von einer Gewährleistungsverpflichtung der Krankenkassen gegenüber den Versicherten auszugehen, wobei sich jedoch bereits aufgrund des unklaren Anspruchsinhaltes kaum ein konkreter Leistungsanspruch der Patienten ableiten lässt. Unklar ist bisher außerdem, ob bzw. inwiefern dem Anspruch gemäß § 11 Absatz 4 SGB V derzeit im Rahmen der GKV-Versorgung bzw. insbesondere in den Versorgungsverträgen mit den Leistungserbringern und in der Versorgungspraxis Rechnung getragen wird. Diesem Anspruch wird die Gesundheitsversorgung im Rahmen der GKV nur dann gerecht, wenn eine lückenlose, sektorübergreifende Versorgung der Patienten sichergestellt ist. Zur Verhinderung von Versorgungslücken nach Krankenhausaufenthalt und ambulanter medizinischer Behandlung muss der individuelle Anspruch der Versicherten auf ein Überleitungsmanagement gemäß § 11 Absatz 4 SGB V gestärkt werden.

Eine besonders wichtige Schnittstelle bildet der Übergang von der stationären Krankenhausversorgung in eine weitere ambulante medizinische, ambulante oder stationäre rehabilitative oder ambulante oder stationäre pflegerische Versorgung, an der im Einzelfall auch noch weitere Leistungserbringer des Gesundheitswesens (z. B. zur Versorgung mit Heil- und Hilfsmitteln, Arzneimitteln und Medizinprodukten) beteiligt sind, so dass einem Überleitungsmanagement zur Überwindung der Koordinations- und Kommunikationsprobleme eine besonders große Bedeutung zukommt. Unterstützungsbedarf besteht hier insbesondere in den Fällen, in denen Patienten aus der stationären Krankenhausbehandlung entlassen werden und nicht lediglich Grundpflege und hauswirtschaftliche Versorgung als ambulante Leistungen benötigen, sondern aufgrund ihres geschwächten Gesundheitszustandes noch nicht in der Lage sind, die Anschlussversorgung zu Hause selbst zu organisieren. In diesen Fällen ist ein professionelles Überleitungsmanagement unter Einbeziehung aller an der (Anschluss-)Versorgung beteiligten Leistungserbringer besonders wichtig.

2.5   Ausblick

2.5.1   Einführung eines neuen Pflegebedürftigkeitsbegriffs

Die Einführung eines neuen Pflegebedürftigkeitsbegriffs ist die größte pflegepolitische Herausforderung in nächster Zeit. Das enge Verständnis von Pflege und Pflegebedürftigkeit prägt heute in hohem Maße den Arbeitsschwerpunkt der ambulanten Pflege in Deutschland: die Kompensation von Selbstversorgungsdefiziten im Bereich regelmäßig wiederkehrender Alltagsverrichtungen. Abgesehen von Leistungen, die im Rahmen ärztlich verordneter Maßnahmen erbracht werden, haben Pflegebe-

dürftige mit anders gelagertem Bedarf Schwierigkeiten, ein passendes Leistungsangebot zu erhalten.

Das verengte Pflegeverständnis im SGB XI blockiert zudem die dringend erforderliche qualitative Weiterentwicklung der ambulanten Pflege und behindert auch die Erweiterung des Pflegehandelns etwa um anleitende, beratende, kompetenzfördernde und andere edukative Aufgaben, die samt und sonders für eine bedarfsgerechte und Qualitätskriterien genügende pflegerische Versorgung unverzichtbar sind. Pflegerischen Aufgaben in der ambulanten Versorgung demenziell erkrankter Menschen fokussieren auf körperorientierte Hilfen bei Alltagsverrichtungen und die so genannte Behandlungspflege. Hier entstehen Defizite, die sich insbesondere auch darin zeigen, dass nicht zuletzt der Bereich der Unterstützung und Begleitung pflegender Angehöriger – ein in der ambulanten Pflege demenziell Erkrankter wichtiger Aufgabenschwerpunkt – wenig wahrgenommen wird.

Gerade bei Demenzkranken obliegt die Hauptlast der Betreuung und auch der Versorgungsverantwortung den Angehörigen. Sie sind die zentralen Stützen der Versorgung und bei psychisch erkrankten alten Menschen oftmals kontinuierlich im Einsatz, während des gesamten Tages wie auch in der Nacht. Gerade hier sind ambulante Pflegedienste gefordert, diese in den Pflegearrangements zu unterstützen, zu beraten und anzuleiten.

Die Neudefinition des Pflegebegriffs im SGB XI ist eine aus pflegewissenschaftlicher und politischer Sicht nicht erst in jüngster Zeit erhobene Forderung. So zielen Bestrebungen der Politik, den Begriff der Pflegebedürftigkeit neu zu fassen, um den besonderen Bedarfen von Personen mit eingeschränkter Alltagskompetenz Rechnung zu tragen, in diese Richtung. Im Pflegealltag müssen verwertbare Leistungen allen Pflegebedürftigen zuteilwerden.

» Pflegebedürftig […] sind Personen, die wegen einer körperlichen, geistigen oder seelischen Krankheit oder Behinderung für die gewöhnlichen und regelmäßig wiederkehrenden Verrichtungen im Ablauf des täglichen Lebens auf Dauer, voraussichtlich für mindestens sechs Monate, in erheblichem oder höherem Maße (§ 15) der Hilfe bedürfen. **«**

So lautet die seit Einführung der sozialen Pflegeversicherung 1995 unverändert gültige Definition von Pflegebedürftigkeit nach SGB XI.

Auf dieser Grundlage gelten derzeit 2,38 Millionen Menschen als pflegebedürftig und können Leistungen der sozialen Pflegeversicherung in Anspruch nehmen. Dieser Pflegebedürftigkeitsbegriff wird allerdings bereits seit seiner Einführung als unzureichend kritisiert. Das Hauptproblem: Er ist auf eine verrichtungsbezogene Betrachtung von somatischen Defiziten fokussiert. Damit kann er zwar körperliche und organische Funktionseinschränkungen darstellen, aber die besonderen Hilfs- und Betreuungsbedarfe, die durch psychische und kognitive Einschränkungen entstehen, werden weitgehend nicht erfasst. Dies führt dazu, dass Personen mit einer eingeschränkten Alltagskompetenz – unter anderem demenziell Erkrankte – trotz eines bestehenden Bedarfs an Betreuung und Beaufsichtigung nicht als pflegebedürftig im Sinne der sozialen Pflegeversicherung gelten. Die Leistungen der Pflegeversicherung bleiben den Betroffenen oftmals verwehrt. Dabei leiden derzeit über eine 1,4 Million Menschen in Deutschland an Demenz (Stand 2014 ▶ http://www.bmg.bund.de/pflege/demenz.html). Tendenz: weiter steigend. Nach Angaben der Deutschen Alzheimer-Gesellschaft wird sich die Anzahl bereits bis 2040 verdoppelt haben.

Um den Bedarfen pflegebedürftiger Menschen besser gerecht werden zu können, wurde 2007 ein Modellprojekt zur Entwicklung eines zukünftigen Pflegebedürftigkeitsbegriffs mit einem dazugehörigen Begutachtungsinstrument initiiert und ein Beirat zur Überprüfung des Pflegebedürftigkeitsbegriffes berufen. 2009 legte der Beirat seine Vorschläge für einen neuen Pflegebedürftigkeitsbegriff und ein neues Begutachtungsassessment (NBA) vor, die sowohl in der Pflege-Fachwelt als auch in der Politik große Zustimmung fanden. Auch die Ersatzkassen fordern seit Langem eine neue Definition von Pflegebedürftigkeit, die den besonderen Bedarfen von Personen mit eingeschränkter Alltagskompetenz Rechnung trägt.

Dieser neue Pflegebedürftigkeitsbegriff sorgt für eine Gleichbehandlung der Pflegebedürftigen, unabhängig von der Ursache ihres Pflege- oder Unterstützungsbedarfs. Er ist nicht auf körperlich beziehungsweise organisch bedingte Defizite bei den Verrichtungen des täglichen Lebens begrenzt, sondern berücksichtigt gleichermaßen alle – also körperliche, kognitive und psychische – Einschränkungen und Störungen. Zudem wird bei der Bewertung des Unterstützungsbedarfs nicht mehr nur der zeitliche Umfang der benötigten Hilfen, deren Häufigkeit oder Rhythmus (sogenannte Minutenpflege), sondern allein der Grad der Selbstständigkeit (beziehungsweise Verlust von Selbstständigkeit) bei der Durchführung von Aktivitäten berücksichtigt. Um dies zu erreichen, wurde die Feststellung und Bemessung von Pflegebedürftigkeit unter anderem in den folgenden wesentlichen Eckpunkten neu konzipiert:

- Die Bewertung und Einteilung des Grades der Pflegebedürftigkeit erfolgt nicht mehr mittels der drei Pflegestufen, sondern in Form von fünf Bedarfsgraden.
- An die Stelle der gesetzlich definierten Verrichtungen des täglichen Lebens tritt eine umfassende Aufstellung von »Aktivitäten und Fähigkeiten«, bei denen der Grad der Selbstständigkeit erfasst wird. Diese werden auf sechs Module aufgeteilt (Mobilität, kognitive Fähigkeiten, Verhaltensweisen und psychische Problemlagen, Selbstversorgung, Umgang mit krankheits- und therapiebedingten Anforderungen, Gestaltung des Alltagslebens und sozialer Kontakte).
- Die in den einzelnen Aktivitäten und Fähigkeiten bestehenden Einschränkungen der Selbstständigkeit werden mittels eines Punktesystems für die einzelnen Module bewertet und zu einem gewichteten Gesamtergebnis zusammengeführt.

Der neue Pflegebedürftigkeitsbegriff und das NBA erwiesen sich im Rahmen des Modellprojektes in der Praxis als verlässlich und treffsicher. Und doch: Seit dem Vorliegen der Empfehlungen des Beirats vor zwei Jahren wurde kein konkreter Schritt zur Einführung des neuen Pflegebedürftigkeitsbegriffes unternommen.

Weitere Ziele der Politik im Bereich der Pflege sind angekündigt. Inwieweit und in welchem Zeitraum diese umgesetzt werden bleibt offen. Einige ausgewählte Punkte sind zu nennen.

- **Leistungsdynamisierung**

Die Dynamisierung der Leistungen steht im Fokus. Dabei wird an eine Leistungserhöhung von 3 % gedacht. Neu ist das Ganze nicht, denn bereits mit der Pflegereform 2008 wurde der § 30 SGB XI eingeführt, der erstmals eine Leistungsdynamisierung vorsah. Dort ist festgelegt, dass die Bundesregierung alle 3 Jahre und zwar erstmals im Jahr 2014 prüft, ob eine Leistungsanpassung notwendig ist. Maßstab ist dabei – vereinfacht ausgedrückt – die Preisentwicklung der Jahre 2011 bis 2013. Zusätzlich sollen zur Verbesserung der individuellen Pflegesituation Leistungsflexibilisierungen und eine bessere Personalausstattung beitragen. Darüber hinaus soll die Betreuung in der ambulanten und stationären Pflege gestärkt werden. So soll es in der stationären Pflege künftig für 20 Heimbewohner eine zusätzliche Betreuungskraft geben. Für Betreuungsleistungen in der ambulanten Pflege für Menschen, die an Demenz erkrankt sind, sollen weitere 500 Millionen € zur Verfügung gestellt werden. Um dies alles zu finanzieren, soll der Beitragssatz zur Pflegeversicherung zum 01.01.2015 um 0,2 Prozentpunkte erhöht werden. Das entspricht umgerechnet einem Leistungsvolumen von etwa 2,4 Milliarden €.

- **Pflegevorsorgefonds**

Um künftige Beitragssteigerungen abzumildern, wenn die geburtenstarken Jahrgänge ins Pflegealter kommen, soll ein Pflegevorsorgefonds eingeführt werden. Zu dessen Aufbau soll eine weitere Beitragserhöhung um 0,1 Prozentpunkte genutzt werden. Um die Umsetzung des neuen Pflegebedürftigkeitsbegriffs einzuleiten, soll es dann nochmals eine zusätzliche Beitragssatzerhöhung um 0,2 Prozentpunkte geben.

- **Reform der Pflegeausbildung**

Die Pflegeausbildung soll in Form eines Pflegeberufegesetzes reformiert werden. Nach einer Grundausbildung sollen sich Auszubildende in Alten-, Kranken- oder Kinderkrankenpflege spezialisieren. Die Ausbildung soll für den Pflegenachwuchs kostenfrei sein. Finanzieren sollen dies Länder und Arbeitgeber, wobei sich alle Einrichtungsträger beteiligen sollen.

Die Qualität der Einrichtungen soll für Patienten besser vergleichbar sein, der sogenannte »Pflege-TÜV« soll helfen. Pflegebedürftige und Pflegeberufe sollen beim Medizinischen Dienst der Krankenkassen (MDK) stärker mitreden können. Vertreter beider Gruppen sollen ein Stimmrecht in Entscheidungsgremien des MDK erhalten.

Literatur

Bundesministerium für Gesundheit (Hrsg.) 2012a: Zahlen und Fakten zur Pflegeversicherung, ► http://bmg.bund.de/pflege/zahlen-und-fakten-zur-pflegeversicherung.html (16.3.2014). (letzte Einsicht 16.08.13)

Bundesministerium für Gesundheit (Hrsg. 2012b) Startschuss für den Expertenbeirat zur Ausgestaltung eines neuen Pflegebedürftigkeitsbegriffs, Pressemitteilung, ► http://www.bmg.bund.de/fileadmin/dateien/Pressemitteilungen/2012/2012_01/120301_PM_Expertenbeirat_Ausgestaltung_Pflegebeduerftigkeitsbegriff.pdf

Bundesministerium für Gesundheit (Hrsg., 2013): Zahlen und Fakten zur Pflegeversicherung. ► http://www.bmg.bund.de/fileadmin/dateien/Downloads/Statistiken/Pflegeversicherung/Zahlen_und_Fakten/Zahlen_und_Fakten_05_2013.pdf

Hannappel, U. von Reibnitz, C. (2012): Versorgungsbrüche vermeiden. Häusliche Krankenpflege, 12: 54–58

Hartmann, P.; Suoglu, B. (2012): Folgen des Medizinproduktegesetzes für die Hilfsmittel-und Medizintechnikbranche. MTD Sani-Info 2: 6–13.

MDK (Medizinischer Dienst der Krankenkassen (2014): Richtlinien des GKV-Spitzenverbandes zur Begutachtung von Pflegebedürftigkeit nach dem XI. Buch des Sozialgesetzbuches. (► http://www.mdk.de/media/pdf/BRi_Pflege_090608.pdf) (letzte Einsichtnahme 16.04.2014

Rothgang, H., Müller, R., Unger, R., Weiß, C., Wolter, A. (2012): BARMER GEK Pflegereport 2012. Siegburg, Eigenverlag

Rothgang,H.; Jacobs, K. (2014) Pflegereform 2014: Was ist zu tun? GGW 13, Heft 3 (7): 7–14

Schäfer-Walkmann, S./Deterding, D. (2009). Demenzversorgung integriert gestalten – Impulse aus einem, Leuchtturmprojekt Demenz'. In: Forum 4; S. 25–28

Simon, M. (2008): Das Gesundheitssystem in Deutschland. Eine Einführung in Struktur und Funktionsweise. 2., vollständig überarbeitete Auflage, Bern

Sozialverband VdK Deutschland e.V. 2014 ► http://www.vdk.de/permalink/24571 (letzte Einsicht 15.03.2014)

von Reibnitz C.: (2013): Mehr Spielraum. Häusliche Pflege 03: 34–36

Rechtsquellen

► http://www.bundesgesundheitsministerium.de/pflege/das-pflege-neuausrichtungs-gesetz.html

PNG: Entwurf eines Gesetzes zur Neuausrichtung der Pflegeversicherung (Pflege-Neuausrichtungs-Gesetz). Drucksache 17/ 9369.

Quelle: Bundesministerium für Gesundheit, Pressemitteilung Nr. 49 vom 29.06.2012

Richtlinien des GKV-Spitzenverbandes zur Begutachtung von Pflegebedürftigkeit nach dem XI. Sozialgesetzbuches. Herausgeber MDS Medizinischer Dienst des Spitzenverbandes Bund der Krankenkassen e.V.

SGB V: Fünftes Buch Sozialgesetzbuch – Gesetzliche Krankenversicherung – (Artikel 1 des Gesetzes vom 20. Dezember 1988, BGBl. I S. 2477), das zuletzt durch Artikel 8 des Gesetzes vom 12. April 2012 (BGBl. I S. 579) geändert worden ist

SGB XI: Elftes Buch Sozialgesetzbuch – Soziale Pflegeversicherung – (Artikel 1 des Gesetzes vom 26. Mai 1994, BGBl. I S. 1014), das zuletzt durch Artikel 13 Absatz 27 des Gesetzes vom 12. April 2012 (BGBl. I S. 579) geändert worden ist

SGB XII: Zwölftes Buch Sozialgesetzbuch – Sozialhilfe – (Artikel 1 des Gesetzes vom 27. Dezember 2003, BGBl. I S. 3022), das zuletzt durch Artikel 13 Absatz 28 des Gesetzes vom 12. April 2012 (BGBl. I S. 579) geändert worden ist

Statistisches Bundesamt, Wiesbaden, ▶ www.destatis.de/kontakt, (zuletzt gelesen 31.01.14)

Ambulante Versorgungskonzepte und Unterstützungsangebote

Christine von Reibnitz

Etwa 50% der Menschen (ca. 712.000) mit Demenz in Deutschland leben in Altenpflegeeinrichtungen (BMFSFJ 2013). Des Weiteren werden sie zeitweise in Tagespflegeeinrichtungen, Krankenhäusern und durch ambulante Pflegedienste in der eigenen Häuslichkeit versorgt. Insbesondere der Umgang mit herausfordernden Verhaltensweisen Demenzerkrankter stellt die professionell Pflegenden vor große Aufgaben. Einigkeit scheint in der Fachwelt darüber zu bestehen, dass das Verhalten von Menschen mit und ohne Demenz immer von biopsychosozialen Faktoren geprägt wird (Kitwood 2000, BMG 2007). Insofern spielen bei der Betreuung und Versorgung Demenzerkrankter das räumliche Milieu und die Pflegenden selbst in ihrer Wirkung auf die Erkrankten eine entscheidende Rolle. In der pflegerischen Betreuung von demenziell Erkrankten geht man davon aus, dass neben der Neuropathologie die Persönlichkeit/Biografie und das Umfeld eine große Rolle spielen. Die Qualität der Pflege trägt wesentlich zum Verlauf der Erkrankung bei (Kitwood 2000; Alzheimer Europa 1999). Dabei hat insbesondere eine Pflege, die sich an den emotionalen Bedürfnissen der Demenzkranken orientiert, einen nachweislich positiven Effekt auf deren Lebenssituation (Alzheimer Europa 1999). Etabliert hat sich eine Werteorientierung der »personenzentrierten Pflege« oder »positiven Personenarbeit«, d. h., es wird versucht, die Bedürfnisse des Patienten zu ermitteln (Kitwood 2000). In diesem Zusammenhang wurde z. B. ein Beobachtungsverfahren speziell für Menschen mit einer Demenz entwickelt (Dementia Care Mapping, DCM), welches es möglich macht, die Perspektive und das Wohlbefinden dieser Patienten auch im Verlauf einzuschätzen (Kitwood 2000) (▶ Abschn. 4.1.2)

In der Angehörigenpflege geht es im Wesentlichen um die Stützung der häuslichen Arrangements. Die Nutzung von Tages- und Kurzzeitpflegeeinrichtungen sowie Entlastungsprogrammen kann dabei hilfreich sein. Entscheidend für den jeweiligen Ansatz ist das Wohlbefinden der Betroffenen. Es geht also nicht um eine isolierte Beseitigung von Störungen/Symptomen, sondern um die Erhaltung von Lebensqualität. Moderne Pflegeansätze gehen auch von einer Kombination der Vorgehensweisen in den Einrichtungen aus. Hierbei werden hohe Anforderungen an die beruflich Pflegenden in diesen Bereichen gestellt. Sie müssen grundsätzlich Vertrautheit aufbauen können, diagnostische Fähigkeiten haben, die verschiedenen Ansätze integrieren und situativ anwenden können (Pflegeexperte, Praxisreflexion). Die Qualifikation der Pflegenden spielt eine entscheidende Rolle in der Diskussion zur institutionalisierten Pflege von Menschen mit Demenz. Pflege, die sich an den emotionalen Bedürfnissen der Demenzkranken orientiert, sowie eine bedarfsgerechte Umgestaltung des Umfeldes haben einen positiven Effekt.

Nachfolgend werden verschiedene Unterstützungsangebote für die Versorgung demenziell erkrankter Menschen vorgestellt, die im ambulanten Setting zu finden sind.

3.1   Unterstützungsangebote

3.1.1   Haushaltsnahe Dienstleistungen

Im Wesentlichen sind vier Bereiche von haushalts- und personenbezogenen, pflegerischen Dienstleistungen für Altershaushalte mit demenziell erkrankten Menschen relevant.

> **Haushaltsnahe Dienstleistungen für demenziell erkrankte Menschen**
> 1. Teilhabe, die vor allem die Einbeziehung Älterer in den sozialen Raum beinhaltet und dem Gedanken der Inklusion folgt
> 2. Haushaltsnahe Dienstleistungen im engeren Sinne, beispielsweise Haushaltsführung, Zubereitung von Speisen und andere Dienste, die das Leben älterer Menschen in der Häuslichkeit unterstützen
> 3. Sicherheit und Grundpflege, z. B. Beaufsichtigung, Ankleiden oder Waschen
> 4. Fachpflegerische Unterstützung, etwa Verabreichung von Medikamenten oder Messung von Vitalwerten

Die Nachfragesituation der Haushalte ist breit gefächert und reicht von einfachen Unterstützungsleistungen wie hauswirtschaftlicher Unterstützung, Abhol- und Bringdiensten, Hilfe beim Ausfüllen von Formularen bis zu Reparaturarbeiten oder Tierbetreuung, einfachen Informationsbedarfen oder zur Nachfrage komplexer Pflegearrangements und hoch spezialisierter Angebote. Ausgehend von dem Wunsch, Selbstbestimmung und Selbstständigkeit in der eigenen Häuslichkeit zu erhalten, werden mit zunehmendem Alter und Einschränkung der individuellen Möglichkeiten zunächst meist hauswirtschaftliche und handwerkliche Dienstleistungen, Unterstützung bei der Mobilität und bei der Versorgung mit lebensnotwendigen Gütern, Hilfestellungen und Begleitung bei der Teilnahme an kulturellen, sportlichen oder unterhaltungsorientierten Veranstaltungen sowie der Teilhabe an gesellschaftlichen Ereignissen u. a. m. nachgefragt. Bei fortschreitendem Verlust der kognitiven und/oder körperlichen Fähigkeiten und Kompetenzen kommen in der Folge gesundheitsbezogene und pflegerische Dienstleistungen zur Kompensation der verloren gegangenen Teilselbstständigkeit hinzu.

Diese Entwicklungen sind hinsichtlich der Nachfrage nach einzelnen Dienstleistungen, ihrer Dynamik und Intensität individuell sehr unterschiedlich. So kann es sich um einen langsamen und recht kontinuierlich voranschreitenden Verlust einzelner Fähigkeiten und Kompetenzen handeln, durch den nach und nach die bestehenden Netzwerke ausgebaut werden müssen oder neue Netzwerke initiiert werden und neue Dienstleistungen benötigt und nachgefragt werden. Es liegen keine einheitlichen und definitorisch abgrenzbaren Beschreibungen zu haushalts- und personennahen Dienstleistungen vor.

Die Frage, ob eine Leistung bereits pflegerischer Natur ist oder ob es sich noch um eine zum Haushalt gehörende Tätigkeit handelt (z. B. die Frage nach der Zuordnung bei der Assistenz beim Toilettengang), wurde zu unterschiedlichen Zeitpunkten unterschiedlich bewertet. Aus der Perspektive der Menschen mit Hilfebedarf ergeben sich eher komplexe Bedarfslagen, die nicht in einzelne Maßnahmen zu zergliedern sind (»morgendliches Fertigmachen«). Dies schließt beispielsweise sämtliche körperbezogenen Maßnahmen ein (Waschen, Kämmen, Zähneputzen), aber auch haushaltsnahe Leistungen (Bett aufschütteln, Frühstück bereiten) sowie medizinische Tätigkeiten (Einnahme und Kontrolle der Frühmedikation). Diese Bündelungen sind in den unterschiedlichen Sozialgesetzgebungen nicht als Einheit zu erkennen. Die einzelnen Leistungen werden aufgrund der Kompetenzen und notwendigen Wissensbestände unterschiedlichen Berufsgruppen zugewiesen (z. B. Überwachung der Einnahme der Frühmedikation durch Pflegefachkräfte, sofern es sich um eine erwerbsmäßige Handlung handelt). Ferner sind sie danach geregelt, wer die Hoheit der Verschreibung bzw. der Feststellung hat (Hausärzte oder Medizinischer Dienst) und ob sie leistungsrechtlich in den Bereich der Kranken- oder aber der Pflegekasse fallen.

Vier Bereiche der haushalts- und personennahen Dienstleistungen lassen sich differenzieren (◘ Abb. 3.1). Es existieren Bereiche der Teilhabe, die vor allem die lebensweltliche und realitätsnahe Gestaltung im sozialen Raum beinhaltet. Mit dem Begriff der »Inklusion« soll verdeutlicht werden, dass ausdrücklich ein Einbezug älterer und pflegebedürftiger Menschen in die Lebenswelt gewünscht ist und keine Ausgrenzung aufgrund von Hilfebedarf entstehen soll. Auch für eine nähere Erfassung der Teilhabe liegen keine differenzierten Definitionen vor. Normierungen lassen sich ebenso nicht vornehmen, da die Gestaltung individuell unterschiedlich ausfällt. Daher wird auch aus der Perspektive der Personen mit einem Hilfebedarf ein subjektiv stark unterschiedlicher Bedarf in diesem Bereich existieren (z. B. hinsichtlich der Kontakthäufigkeit mit anderen).

- **Was zählt zu den haushaltsnahen Dienstleistungen?**
1. Zu den haushaltsnahen Dienstleistungen im engeren Sinne können die konkreten Maßnahmen der Haushaltsführung und Unterstützung gezählt werden. Dies umfasst Besorgungen für den Haushalt, Leistungen der konkreten Haushaltsführung (Reinigungsleistungen, Wäscheversorgung) und die Vor- und Zubereitung von Speisen sowie Leistungen, die zur Aufrechterhaltung der Funktionen des Wohnraums zu zählen sind (z. B. leichte Reparaturarbeiten, Glühbirnenwechsel) und auch Gartenarbeiten (Außenbereich des Wohnraums).
2. Ein weiterer Bereich umfasst »Sicherheit und Grundpflege«. Hier sind Aspekte der engeren

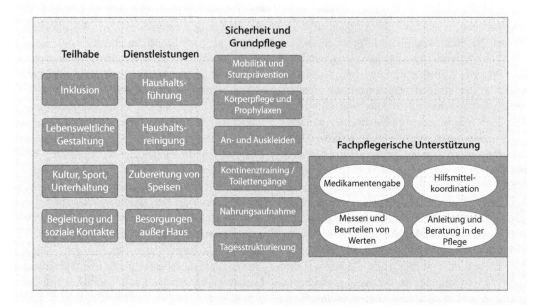

◘ Abb. 3.1   Dienstleistungen in der ambulanten Versorgung

Betreuung, Begleitung und Beaufsichtigung zuzuordnen. Gleichermaßen aber umfasst dies auch konkrete körperbezogene Versorgungsleistungen (z. B. Waschen, Ankleiden) sowie Maßnahmen, die häufig von Pflegediensten erbracht werden (z. B. Prophylaxen zur Vermeidung von Erkrankungen, Trainings zur Mobilitätssteigerung, Leistungen, die in andere Bereiche der Aktivitäten des täglichen Lebens fallen, wie Kontinenztraining/Inkontinenzversorgung).

3. Ein herausgehobener Aspekt für Menschen mit Demenz ist die Tagesstrukturierung als Leistung. Sie wird benötigt, damit durch wiederkehrende Rhythmen und Rituale ein Orientierung und Sicherheit gebendes Muster im Alltag erhalten bleibt.

4. Ein vierter Bereich ist die fachpflegerische Unterstützung. Hier sind Leistungen beschrieben, die ein umfangreiches und spezifisches Grundwissen erfordern, wie etwa das Verabreichen von Medikamenten (einschließlich der Kontrolle der Wirkungsweisen und Nebenwirkungen). Fallen medizinisch notwendige Messungen an (Vitalwerte oder auch Blutzuckerwerte), so müssen diese fachgerecht erhoben

und auch interpretiert werden. Weitere fachpflegerische Unterstützungsleistungen sind die Koordination von notwendigen Hilfsmitteln (Pflegehilfsmittel und auch technische Hilfen), sowie die Beratung, Schulung und Anleitung hinsichtlich der Pflege.

In der Gesamtheit können diese unterschiedlichen Bereiche als Leistungsbereiche beschrieben werden, in denen unterschiedliche Bedarfe entstehen können und die in unterschiedlicher Ausprägung beantwortet werden müssen, wenn eine stabile Versorgung zuhause ermöglicht werden soll. Auf die einzelnen Leistungen wird in ▶ Abschn. 3.2 detaillierter eingegangen.

◘ Abb. 3.2 zeigt die Inanspruchnahme von Dienstleistungen in der ambulanten Versorgung.

3.2   Technische Unterstützungsmöglichkeiten

3.2.1   Hausnotruf

Für die Zukunft wird eine weitere Zunahme der Ein- und Zweipersonenhaushalte vor allem im Alter erwartet. Der Hausnotruf ist in Deutschland nahe-

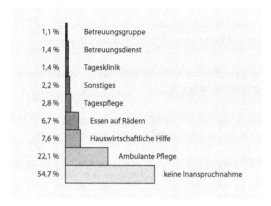

1,1 %	Betreuungsgruppe
1,4 %	Betreuungsdienst
1,4 %	Tagesklinik
2,2 %	Sonstiges
2,8 %	Tagespflege
6,7 %	Essen auf Rädern
7,6 %	Hauswirtschaftliche Hilfe
22,1 %	Ambulante Pflege
54,7 %	keine Inanspruchnahme

◘ **Abb. 3.2** Inanspruchnahme von Dienstleistungen (adaptiert nach IDA 2012)

zu flächendeckend verfügbar. Anbieter des Hausnotrufs sind vor allem Wohlfahrtsverbände, Hilfsorganisationen und privat-gewerbliche Institutionen. Ziel des Hausnotrufsystems ist die Einrichtung von Strukturen, die der ambulanten Versorgung und Betreuung Kranker, Alter, Alleinlebender und von Menschen mit Behinderung dienen. Neben dem Notruf sind auch die Übermittlung biomedizinischer Daten und die Unterstützung sozialer Kommunikation möglich. Aktuell gibt es nach Angaben der Initiative Hausnotruf ca. 400.000 Hausnotrufnutzer (Initiative Hausnotrufe 2013).

■ **Finanzierung des Hausnotrufs**

Nutzer mit Pflegestufe können eine Kostenübernahme für einen Teil der für das Hausnotrufsystem anfallenden Kosten bei den Pflegekassen beantragen. Die Pflegekassen übernehmen dabei die »Sachleistung Hausnotrufsystem«, die alle notwendigen Komponenten enthält, die einen Pflegebedürftigen dazu in die Lage versetzen, einen Notruf abzugeben. Diese landläufig aber fälschlicherweise als »Basispaket« bezeichnete Sachmittelleistung wird mit dem Anbieter direkt abgerechnet (Sachleistungsprinzip). Die Pflegekassen vergüten den Anbietern dabei eine einmalige Anschlussgebühr in Höhe von 10,49 € und eine monatliche Nutzungsgebühr von 18,36 €. Die Sachleistung umfasst:

- Leihweise Bereitstellung eines Hausnotrufsystems mit Selbsttestfunktion, Raumüberwachungsfunktion, Stromausfallsicherung und wasserdichtem Funksender
- Einweisung des Pflegebedürftigen und aller beteiligten Personen in die Bedienung der Geräte
- Überprüfung der Betriebsbereitschaft des Gerätes und des Funksenders
- Einwandfreie Beschaffenheit und Funktionsfähigkeit des Hausnotrufsystems
- Unverzügliche Beseitigung von Mängeln
- Programmierung des Gerätes
- Anschluss an das Telefonnetz
- Abstimmung eines Maßnahmenplans (Notfallplan)
- Entgegennahme der Notrufe und Einleitung der erforderlichen Maßnahmen

Die Praxis zeigt, dass die Hälfte aller Nutzer des Hausnotrufs keine Pflegestufe besitzt und diesen demzufolge in den allermeisten Fällen privat finanziert. Etwa 17% der Pflegebedürftigen mit Pflegestufe finanzieren den Hausnotruf ebenfalls vollständig selbst. Somit ergeben sich ca. 69% der Nutzer, die den Hausnotruf privat finanzieren. Ein sehr geringer Teil der Nutzer (ca. 4%) ist in einer solch sozial schwierigen Lage, dass hier kommunale Unterstützungsleistungen greifen. Etwa 24% der Nutzer sind Pflegebedürftige mit einer Pflegestufe, die von ihrer zuständigen Pflegekasse die Sachleistung

■ **Hausnotrufsystem erhalten**

Die weiteren anfallenden Kosten müssen von allen Hausnotrufnutzern selbst getragen werden. Unter anderem beinhaltet das Basispaket nicht, dass der Hausnotrufanbieter einen Schlüssel des Nutzers erhält und bei Bedarf selbst vor Ort nach dem Rechten sieht. Vielmehr sind nur die Daten einer Kontaktperson hinterlegt, die bei einem eingehenden Notruf informiert wird, z. B. ein Nachbar oder nahe Angehörige.

Trotz der einfachen Bedienung überfordert die Handhabung eines Hausnotrufgerätes viele Menschen mit fortschreitender Demenz. So wird etwa das tägliche Drücken der Kontrolltaste vergessen oder der Funkempfänger nicht am Körper getragen und verlegt. Zudem sorgt die eingeschränkte Reichweite des Senders nur für Sicherheit in der eigenen Wohnung, nicht aber beim Verlassen des Hauses (◘ Tab. 3.1, ◘ Tab. 3.2).

◻ Tab. 3.1   Kriterien für den Hausnotruf

Geeignet für	– Menschen mit beginnender Demenz, welche die Bedienung des Gerätes noch erlernen können
Hemmende Faktoren	– Durch fortschreitende Demenz wird die tägliche Kontrollmeldung vergessen oder der Funksender wird nicht am Körper getragen bzw. verlegt – Kein Schutz beim Verlassen der Wohnung
Förderliche Faktoren	– Schnelle Hilfe auf Knopfdruck innerhalb der eigenen vier Wände, z. B. nach einem Sturz – Bei fehlender Kontrollmeldung hakt Hausnotrufanbieter nach, ob mit dem Nutzer alles in Ordnung ist – Teilweise Kostenübernahme durch Pflegekasse – Koppelung mit dem Telefonanschluss ermöglicht sofortigen Sprachkontakt mit dem Nutzer
Grenzen	– Fortschreitende Demenz lässt Nutzer die Bedienung sowie das Vorhandensein des Hausnotrufs vergessen – Keinerlei Sicherheit beim Verlassen der Wohnung – Es muss genau überlegt werden, wer bei Auslösen eines Notrufs informiert werden soll und zeitnah reagieren kann (Anbieter des Hausnotrufs, Angehörige, Nachbarn)
Finanzierung	– Monatliche Kosten von 18,36 € (Basispaket) bis 50 € (Anbieter fährt nach Auslösen des Notrufs selbst zum Nutzer) – Kosten des Basispakets werden bei Vorliegen einer Pflegestufe sowie Alleinleben in der Regel von Pflegekasse übernommen, weitere Kosten müssen selbst getragen werden

◻ Tab. 3.2   Vor- und Nachteile des Hausnotrufs

Vorteile des Hausnotrufs	Nachteile des Hausnotrufs
Nutzer erhalten auf Knopfdruck schnell und unkompliziert Hilfe im Ernstfall	Sicherheit nur innerhalb der eigenen Wohnung
Kosten für das Basispaket werden bei vorliegender Pflegebedürftigkeit von Pflegekasse übernommen	Fortschreiten der Demenz lässt die Menschen vergessen, dass ein Hausnotruf vorhanden ist und wie man ihn bedient
Notrufkette kann geplant werden: wer soll wann informiert werden und unterstützen (Nachbarn, Angehörige, Hausnotrufanbieter)?	Beim Basispaket müssen Angehörige oder Nachbarn immer erreichbar sein und schnell beim Betroffenen eintreffen können
Bei fehlender Kontrollmeldung überprüft Hausnotrufanbieter, ob es dem Nutzer gut geht	
Einfache Bedienung	

3.2.2 Ambient Assisted Living

Immer mehr werden in Anbetracht der Entwicklung des Personalbedarfs in der Pflege und vor dem Hintergrund, dass nicht rund um die Uhr immer »jemand da sein kann«, technische Hilfsmittel im Sinne von Ambient Assisted living entwickelt. Diese sollen z. B. dazu dienen, dass Pflegebedürftige schneller und einfacher selbst einen Hilferuf aussenden können oder dass automatisch – z. B. bei einem Sturz – ein Alarm ausgelöst wird (Norgall 2009: 19). Der Hausnotruf (► Abschn. 3.2.1) ist dabei zurzeit das am weitesten verbreitete Hilfsmittel.

Ambient Assisted Living (AAL) bedeutet Leben in einer durch »intelligente« Technik unterstützten, assistierenden Umgebung, die sensibel und anpassungsfähig auf die Anwesenheit von Menschen und Objekten reagiert und dabei dem Menschen vielfältige Dienste leistet. Ziel ist es, die persönliche Freiheit und Autonomie über die

Unterstützung der Selbstständigkeit zu vergrößern und zu verlängern. Der Mensch in allen Lebenssituationen von Arbeit und Freizeit, insbesondere der allein lebende ältere und/oder Mensch mit Behinderung ist Adressat. Technologische Basis von Ambient Assisted Living ist ein »intelligentes Ambient Support Network – ASN« (Umgebungsunterstützungsnetzwerk) von Hintergrundsystemen, welche über verschiedene Sensoren Informationen sammeln, diese verarbeiten und funktionell auf die Umgebung einwirken. Es stellt somit eine Form von Umgebungshilfe, vergleichbar einer Gehhilfe (ggf. für das Bewusstsein), dar.

- **Hilfen, die den Alltag im Alter erleichtern**

Ambient Assisted Living bezeichnet verschiedene Technologien und Dienstleistungen, die hauptsächlich das alleinige Wohnen im Alter und bei Krankheit ermöglichen und erleichtern sollen. Dabei wird vor allem auf eine Steigerung der Lebensqualität und der Sicherheit Wert gelegt. Durch den demografischen Wandel und die allgemein steigenden Ansprüche an die Lebensqualität, wächst diese Branche stark, und damit auch die Anzahl der angebotenen Technologien.

Die Technologien, die für die Erleichterung des Alltags von Senioren und Personen mit Vorerkrankungen eingesetzt werden können, sind vielseitig. Bereits die ästhetisch ansprechende Gestaltung von Bedienelementen und Pflegehilfsmitteln gilt als Ambient Assisted Living. Schon simple Verbindungen bereits vorhandener Systeme mit dem Hausnotruf können die Sicherheit drastisch erhöhen.

- **Notruf gekoppelt mit Rauch- Wasser- oder Gasmelder**

So bietet die Koppelung des Hausnotrufs an Rauchmelder eine höhere Sicherheit, welche in Kombination mit einer Herdplattenüberwachung gerade bei Demenzkranken sinnvoll ist. Auch die Verbindung des Hausnotrufs mit Druck- und Temperatursensoren kann sinnvoll sein, falls die ältere Person das Schließen des Fensters längere Zeit vergisst. Zudem kann der Hausnotruf auch an Wassermelder, Gasmelder oder Einbruchsensoren gekoppelt werden. Registrieren die Sensoren oder Melder dann eine Unregelmäßigkeit, ertönt nicht nur ein Signal, sondern diese senden einen zusätzlichen Alarm an die

Zentrale des Hausnotrufanbieters. Dieser nimmt dann mit dem Senioren Kontakt auf und bringt in Erfahrung, was für eine Notlage eingetreten ist und kann entsprechend Hilfe entsenden.

- **Fallsensoren bei Sturzgefahr**

Aber auch ausgefallenere, intelligente Systeme können beim Ambient Assisted Living mit dem Hausnotruf kombiniert werden. Spezielle Fallsensoren können in der Wohnung des Seniors installiert werden und registrieren Stürze. Auch in diesem Fall würde dann ein entsprechender Alarm an den Hausnotrufanbieter gesendet werden. Eine solche Technologie findet gerade bei Personen mit Krankheitsbildern, die plötzlich auftretende Symptome aufweisen, eine sinnvolle Anwendung. Beispielsweise für Senioren mit Herz-Kreislauf-Erkrankungen, für Epileptiker oder für Personen, die bereits einen Schlaganfall erlitten haben, ist diese Option empfehlenswert.

- **Kontaktmatten**

Epileptiker können außerdem Matten nutzen, die Anfälle auch während des Schlafens registrieren und in diesem Fall sofort einen Alarm beim Hausnotrufanbieter anzeigen. Auch für das Krankheitsbild Demenz gibt es Ambient Assisted Living – Technologien, die die Sicherheit der betroffenen Person steigern. Kontaktmatten vor der Haustür können ein ungewöhnliches Verlassen der Wohnung melden und eine Ortung über das Notrufarmband kann das Auffinden einer entlaufenen, demenziell erkrankten Person stark erleichtern und so die Selbstgefährdung reduzieren.

Die jeweilige Umgebung selbst soll also mit technischer Funktionalität ausgestattet und verwoben sein (Weber et al. 2009; Weber 2012) und dem Benutzer seine Umgebung informatorisch erschließen (Wiegerling 2012). Seit geraumer Zeit wird die Entwicklung von informations- und kommunikationstechnologisch unterstützten Systemen in der Medizin und Pflege vorangetrieben. Sie spielen in immer mehr Anwendungsbereichen eine wichtige Rolle, insbesondere dort, wo für die Versorgung kein entsprechend ausgebildetes Personal vor Ort verfügbar ist. Ein Versuch, dem drohenden Personalmangel in der Pflege entgegen zu wirken, aber auch ein selbstbestimmtes Leben möglichst lange zu ermöglichen (Flesche et al. 2004). Die Anwendungen rangieren von der Beratung von Patienten, die keinen oder nur beschränkten Zugang zu medizinischem und pflegerischem Personal haben, über technische Unterstützungsleistungen zur Aufrechterhaltung physischer und psychischer Kompetenzen bis hin zur computer- und robotergestützten Operation, bei der der Arzt und Patient durch große Distanzen getrennt sind (Merrell 2005).

Darüber hinaus gewinnen die Assistenzsysteme bei der Prävention von Unfällen gerade bei demenziell erkrankten Menschen zunehmend an Bedeutung.

**Altersgerechte Assistenzsysteme –
Umsetzung in die Praxis**

Um sie in der Praxis umzusetzen, sollen technische Assistenzsysteme »vor allem« im Lebensumfeld von alten Menschen eingesetzt werden. Altersgerechte Assistenzsysteme sind damit nicht als rein technische Artefakte zu verstehen und zu beurteilen, sondern als sozio-technische Arrangements mit potenziell weitreichenden Auswirkungen auf den Einzelnen wie die Gesellschaft. Das Verständnis als sozio-technische Arrangements ergibt sich daraus, dass altersgerechte Assistenzsysteme in doppelter Hinsicht als Unterstützung von Menschen gesehen werden: Zum einen sollen alte und hochbetagte Personen diese Systeme selbst nutzen, um auf diese Weise eine Verbesserung der Lebensqualität in ihrem jeweiligen Alltagskontext zu erfahren. Zum anderen aber sollen diese Systeme Angehörige ebenso wie das Gesundheits- und Pflegepersonal im sorgenden Umgang mit diesen alten und hochbetagten Menschen unterstützen.

In vielen Fällen basieren altersgerechte Assistenzsysteme auf der Idee der unsichtbaren, zugleich allgegenwärtigen, wirkungsvollen und weitreichenden Informations- und Kommunikationstechnik. Da die Nutzer möglicherweise in ihren sensomotorischen Möglichkeiten eingeschränkt sind, soll die Mensch-Maschine-Interaktion nicht nur auf die Ein- und Ausgabemöglichkeiten von Bildschirm und Tastatur beschränkt sein, sondern multimodale Kanäle bieten, die intelligente, mitunter auch (voll-) automatische Interaktionen ausführen bzw. ermöglichen. Die Technologien werden zu Hintergrund-Technologien, die in ihrer gesamten Trag-

weite und in ihrem Funktionsumfang womöglich nicht mehr vollständig zu überblicken sind.

Wenn Assistenz alte Menschen in ihrem häuslichen Umfeld unterstützen soll, dann ist dieser Einsatzort zudem ein symbolischer Ort, wo ein Mensch »zu Hause« ist (Betz et al. 2010a: 58f.). Beim Einsatz eines Assistenzsystems darf das Zuhause eines Menschen also nicht nur als technisch auszustattende Unterkunft betrachtet werden. Vielmehr wird sie in erster Linie als Lebensraum und als Treffpunkt sozialer Beziehungen sowie als Ort von die Person konstituierenden Erinnerungen zu bedenken und zu berücksichtigen sein (Manzeschke 2010).

**Finanzierung der Assistenzsysteme noch
offen**

Derzeit ist noch offen, wie die neuen altersgerechten Assistenzsysteme finanziert werden sollen (Gast 2013). Eine Kostenübernahme durch die Pflegeversicherung erfolgt bislang nur für ein Hausnotrufgerät, nicht aber für weitere Assistenzsysteme. Die gegenwärtige Struktur der Pflege im häuslichen Bereich (die Pflege wird einerseits durch professionelle Dienstleister sowie andererseits durch inoffizielle, private Pflegenetzwerke erbracht) macht es nahezu unmöglich, die realen Kosten dieser Pflegearrangements zu beziffern. Makroökonomische Berechnungen stellen die hohen Kosten für formelle Pflegekräfte den Kosten durch Pflege mithilfe von Technik gegenüber. Jenseits der Frage, ob und welche Bereiche der Pflege technisch substituiert werden können, steht ein Nachweis zur Kosteneffizienz der technischen Systeme noch aus.

In der ökonomischen Begleitstudie ist die Frage nach dem Marktpotenzial jener Systeme behandelt worden. Die Zahlungsbereitschaft der potenziellen Nutzer von altersgerechten Assistenzsystemen wird als erhebliche Barriere für einen schnellen Markteintritt angeführt. Es fehle derzeit an Geschäftsmodellen mit tragfähigen Finanzierungskonzepten (Fachinger et al. 2012: 42f.) (☐ Tab. 3.3, ☐ Tab. 3.4).

3.3   Pflegestützpunkte

Immer noch fühlen sich Pflegebedürftige und ihre Angehörigen unzureichend über die vorhandenen Möglichkeiten zur Gestaltung einer Langzeitpflege

◻ Tab. 3.3 Kriterien für Ambient Assisted Living

Geeignet für	– Menschen mit unterschiedlichen Erkrankungen und Demenzgraden
Hemmende Faktoren	– Bislang wenig ausgereifte und längerfristig erprobte Technologien – Geringer Bekanntheitsgrad – Fehlende Kostenübernahme durch Pflegekasse – Außerhalb von Modellprojekten hohe Kosten und schwierige Verfügbarkeit der technischen Hilfsmittel
Förderliche Faktoren	– Passgenaue technische Hilfsmittel können den Verbleib auch bei fortschreitender Demenz sicher machen (z. B. Sender zur Ortung der Person mit Demenz, Herdabschaltung, Rauchmelder, Temperaturfühler, Kontaktmatten) – Einfache Handhabung der Hilfsmittel oder gar kein Zutun durch Betroffenen erforderlich
Grenzen	– Bedenken ethischer Kriterien (Freiheitseinschränkung) – Noch wenig langfristig getestete Hilfsmittel erhältlich – Hohe Kosten für den Betroffenen
Finanzierung	– Keinerlei Kostenübernahme durch Pflegekasse – Teilweise hohe Installations- und Umbaukosten müssen vom Betroffenen getragen werden

◻ Tab. 3.4 Vor- und Nachteile des Ambient Assisted Living

Vorteile des Ambient Assisted Living	Nachteile des Ambient Assisted Living
Passgenaue Hilfsmittel können anhand der individuellen Bedürfnisse zusammengestellt werden	Teilweise hohe Kosten und keinerlei Kostenübernahme durch Pflegekasse
Sicherheit trotz fortschreitender Demenz kann Verbleib in der eigenen Wohnung länger ermöglichen	Hilfsmittel zur Zeit kaum verbreitet und wenig bekannt
Hilfsmittel funktionieren in der Regel im Hintergrund und brauchen kein Zutun des Menschen mit Demenz	Technologien sind noch wenig in der Praxis erprobt
Fortlaufend neue technische Entwicklungen	Technische Hilfsmittel ersetzen keinen zwischenmenschlichen Kontakt

informiert. Diese unzureichenden Informationen stehen einer individuellen Optimierung des jeweiligen Pflegearrangements entgegen. Um dem abzuhelfen, wurde im PfWG (Pflege-Weiterentwicklungsgesetz) die Einführung von Pflegestützpunkten vorgesehen (§ 92c SGB XI). Pflegestützpunkte sollen Pflegebedürftigen und ihren Angehörigen eine wohnortnahe Anlaufstelle bieten, bei der sich diese umfassend informieren können und zeitnah ein auf sie und ihre Situation abgestimmtes individuelles Hilfsangebot erhalten (Pogadl & Pohlmann 2008, Michell-Auli 2009). Dabei sollen in den Pflegestützpunkten so genannte »Pflegeberater« zur Verfügung stehen, die die Aufgaben von Case Managern übernehmen. Die Aufgabe zum Aufbau der Pflegestützpunkte obliegt allerdings den Ländern, die dem in unterschiedlichem Ausmaß nachkommen. So sind einige Bundesländer (z. B. Berlin, Brandenburg, Hamburg, Schleswig-Holstein, Bremen, Rheinland-Pfalz, Saarland, Baden-Württemberg, Hessen) sehr weit mit dem Aufbau fortgeschritten, andere weniger weit (wie Mecklenburg-Vorpommern, Bayern, Thüringen, Nordrhein-Westfalen). Sachsen und Sachsen-Anhalt haben sich bisher gegen den planmäßigen Aufbau von Pflegestützpunkten entschieden (Döhner et al. 2011; Klie et al. 2011) (◻ Abb. 3.3).

Neben der Anzahl der Pflegestützpunkte, die in den Bundesländern entstehen sollen, ist weiterhin die Berechnungsgrundlage für Pflegestützpunkte

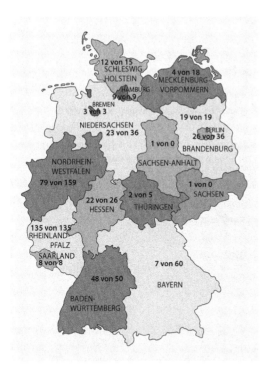

◘ Abb. 3.3 Geplante und umgesetzte Pflegestütz-punkte in Deutschland Stand 2011 (adaptiert nach Klie et al. 2013)

◘ Tab. 3.5 Einwohner je Pflegestützpunkt in den jeweiligen Bundesländern

Bundesland	Einwohner/-innen/ Pflegestützpunkt
Baden-Württemberg	214.898
Bayern	208.662
Berlin	95.655
Brandenburg	133.460
Bremen	220.619
Hamburg	218.235
Hessen	233.152
Mecklenburg-Vor-pommern	91.733
Niedersachsen	220.245
Nordrhein-Westfalen	112.536
Rheinland-Pfalz	29.724
Saarland	127.823
Sachsen	–
Sachsen-Anhalt	–
Schleswig-Holstein	188.802
Thüringen	447.200

Quelle: Klie et al. (2011:69 ff)

anhand der Einwohnerzahl bundesweit unterschiedlich. ► Tabelle 3.8. zeigt einen Überblick, der verdeutlicht, dass z. B. das Land Berlin einen Pflegestützpunkt je etwa 95.000 Einwohner/-innen kalkuliert. Bei vergleichbaren Großstädten wie Hamburg und Bremen (einen Pflegestützpunkt auf etwa 220.000 Einwohner) ist das Verhältnis weitaus größer (◘ Tab. 3.5).

In den letzten Jahren ist ein weiterer Ausbau erkennbar, der aber nach wie vor eher schleppend verläuft. Dabei zeigt sich eine erhebliche Varianz zwischen den Bundesländern, sowohl in der Zahl der geplanten Stützpunkte als auch im derzeitigen Umsetzungsstand und in der Konzeption der Pflegestützpunkte. Einige Bundesländer (u. a. Bremen, Hamburg und Nordrhein-Westfalen) haben eine Evaluation der Pflegestützpunkte in Auftrag gegeben, deren Ergebnisse aber noch nicht vorliegen.

Aufgaben der Pflegestützpunkte
Durch das PfWG (Pflegeweiterentwicklungsgesetz) werden den Pflegestützpunkten folgende Aufgaben zugewiesen:
1. Umfassende Auskunft und Beratung gegenüber den Versicherten nach dem Sozialgesetzbuch (Rechte und Pflichten, Auswahl und Inanspruchnahme von Sozialleistungen und Hilfsangeboten) zur Schaffung von Transparenz und Stärkung der Souveränität der Versicherten
2. Koordinierung der regionalen gesundheitsfördernden, präventiven, kurativen, rehabilitativen, medizinischen und pflegerischen Versorgungs- und

Unterstützungsangebote und Hilfestellung
bei ihrer Inanspruchnahme
3. Vernetzung der pflegerischen und sozialen
Versorgungs- und Betreuungsangebote

Zur Vermeidung von Doppelstrukturen sollen als Ausgangspunkt der Pflegestützpunkte bereits existierende regionale Beratungsstellen genutzt und gegebenenfalls weiterentwickelt werden. Die Finanzierung der Stützpunkte erfolgt durch den Ausgleichsfonds der Pflegeversicherung, aus dem ein Finanzvolumen von 60 Millionen € zur Verfügung gestellt wird. Je nach Ausgestaltung kann ein Pflegestützpunkt mit einer Anschubfinanzierung von 45.000 € (bei gemeinsamer Trägerschaft von Pflegekasse, Krankenkasse und Kommune) bis 50.000 € aufgebaut werden.

- **Das Recht auf Pflegeberatung**

Bereits vor Inkrafttreten des Pflege-Weiterentwicklungsgesetzes hatten die Pflegekassen nach § 7 SGB XI eine umfassende Beratungs- und Aufklärungspflicht über alle Leistungen und Hilfen der Pflegekassen und anderer Träger unter Berücksichtigung der individuellen Bedarfssituation der Pflegebedürftigen.

Weil sich in der Vergangenheit gezeigt hat, dass Versicherte, die einen Antrag auf Leistungen der Pflegeversicherung gestellt haben, nicht nur Auskünfte, Informationen und Beratung brauchen, sondern einen erheblichen Beratungs- und Unterstützungsbedarf haben, wurde mit dem PfWG der § 7a SGB XI eingeführt.

Zusammenfassung

Demgemäß haben ab 01.01.2009 in die Pflegeversicherung eingestufte Pflegebedürftige und Menschen, die einen Antrag auf Leistungen gestellt haben (gilt auch für privat Pflegeversicherte), ein einklagbares Recht auf Pflegeberatung. Die Pflegekassen werden verpflichtet, für ihre pflegebedürftigen Versicherten eine neutrale, trägerunabhängige Pflegeberatung im Sinne eines Fallmanagements (Case Management) anzubieten.

Die Pflegeberatung ist an den Pflegestützpunkten anzusiedeln. Sie kann auch in der häuslichen Umgebung oder in einer Einrichtung erfolgen. Zu den Aufgaben der hierfür vorgesehenen Pflegeberater gehören maßgeblich:

- Die systematische Erfassung und Analyse des Hilfebedarfs unter Berücksichtigung der Feststellungen des Medizinischen Dienstes der Krankenkassen (MDK)
- Die Erstellung eines individuellen Versorgungsplans mit den im Einzelfall erforderlichen Sozialleistungen und Hilfen im Einvernehmen mit dem Betroffenen und mit allen an der Pflege Beteiligten
- Das Hinwirken auf die für die Durchführung des Versorgungsplans erforderlichen Maßnahmen einschließlich deren Genehmigung durch den jeweiligen Leistungsträger
- Die Überwachung der Durchführung des Versorgungsplans und dessen bedarfsgerechte Anpassung
- Die Auswertung und Dokumentation des Hilfeprozesses bei besonders komplexen Fallgestaltungen
- Hilfestellung bei Antragstellungen und Durchsetzung der Ansprüche nach SGB XI und SBG V

Das Gesetz enthält keine genauen Vorgaben zur quantitativen personellen Ausstattung der Pflegestützpunkte, sondern nur die Vorgabe, dass die Anzahl von Pflegeberatern so zu bemessen ist, dass die Aufgaben im Interesse der Hilfesuchenden zeitnah und umfassend wahrgenommen werden können.

- **Test der Pflegestützpunkte durch die Stiftung Warentest**

Die Stiftung Warentest hat einen deutschlandweiten Test in den Stützpunkten vorgenommen und dabei erhebliche Unterschiede in der Qualität der Beratung entdeckt. Zusätzlich hat das Kuratorium Deutsche Altershilfe (KDA) die ursprünglichen Pilotstützpunkte weiter begleitet und im Auftrag des Bundesgesundheitsministeriums evaluiert (Michell-Auli 2010). Das KDA kommt dabei zu einem positiven Ergebnis. Allerdings führen Zufriedenheitsbefragungen, wie sie vom KDA vorgenommen wurden, regelmäßig zu positiven Ergebnissen.

▢ Tab. 3.6   Gegenüberstellung von Entlassungsmanagement und Case Management

Entlassungsmanagement	Case Management
Sicherstellung einer Anschlussversorgung nach einem stationären Krankenhausaufenthalt	Begleitung eines Patienten über einen längeren Zeitraum und über Versorgungsgrenzen hinweg
Für alle Patienten mit einem nachstationären Hilfebedarf	Für Patienten mit einem komplexen Versorgungsbedarf, verbunden mit hohen Kosten im Gesundheitssystem
Schwerpunkt auf der pflegerischen Versorgung	Koordination aller am Versorgungsprozess beteiligten Leistungserbringer und Berufsgruppen
Patient wird in die Entlassungsplanung einbezogen	Patient bestimmt als Experte maßgeblich den individuellen Versorgungsplan

Quelle: von Reibnitz (2009)

Weiterhin beziehen sich die Bewertungen auf die Personen, die die Stützpunkte aufsuchen, während es offen bleiben muss, wie groß der Anteil derjenigen ist, die der Beratung bedürfen, aber nicht den Weg in den Stützpunkt finden. Letztlich muss deshalb abgewartet werden, welche Ergebnisse die Evaluation erbringt, die aktuell vom Spitzenverband der Pflegekassen ausgeschrieben ist. Auf die Bedeutung der Pflegeberatung und die Rolle der Pflegestützpunkte wird in ▶ Kap. 5 näher eingegangen.

3.3.1   Case Management für demenziell erkrankte Menschen

Das Konzept des Case Managements umfasst die Bestandteile des Entlassungsmanagements, geht aber noch weit über diese Idee hinaus. Unter Case Management versteht man die individuelle Fallsteuerung mit der Zielsetzung, eine Kontinuität in der Patientenversorgung zu schaffen und zu gewährleisten. Angewandt wird Case Management insbesondere bei kostenintensiven und schweren Krankheitsfällen, welche einen erhöhten Versorgungsbedarf mit sich bringen. Eine Fallbegleitung erfolgt hier über die Versorgungsgrenzen hinweg, um eine qualitativ hochwertige, aber auch kosteneffiziente Versorgung zu erreichen. Im Gegensatz zum Entlassungsmanager eines Krankenhauses endet hiermit also der Arbeitsauftrag nicht damit, die nachstationäre Versorgung des Patienten zu organisieren und deren Umsetzung bis wenige Tage

nach der Entlassung zu begleiten. Es erfolgt vielmehr eine kontinuierliche Begleitung des Patienten während seines Krankheitsverlaufs, um bei Veränderungen des Hilfe- und Unterstützungsbedarfs die Versorgung entsprechend abzuändern.

Des Weiteren übernehmen Case Manager die Koordination aller am Versorgungsprozess beteiligten Berufsgruppen, um die jeweiligen Leistungen bedarfs- und patientengerecht aufeinander abzustimmen. Die Koordination der pflegerischen Versorgung, worauf der Schwerpunkt beim Entlassungsmanagement liegt, wird hier um medizinische und therapeutische Aspekte erweitert. Das Konzept des Case Managements erfordert die Orientierung am Betroffenen selbst. Der Patient wird als Experte für seine Situation gesehen und bestimmt die Zielsetzungen sowie den Versorgungsplan maßgeblich mit. Größtmöglicher Wert wird auf seine eigenen Kompetenzen gelegt. Auch sein soziales Umfeld wird bei der Erstellung eines individuellen Versorgungsplanes einbezogen. Es geht also darum, nicht aus professioneller Sicht das vermeintlich Beste für den Patienten zu bestimmen und ihn vor vollendete Tatsachen zu stellen. Vielmehr setzt sich der Case Manager als Anwalt und Berater für den Betroffenen ein, berät ihn zu möglichen Alternativen und erschließt ihm Leistungen des Gesundheitssystems (▢ Tab. 3.6).

▪ **Case Management als besonders geeignetes Konzept bei Demenz**

In der Altenhilfe wird Case Management insbesondere bei vielschichtigen Problemlagen hilfe- und pflegebedürftiger Menschen und ihrer Angehörigen eingesetzt. Hier stehen zu versorgende Menschen vor einem schier unüberschaubaren Angebot von Dienstleistungen, deren Einsatz und deren Finanzierung mit Hilfe eines Case Managements ermöglicht wird. Darüber hinaus werden die erforderliche Kostentransparenz und die wirtschaftliche Erbringung der im Einzelfall notwendigen Dienstleistungen sichergestellt. Die Entwicklung und Umsetzung von pflegerischen Konzeptionen für den Umgang mit demenziell Erkrankten wird immer wichtiger. Kenntnisse und Fähigkeiten in Bezug auf pflegerische Kompetenzdiagnostik müssen intensiviert und moderne Pflegeinterventionen/Pflegetechniken noch stärker implementiert werden.

Die Rolle von Patienten und Angehörigen hat sich gewandelt. Speziell in der Pflege und Versorgung chronisch Kranker und Älterer sind pflegende Angehörige mit einer Vielzahl von Fragen konfrontiert, die ohne fachliche Begleitung nicht beantwortet werden können. Case Management findet in Deutschland zunehmend Anwendung im Schnittstellenmanagement der pflegerischen Versorgung und eignet sich auch für demenziell erkrankte Menschen. Es gewährleistet in diesem Kontext die Kontinuität der Versorgung und vernetzt alle in die Betreuung von Patienten involvierten Berufsgruppen. Es kann dabei insbesondere bei Pflegestützpunkten angesiedelt werden.

▪ Aufgaben im Case Management

Zu den wichtigsten Aufgaben im Case Management gehören das Assessment und die Dokumentation pflegerischer Leistungen in der Langzeitpflege. Case Manager arbeiten hierfür in und mit Versorgungsnetzen im Gesundheitswesen. Sie sorgen dafür, dass der Unterstützungsbedürftige passgenaue Leistungen erfährt, welche gut ineinander greifen. Bei einem veränderten Versorgungsbedarf oder auch geänderten Wünschen des Betroffenen sorgen sie für eine schnelle Anpassung der erbrachten Hilfen und greifen dabei auf das vorhandene Netzwerk zurück.

Daneben ergibt sich aufgrund der Einführung von Pflegebudgets ein weiteres wichtiges Aufgabenfeld für den Case Manager. Im Rahmen von personenbezogenen Budgets sollen die Pflegebedürftigen einen Betrag in Höhe des Sachleistungsanspruchs erhalten, über den sie – unterstützt durch einen »Case Manager« oder auch »Seniorenberater« genannt – individuell verfügen können. Ein ähnliches Modell des »persönlichen Budgets« existiert schon für Menschen mit einer Behinderung.

Zusammenfassung

Die Pflegebedürftigen sind nicht mehr an die im Pflegeversicherungsgesetz genannten pflegerischen Leistungen (§ 14 SGB XI: Körperpflege, Ernährung, Mobilität, hauswirtschaftliche Versorgung) gebunden, sondern können z. B. Betreuungsleistungen oder handwerkliche Dienste einkaufen, die bisher nicht Bestandteil der Pflegeversicherung waren. Außerdem können die Dienstleistungen auch bei Anbietern eingekauft werden, die keinen Versorgungsvertrag mit der Pflegekasse haben.

Letztlich kann der Pflegebedürftige völlig frei entscheiden, wie er das ihm zur Verfügung stehende Budget einsetzt. Vertiefte Kenntnisse über die Entstehung und Veränderung im Gesundheitswesen sind zur Bewältigung dieser Aufgaben notwendig. Daher erscheint es sinnvoll, den Nutzern dieses Budgets einen Case Manager zur Seite zu stellen, welcher entsprechend über das Leistungsspektrum vor Ort beraten und informieren kann.

Die Aufgaben im interdisziplinären Überleitungsmanagement lassen sich analog den Phasen des Case Managements wie folgt darstellen (■ Abb. 3.4).

Ein wesentlicher Teil des Case Management-Prozesses stellt die Informationssammlung über den Patienten und sein Umfeld dar. Hierbei kommt den geeigneten Assessmentverfahren und -instrumenten eine tragende Rolle zu.

▪ Gelungene Überleitung durch umfassende Informationsweitergabe

Die Grundlage einer gelungenen Überleitung bildet eine umfassende Informationsweitergabe, denn gerade beim Wechsel des Versorgungssettings entstehen ansonsten Versorgungsbrüche. Gerade

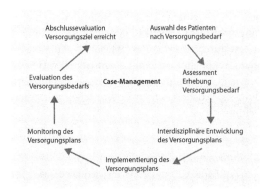

◘ Abb. 3.4   Phasen des Case Managements

Menschen mit Demenz sind nicht in der Lage, alle relevanten Informationen selbstständig an die Nachversorger weiterzugeben oder die Anschlussbehandlung zu organisieren. In den vergangenen Jahren wurden daher einige Überleitungsbögen entwickelt, welche sich teilweise auch speziell an eine bestimmte Personengruppe, wie etwa Menschen mit Demenz, richten. Diese sind aber wenig auf das Informationsbedürfnis der ambulanten Pflege ausgerichtet und tragen der veränderten Versorgungssituation der Betroffenen im häuslichen Umfeld wenig Beachtung. Dennoch gibt es einige Bestandteile, welche ein Überleitungsbogen aus Sicht ambulanter Pflege immer enthalten sollte (◘ Tab. 3.7).

> **Zusammenfassung**
> Eine Überleitung für demenziell erkrankte Menschen sollte besonders detailliert die Einschränkungen durch die Demenz beschreiben, gern auch unter Nutzung der entsprechenden Assessmentinstrumente. Der Einsatz spezieller Assessementverfahren für demenziell erkrankte Menschen findet in der ambulanten Pflege noch nicht ausreichend statt.

3.4   Ehrenamtliche Hilfen

Ein Drittel der Menschen in Deutschland engagiert sich ehrenamtlich. Die Bereitschaft, etwas für die Gesellschaft zu tun, steigt gerade unter den älteren Bürgern an – zugleich wächst in einer alternden Gesellschaft die Nachfrage nach freiwilliger Hilfe. Das Ehrenamt ist eine wichtige Säule in der Arbeit mit und für alte Menschen. Ehrenamtlich tätige Menschen stellen eine wertvolle Ergänzung in der Betreuung und Pflege alter Menschen dar. Sie können vor allem das bieten, was die Pflegekräfte im Arbeitsalltag kaum leisten können: Sie bringen Zeit mit. Sie führen Gespräche mit alten Menschen, hören ihnen zu, gehen mit ihnen spazieren, kurz: Sie beschäftigen sich auf einer individuellen Basis und ohne den Zeitdruck der Arbeitswelt mit den betroffenen Menschen.

> **❯** Bei ehrenamtlichen Tätigkeiten handelt es sich um ein zusätzliches Angebot und nicht um einen Ersatz bestehender Leistungen wie der Pflege oder Hauswirtschaft. Diese Aufgaben können nur durch das professionelle Personal erbracht werden.

Ein breites Angebot an haushalts- und personenbezogenen Leistungsanbietern ermöglicht die Zusammenstellung persönlich zugeschnittener Pflegearrangements. In diesen Arrangements erhält das ehrenamtliche Engagement eine wachsende Bedeutung. Die aktive Mitarbeit von ehrenamtlichen Kräften ist in allen Versorgungsstufen möglich, wenn auch mit unterschiedlicher Intensität. Die Grenzen ehrenamtlicher Betätigung sind dabei ebenso zu beachten wie die Hindernisse, z. B. der vermeintliche Gegensatz zwischen professioneller Arbeit, Angehörigenarbeit und Ehrenamt.

▪ **Haupt- und Ehrenamt arbeiten zusammen**
Ökonomische Zwänge und leistungsrechtliche Anforderungen verändern die Arbeitsbedingungen für hauptamtliche Pflegekräfte. Im Vordergrund steht die Erfüllung der physischen Bedürfnisse der zu Pflegenden. Mehr als 80% aller pflegebedürftigen Personen befindet sich bereits im Rentenalter. Ein wichtiger Aspekt liegt in dem hohen Anteil allein stehender Menschen im häuslichen Bereich, der bei etwa 31% liegt, mit steigenden Anteilen in den Ballungsgebieten. Eine Folge der demografischen Verschiebungen liegt in der zukünftig weniger verfügbaren Pflegepersonen in der Familie.

◻ **Tab. 3.7** Überleitungsbogen – beispielhaft

Notwendige Angaben im Überleitungsbogen

- Angabe von Adressen und Telefonnummern von Angehörigen, Betreuern, Bevollmächtigten, Bezugspflegemitarbeitern, Haus- und Fachärzten

- Informationen zu einer eventuell vorliegenden Patientenverfügung, Umfang der Betreuung/Vollmacht, Hinweis auf vorliegende freiheitsbeschränkende Maßnahmen nach richterlichem Beschluss

- Auflistung der mitgegebenen und benötigten persönlichen Hilfsmittel wie Brille, Hörgerät, Zahnprothesen

- Genaue und aktuelle Angaben zur Medikation sowie den bekannten Diagnosen inklusive möglicher Infektionen (z. B. Verdacht auf MRSA, ESBL)

- Hinweise auf Allergien und Unverträglichkeiten

- Beschreibung des Hautzustandes sowie Weitergabe einer detaillierten Wunddokumentation bei vorhandenen Wunden

- Detaillierte Informationen zu auftretenden Schmerzen (Wann treten die Schmerzen auf? Bedarfsmedikation? Ergebnisse der Schmerzerfassung)

- Beschreibung der Fähigkeiten im Bereich der Mobilität inklusive benötigter Hilfsmittel; Weitergabe des Sturz- und Dekubitusrisikos

- Angaben zur Orientierungsfähigkeit in der vertrauten Umgebung (zeitlich, örtlich, situativ, zur eigenen Person)

- Informationen zu Kommunikations- und Wahrnehmungsfähigkeiten (Sprachvermögen, Sprachverständnis, Seh- oder Hörbeeinträchtigungen, Nutzung von Hilfsmitteln, Muttersprache, gewünschte Anrede, Besonderheiten)

- Detaillierte Angaben zum Hilfebedarf bei der Körperpflege sowie des An- und Auskleidens (Anleitung, Beaufsichtigung, volle oder teilweise Übernahme, Erkennen der Pflegemittel, Geschlecht der Pflegeperson)

- Detaillierte Informationen zum Hilfebedarf im Bereich der Nahrungs- und Flüssigkeitsaufnahme (Hilfsmittel, bevorzugte Speisen und Getränke, Kostform, Mahlzeitengestaltung, Unterstützungsbedarf, mögliche Kau- und Schluckstörungen)

- Bestehender Hilfebedarf im Bereich der Ausscheidung (Hilfsmittel, benötigte Hilfestellungen, wie Begleitung zur Toilette, Wechsel von Inkontinenzmaterial, Leeren des Katheters)

- Informationen zu den Ruhe- und Schlafgewohnheiten (Umgebungsgestaltung, Uhrzeiten, mögliche Schlafstörungen? Bedarfsmedikation?)

- Biografisch bedeutsame Angaben (Rituale, Beschäftigungsmöglichkeiten)

- Religiöse Zugehörigkeit

Quelle: Hannappel; von Reibnitz (2012)

Dazu tragen auch stagnierende Geburtenraten, wachsende Frauenerwerbstätigkeit, ein zunehmend individualisierter Lebensstil wie auch auf der anderen Seite extrem hohe Belastungen der Hauptpflegepersonen bei.

Im Kontext von Professionalisierungsbestrebungen und Personalmangel in der Pflege, einer stark umstrittenen, niedrigen Fachkraftquote und steigenden Qualitätsanforderungen in der Demenzversorgung ist es nicht verwunderlich, wenn gerade dieses Thema vielerorts diskutiert wird. Allerdings zeichnet sich ab, dass es künftig schwieriger wird, auf die Ressource Ehrenamt zurückzugreifen. Mit rückläufigen Bevölkerungszahlen stehen immer weniger Angehörige zur Verfügung, die pflegen. Die zunehmende Zahl an Single-Haushalten Älterer weist ebenfalls darauf hin.

Ehrenamtliche Mitarbeiter sind daher ein wichtiger Bestandteil der Pflege, insbesondere in der Versorgung demenziell erkrankter Menschen.

■   **Probleme in der Zusammenarbeit**

Doch immer wieder kommt es zu Konflikten zwischen den haupt- und ehrenamtlichen Kollegen. Die Arbeitsbedingungen der Professionellen nehmen natürlich Einfluss auf die Einstellungen zu den Ehrenamtlichen. Die Arbeitsintensität und die Arbeitsbelastung der Pflegekräfte nehmen dabei einen wichtigen Stellenwert ein: Bei rückläufigen Personalzahlen bedeuten die Entwicklungen für immer weniger Pflegepersonal immer mehr Arbeitsaufwand. Durch steigende Patientenzahlen mit immer geringerer Liegedauer erhöht sich allein der administrative Aufwand, den das Pflegepersonal hier zu leisten hat, um ein Vielfaches. Überlastung kann beispielsweise zum Burnout führen, was auch unmittelbare Auswirkungen auf die Zusammenarbeit mit im Krankenhaus anderen tätigen Berufsgruppen und ehrenamtlich Tätigen hat. Ehrenamtliches Engagement beinhaltet, dass Menschen eine Aufgabe als sinnvoll erkennen, der sie Zeit und Kraft zur Verfügung stellen. Es bedeutet aber auch, dass sie einen ganz persönlichen Zuwachs an Sinnerfüllung, Selbstverwirklichung und Anerkennung finden können.

> **Ehrenamtliche leisten einen wertvollen Beitrag zur Steigerung der Lebensqualität von demenziell erkrankten Menschen.**

Pflegende müssen sich davon überzeugen, welche Aufgaben in welchem Umfang von Ehrenamtlichen übernommen werden können. Die Aufgaben müssen koordiniert und dokumentiert werden. Gerade aus Sicht der Professionellen ist die Zusammenarbeit mit dem Ehrenamt immer noch ein Spannungsfeld. So müssen beispielsweise Ehrenamtliche und Pflegende sich austauschen und im Team zusammenarbeiten, damit bei der gemeinsamen Betreuung keine wichtigen Informationen über Patienten verloren gehen. Hier ist eine gewisse Verbindlichkeit bei der Betreuung aus pflegerischer Sicht erforderlich, damit Veränderungen im Wohlbefinden rechtzeitig erkannt werden, um darauf angemessen zu reagieren. Eine partnerschaftliche Arbeit und Berücksichtigung der Kompetenzen und Stärken des Ehrenamtlichen sowie eine Kultur der Wertschätzung sind wesentliche Voraussetzung für eine gelungene Kooperation. Ehrenamtliche haben den Wunsch, innerhalb des Teams eine sichere Rolle mit entsprechender Anerkennung zu finden, was sich insbesondere darin zeigt, dass sie von den Hauptamtlichen ernst und wahrgenommen werden wollen.

Ehrenamtliche Helfer entlasten hauptberufliche Pflegekräfte und pflegende Angehörige. Sie bieten soziale Kontaktmöglichkeiten und Unterhaltung, kulturelle Anregung sowie eine Verbindung zum Gemeinwesen. Die Notwendigkeit einer Fachausbildung ist für ihre Tätigkeit nicht gegeben, und dennoch stellen freiwillige Helfer eine qualitätsvolle bzw. hohe fachliche Kompetenz zur Verfügung, die sich von den Kompetenzen der Hauptamtlichen unterscheidet. Ihre persönlichen Erfahrungen, ihr beruflicher Hintergrund oder ihre Neigungen können eine Bereicherung für zu Pflegende darstellen.

> **Über ehrenamtliche Mitarbeiter können z. B. auch solche Menschen Unterstützung erhalten, die bisher noch nicht über eine offizielle Pflegestufe verfügen, deren familiäre und informelle Netzwerke jedoch nicht mehr ausreichend vorhanden sind.**

Ehrenamtliches Engagement will und kann weder sozialstaatliche Leistungen übernehmen noch das sinkende Pflegepotential kompensieren. Eine stärkere Einbeziehung von Freiwilligen oder z. B. von Angehörigen in die Pflege kann nicht mit dem Ziel der Kosteneinsparung erfolgen, sondern sollte die Lebensqualität zu pflegender demenziell erkrankter Menschen insbesondere in der ambulanten Pflege erhöhen. Ehrenamtliches Engagement kann jedoch nur dann hauptamtliche Arbeit optimal ergänzen, wenn die Struktur der Organisation darauf vorbereitet ist. Konfliktpotenziale lauern z. B. in der Angst um Ersetzung hauptamtlicher Aufgaben oder der Vorstellung, freiwillige Tätigkeit sei eine kostenneutrale Reserve professioneller Pflegeleistungen. Auch der erhöhte Zeitaufwand, den hauptamtliche Pflegekräfte durch die Koordination ehrenamtlicher Tätigkeiten haben, kann eine Herausforderung darstellen. Notwendig ist die Einsicht beider Seiten, dass sich die Aufgabenbereiche von Hauptamtlichen und Freiwilligen grundsätzlich unterscheiden, zugleich jedoch ergänzen und nicht etwa wechselseitig ersetzen lassen (◘ Tab. 3.8).

◻ Tab. 3.8 Formen des ehrenamtlichen Engagements

Motive der Freiwilligen	Anerkennung
… mit Menschen zusammenkommen	Regelmäßige Treffen, Teamarbeit, Erfahrungsaustausch
… neue Kenntnisse gewinnen und eigene Erfahrungen machen	Feedback geben, Reflexion unterstützen, wechselnde Aufgaben
… nützt auch dem beruflichen Fortkommen	Zertifikate, Nachweis über Qualifizierungen, Zeugnis, Engagementnachweis
… etwas dazulernen	Qualifizierung möglich, »Freiwilligenkarrieren« planen
… Anerkennung bekommen	Geeignete Anerkennungsformen finden (individuell, Team, öffentlich, persönlich)
… Entscheidungsmöglichkeiten haben	Verantwortungsvolle Aufgaben übertragen, Ideen abfragen und umsetzen, Dienstbesprechung
… etwas Neues machen	Schnupperengagement, ausführliche Beratung und Begleitung

■ **»Ehrenamtskultur« (an)erkennen**

Ehrenamtliches Engagement in der Pflege ist allein eine ergänzende Leistung. Es dient der Qualitätssicherung und sollte ein Zugewinn für die zu Pflegenden sein. »Ehrenamtskultur« (an)erkennen bedeutet, die Unterschiedlichkeit der beiden Bereiche Haupt- und Ehrenamt zu sehen und zu schätzen. Letztendlich ist auch die gegenseitige Anerkennung von Haupt- und Ehrenamt wichtig. Hauptamtliche und Ehrenamtliche sollten einander nicht als Konkurrenz ansehen. Wichtig ist, dass die gegenseitige Wertschätzung und Akzeptanz von gleichberechtigter Kommunikation, Handeln und Fachlichkeit als Voraussetzung für ein gelungenes Miteinander ins Bewusstsein gebracht werden. Auch die anerkennende Haltung hauptamtlicher Pflegekräfte gegenüber den Freiwilligen kann eine Form gelebter Wertschätzung sein. Benötigt wird eine gleichwertige Anerkennungskultur für alle Beteiligten.

Tipps, wie eine gute Kultur der Zusammenarbeit gelingen kann

- Die Organisationskultur einer Einrichtung bzw. Organisation (z. B. Pflegeeinrichtung, ambulanter Dienst) sollte auf den Einsatz bürgerschaftlichen Engagements abgestimmt sein. Die Hausleitung muss »den Hut dafür aufhaben«. Es ist wichtig, dass Gestaltungsräume für Hauptamtliche und Engagierte geschaffen werden.
- Engagement sollte ein gemeinsames Anliegen sein. Die hauptamtlichen Mitarbeiter müssen hinter der Idee der ehrenamtlichen Begleitung stehen. Sinnvoll ist es, sich die Vorteile einer Zusammenarbeit mit engagierten Menschen ins Bewusstsein zu rufen. Es sollte eine Kultur der Arbeitsteilung herrschen und ein gegenseitiges Miteinander von Haupt- und Ehrenamt gewollt sein. Hauptamtliche sind »die Sicherheit, nicht der Boss« für Engagierte. Im komplexen Miteinander braucht es zufriedene und unvoreingenommene Ehrenamtliche, Mitarbeiter sowie Kunden.
- Es ist ein sensibler Umgang mit den Engagierten notwendig. Ehrenamtliche dürfen nicht das Gefühl haben, instrumentalisiert oder »verbrannt« zu werden.
- Hauptamtliche Pflegekräfte haben spezifische Kompetenzen: Sie verfügen über Fach-, Methoden-, Sozialkompetenzen und Selbstreflexion im beruflichen Handeln. Ehrenamtliche haben weitere spezifische Kompetenzen und Ressourcen, so z. B.

> spontane Empathie, Lebenserfahrung, Zeit, möglicherweise besseres Kennen des Dorfs oder des Stadtteils. Beide Partner sollten die jeweils spezifischen Kompetenzen des anderen respektieren.
> ─ Anerkennungskultur für ehrenamtlich Engagierte sollte nicht nur die Vergabe einer Ehrung, sondern ebenso Formen der Einladungskultur, Einarbeitung, Qualifizierung und Begleitung umfassen. Eine Aufgabenbeschreibung für Ehrenamtliche fördert darüber hinaus die Akzeptanz.

Beispielhaft zeigt ◘ Abb. 3.5 eine Aufgabenbeschreibung für ehrenamtlich Tätige.

> ❯❯ Auch hauptamtliche Pflegekräfte wollen in ihrer Arbeit Anerkennung erfahren. Dabei sollte beachtet werden, dass mangelnde Transparenz schnell zu Neid führen kann.

■ **Ehrenamt braucht Unterstützung von oben**
Einrichtungen und Organisationen im Bereich der Pflege (Pflegeeinrichtungen, ambulanter Dienst) müssen sich zukünftig weiter öffnen und gesellschaftliche Innovationen wie z. B. ein Ehrenamtsmanagement in ihre Organisationskonzepte integrieren. Die Philosophie der Zusammenarbeit hauptamtlicher und freiwilliger Kräfte sollte von der Leitungsebene gewollt und unterstützt werden. Die Struktur einer Einrichtung oder Organisation bietet den Rahmen für die Umsetzung eines guten und partnerschaftlichen Miteinanders von Haupt- und Ehrenamt in der Pflege. Essenziell hierfür ist außerdem ein offenes Kommunikationsklima.

In Personalentwicklungskonzepte sollten das Miteinander von Haupt- und Ehrenamtlichen einbezogen werden. Zudem sollte zukünftig die Ergebnisqualität der Pflege in den Vordergrund gestellt werden. Hierzu könnte man z. B. gemeinsame Fallbesprechungen mit Hauptamtlichen und Engagierten durchführen. Pflegeziele sollten mit allen beteiligten Akteuren individuell vereinbart werden. Neue patienten- und klientenbezogene Arbeitsfor-

men wie z. B. das Case Management kommen der Einbeziehung von Engagierten entgegen. Bei der Qualitätssicherung der Organisationen und Träger ist der Einsatz der ehrenamtlich Engagierten zu berücksichtigen (◘ Tab. 3.9, ◘ Tab. 3.10).

3.5   Ambulante Pflegeleistungen

Professionelle ambulante Pflege findet meist für wenige Stunden am Tag im Alltag der Betroffenen statt. Es gibt zwei Arten nach SGB V § 37 (Absatz 1 und 2),
a. zum einen die **Vermeidungspflege** anstelle von Krankenhauspflege. Sie umfasst Behandlungspflege, Grundpflege und hauswirtschaftliche Versorgung,
b. zum anderen gibt es **Sicherungspflege**, das heißt ausschließlich Behandlungspflege.

> ❯❯ Den sozialen und psychosozialen Betreuungsbedarf von Demenzkranken können ambulante Dienste konzeptionell und strukturell derzeit nicht umfassend gewährleisten.

Ambulante Pflege ist eine Form der **direkten** pflegerischen Entlastung der Angehörigen von Demenzkranken. Anleitung und Beratung, möglichst schon zu Beginn der häuslichen Versorgung. Qualitätsüberprüfung der Angehörigenpflege in Form von partnerschaftlicher Unterstützung ist ebenfalls Aufgabe professioneller Pflege.

> ❯❯ Die von zugelassenen Pflegediensten zu erbringende Behandlungspflege bei demenziell erkrankten Menschen findet sich im Leistungskatalog der Richtlinien zur Verordnung häuslicher Krankenpflege. Sie finden diesen unter ▶ www.g-ba.de im Bereich der Downloads.

Der Bedarf an ambulanten Pflegedienstleistungen wird in den kommenden Jahren stark ansteigen. Das liegt unter anderem daran, dass die Anzahl der Demenzkranken aufgrund der demografischen

Stelleninhaberin	Stellnbezeichung	Bereich
	Ehrenamtliche/r Mitarbeiter/in	

Stellenbezeichung des direkten Ansprechpartners:	Leitung Sozialer Dienst
Stellenbezeichung des zusätzlichen Ausprechpartners:	Einrichtungsleitung, Mitarbeiter Sozialer Dienst
Stelleninhaber gibt zusätzlich Anweisung an:	----------------
Stelleninhaber vertritt:	----------------
Stelleninhaber wird vertreten durch:	----------------
Ziel der Stelle:	Ehrenamtliche Mitarbeiter leisten wertvolle Unterstützung im Bereich der psychosozialen Betreuung der Bewohner. Sie tragen zu einer verbesserten Lebensqualität der Menschen in der Einrichtung bei und helfen den Mitarbeitern bei der Alltagsgestaltung. Die täglichen Angebote der Einrichtung können durch das Einbringen zusätzlicher Fähigkeiten und Zeitressourcen somit erweitert werden. In den Tätigkeiten sollen die ehrenamtlichen Mitarbeiter einen Sinn und eine Bereicherung für sich finden.
Hauptaufgaben:	*Siehe:* **Anlage zur Aufgabenbeschreibung** **1.1 Qualifikation und Voraussetzung** 1.1.1 Berufliche Qualifikation 1.1.2 Persönliche Eignung 1.1.3 Sozialkompetenz 1.1.4 Fachkompetenz **2 Bewohnerbezogene Aufgaben** **3 Einrichtungsbezogene Aufgaben** **4 Personalbezogene Aufgaben** **5 Außenwirksame Aufgaben** **6 Verantwortungsbereiche/ Kompetenzen** **7 Sonstige Hinweise**
Vollmachten, Berechtigungen außerhalb allgemeiner Regelungen:	----------------
Änderungsvermerke:	
Anmerkung:	Diese Aufgabenbeschreibung erhebt keinen Anspruch auf Vollständigkeit, kann bei Bedarf in gegenseitiger Absprache geändert bzw. ergänzt werden.
Aufgabenbeschreibung erhalten am	**Unterschrift des ehrenamtlichen Mitarbeiters**

☐ Abb. 3.5 Aufgabenbeschreibung Ehrenamt (QM Handbuch, Regionalzentrum West, Johanniter Seniorenhäuser GmbH, mit freundlicher Genehmigung)

Entwicklung in Zukunft erheblich zunehmen wird. Ca. 1,38 Millionen erhalten derzeit Leistungen in der ambulanten Versorgung, davon werden etwa 80% ausschließlich oder zum großen Teil von der Familie oder von Angehörigen versorgt. Von diesem Personenkreis sind nach Schätzungen des Bundesgesundheitsministeriums etwa 600.000 Menschen an Demenz erkrankt. Ca. 25% der Personen, die von einem Pflegedienst betreut werden, sind demenziell erkrankt. Die Leistungen, die ambulante Pflegedienste für Menschen mit Demenz anbieten, sind folgende:

◘ Tab. 3.9   Kriterien für den Einsatz ehrenamtlich Tätiger

Geeignet für	– Menschen mit unterschiedlichen Erkrankungen und Demenzgraden in unterschiedlichen Versorgungssettings
Hemmende Faktoren	– Herausfordernde Verhaltensweisen oder eine weit fortgeschrittene Demenz schrecken potenzielle Ehrenamtliche häufig ab – Zur Verfügung stehende Zeit wird durch ehrenamtlich Tätigen vorgegeben – Häufig fehlendes medizinisches und pflegerisches Fachwissen der Ehrenamtlichen – Unklar abgestimmte Zuständigkeiten führen zu Konflikten mit Angehörigen und professionell Tätigen
Förderliche Faktoren	– Zusätzliche Betreuung außerhalb der durch die Pflegeversicherung finanzierten Leistungen – Unterstützung und Entlastung der Hauptpflegeperson(en)
Grenzen	– Passende ehrenamtliche Kraft muss gefunden werden – Ehrenamtlich tätige Person bestimmt Art und Umfang ihrer Tätigkeit
Finanzierung	– Keinerlei Kosten entstehen für den Pflegebedürftigen – Höchstens Aufwandsentschädigung für Ehrenamtlichen

◘ Tab. 3.10   Vor- und Nachteile des Ehrenamtes

Vorteile des Ehrenamtes	Nachteile des Ehrenamtes
Zusätzliche, kostenfreie Betreuung für Menschen mit Demenz	Passender Ehrenamtlicher muss gefunden werden
Alle Formen der Betreuung und Begleitung sind möglich und können mit dem ehrenamtlich Tätigen abgesprochen werden	Ehrenamtliche Person bestimmt Art und Umfang ihrer Tätigkeit, kann diese auch zu jeder Zeit wieder beenden
Teilhabe am sozialen Leben wird ermöglicht	Häufig fehlendes Fachwissen der ehrenamtlich Engagierten
Entlastung der Hauptpflegeperson(en)	mögliche Konflikte, wenn Zuständigkeiten nicht mit professionell Tätigen und Angehörigen abgesprochen sind

Angebote ambulanter Pflegedienste für demenziell erkrankte Menschen

– **Niedrigschwellige Angebote**, häufig in Verbindung mit dem Pflegeleistungsergänzungsgesetz. Kommunen und Pflegekassen unterstützen diesen Bereich. Die anspruchsberechtigten Pflegebedürftigen erhalten 460 €/Jahr. Der Betrag wird in 2 Stufen entsprechend dem vom MDK festgestellten Betreuungsaufwand geleistet. Es steht ein Grundbetrag von jährlich 1200–2400 €, monatlich entsprechend 100–200 € zur Verfügung. Wenn der Betrag nicht oder nur teilweise verbraucht wurde, ist eine Übertragung auf das nachfolgende Kalenderjahr möglich.

– **Unterstützung der pflegenden Angehörigen durch Anleitungen und Schulungen** in der Häuslichkeit, Beratung und Überleitungspflege im Übergang von Krankenhaus/Reha in die Häuslichkeit. Pflegeberater gehen ins Krankenhaus und beraten dort den Patienten zusammen mit den Angehörigen am Bett und leiten den Übergang in die Häuslichkeit ein. Konkrete Fragen werden besprochen, wie z. B.: Wie muss das Bad ausgestattet sein? Welche Hilfe und Pflege ist erforderlich und wer übernimmt diese? Die Pflegeberater agieren als Case Manager.

– **Pflegekurse** und häusliche Schulung für pflegende Angehörige, die ebenfalls innerhalb der o. g. Verträge angeboten werden.

Die Angehörigen erhalten Entlastung sowie konkrete Hilfestellung und Anleitung. Gemeinsam werden im Rahmen der häuslichen Schulungen Pflegeplanungen entwickelt und bestimmte Fragestellungen behandelt, z. B. Umgang mit herausfordernden Verhaltensweisen.

- **Spezielle Beschäftigungsangebote für Demenzkranke:** Einige wenige Pflegedienste halten auch speziell für an Demenz Erkrankte sinnvolle und stimulierende Beschäftigungsmaßnahmen vor. Ziel ist es, dass der Kranke sich besser in der eigenen Wohnung zurechtfindet. Ängste sollen abgebaut, Gefahren vermieden werden. Diese Angebote werden allerdings nicht von der Pflegekasse übernommen, vielmehr müssen sie der Kranke oder die Angehörigen aus eigenen Mitteln selbst finanzieren. Im stationären Bereich können diese nach § 45a SGB XI abgerechnet werden.
- **Behandlungspflege:** In diesem Bereich arbeiten die Pflegedienste eng mit dem Hausarzt zusammen. Leistungen, die der Patient nicht mehr alleine durchführen kann, übernimmt der Pflegedienst. So überwachen bei Bedarf Pflegefachkräfte die korrekte Einnahme der Medikation und dokumentieren mögliche Nebenwirkungen oder Ähnliches. Diese Informationen werden an den Hausarzt übermittelt. Zielgruppe dieser Leistung sind häufig pflegebedürftige, multimorbide chronisch und psychisch Kranke. Der betreuende Arzt muss die Behandlungspflege gemäß der Richtlinien zur Verordnung der Häuslichen Krankenpflege (HKP-Richtlinien)verordnen.

Die Angebote speziell für Demenzkranke im Rahmen der häuslichen Pflege sind aber insgesamt sehr begrenzt. Die eigentlichen pflegetherapeutischen Maßnahmen sind im stationären Bereich angesiedelt. Die klassischen pflegerischen Methoden sind im ambulanten Bereich wenig verbreitet und vorwiegend somatisch orientiert. Das liegt in der Gesetzgebung begründet. Für den stationären Bereich wurde die soziale Betreuung und Beaufsichtigung als Leistung der Pflegeversicherung berücksichtigt.

Eingeführt wurde u. a., dass Pflegeheime für Personen, die einen erheblichen allgemeinen Betreuungsbedarf im Sinne des § 45a SGB XI aufweisen, zur Betreuung und Aktivierung zusätzliche Betreuungskräfte einstellen können und dies durch leistungsgerechte Zuschläge nach § 87b SGB XI honoriert wird.

> **Zusammenfassung**
>
> Seit 2013 besteht auch für teilstationäre Pflegeeinrichtungen (Einrichtungen der Tages- und Nachtpflege) die Möglichkeit, zusätzliche Betreuungskräfte mit entsprechender Refinanzierung durch die Pflegekassen einzusetzen. Aufgabe der Betreuungskräfte ist es u. a., Betroffene in enger Kooperation mit den Pflegekräften bei alltäglichen Aktivitäten wie Spaziergängen, Gesellschaftsspielen, Lesen, Basteln usw. zu begleiten und zu unterstützen.

- **Abrechnung einer zusätzlichen Betreuung**
Zusätzliche Betreuung kann für die ambulante Pflege nicht abgerechnet werden. Die zusätzliche Betreuung und Aktivierung ist in vollstationären Pflegeeinrichtungen durch sozialversicherungspflichtig beschäftigtes Betreuungspersonal zu organisieren, in teilstationären Einrichtungen kann die zusätzliche Betreuung auch durch geringfügig Beschäftigte erfolgen. Für jeweils 24 demenziell erkrankte Pflegebedürftige soll in der Regel eine zusätzliche Betreuungskraft finanziert werden. Dort sind diese auch im Pflegesatz enthalten. Im ambulanten Bereich fehlen diese Leistungen. Hier wäre eine Änderung im Pflegeversicherungsgesetz dringend nötig. Änderungsbedürftig sind vor allen Dingen die Leistungskomplexe für Demenzkranke im ambulanten Bereich, die bisher auf die Grundpflege und Hauswirtschaft beschränkt sind. Das Anleiten und Begleiten wird bei der Feststellung der Pflegestufe nicht berücksichtigt. Hier besteht entsprechend dringender Handlungsbedarf.

Ambulante Pflegedienste haben in der Versorgung demenziell erkrankter Menschen folgende Schwerpunkte:

- Die Klientel von Pflegediensten besteht vorrangig aus chronisch Kranken und hochaltrigen Personen. Die Hochrisikogruppe, die von einer Demenzerkrankung bedroht bzw.

daran erkrankt ist, wird i.d.R. bereits versorgt bzw. angesprochen. Ausgehend von 750.000 erkrankten Menschen werden ca. 67% in der Häuslichkeit versorgt.

- Diagnostik und Behandlung können Pflegedienste gezielt unterstützen.
- Den Pflegediensten liegt in der Regel ähnlich wie den Hausärzten das Leitbild zugrunde, Menschen in allen Lebensabschnitten ein selbstständiges und selbstbestimmtes Leben in der vertrauten Umgebung zu ermöglichen und Heim- oder Krankenhauseinweisungen vermeiden zu helfen.
- Pflegefachkräfte beherrschen Methoden, die u. a. Angst reduzierend wirken und die eine ärztliche Therapie unterstützen.
- Im Rahmen der Früherkennung, insbesondere bei den durch Pflegedienste bereits versorgten Patienten, ggf. auch bei den Beratungsbesuchen von Pflegegeldempfängern oder im Rahmen der Pflegekurse, könnte gezielt Aufklärung betrieben werden. Symptome könnten erhoben, registriert und dokumentiert und an den Hausarzt zur weiteren Diagnostik übermittelt werden.
- Unterstützung der ärztlichen Behandlung durch Verabreichung der erforderlichen Medikamente.
- Unregelmäßigkeiten bei der Einnahme sowie Abweichungen vom verordneten Einnahmezeitpunkt können zu erheblichen Nebenwirkungen mit hohen Folgerisiken, wie z. B. Sturzneigung oder eingeschränktem Behandlungserfolg, führen.
- Im Rahmen der psychiatrischen häuslichen Krankenpflege übernimmt gesondert qualifiziertes Fachpersonal – neben der Verabreichung der Medikamente, der Krankenbeobachtung und der Dokumentation – die Herstellung der Compliance sowie die Krisenintervention in enger Abstimmung mit dem Arzt.

Die engere Zusammenarbeit zwischen Hausarzt und ambulanter Pflege bei der Behandlung Demenzkranker könnte durch Konzepte des Case Managements eine wichtige Weiterentwicklung fördern.

- **Beratung und Schulung des Patienten und der Angehörigen**

Die Pflegeberatung ist aufgrund der gesetzlichen Vorgaben durch die Pflegeversicherung eine zunehmend wichtige Aufgabe der ambulanten Pflegedienste. Ist die Pflegebedürftigkeit anerkannt, gibt es verschiedene Möglichkeiten, die Leistungen der Pflegeversicherung zu nutzen. Grundsätzlich gibt es die Möglichkeit,

1. Pflegesachleistungen (zugelassene Pflegedienste oder Tagespflege) in Anspruch zu nehmen,
2. ausschließlich das Pflegegeld zu nutzen oder
3. eine Kombination aus Pflegesachleistung und Pflegegeld zu beanspruchen.

Wird ausschließlich das Pflegegeld in Anspruch genommen, d. h. die Pflege wird von den Angehörigen (Pflegeperson) durchgeführt, sind die Angehörigen (Pflegepersonen) gesetzlich verpflichtet, eine Beratung in der eigenen Häuslichkeit durch einen zugelassenen Pflegedienst durchführen zu lassen. Die gesetzlich geforderte Pflegeberatung hat mehrere Hintergründe. Zum einen bekommt der pflegende Angehörige eine regelmäßige Hilfestellung und praktische pflegefachliche Unterstützung. Zum anderen dient die Pflegeberatung dazu, die Qualität der häuslichen Pflege durch Angehörige (die Pflegeperson) sicherzustellen. Grundsätzliches Ziel der Beratungseinsätze durch zugelassenes Pflegefachpersonal ist die gewissenhafte Sicherstellung einer adäquaten Versorgung des Pflegebedürftigen. Dieses muss entsprechend formal bestätigt werden. Durch die gesetzliche Grundlage kann die Pflegekasse bei Nicht-Durchführung einer Pflegeberatung das Pflegegeld kürzen oder sogar ganz einstellen. Bei Vorliegen der Pflegestufen 1 oder 2 hat die Beratung halbjährlich zu erfolgen, bei Pflegestufe 3 einmal pro Quartal. Die Kosten für die Beratung werden durch die Pflegeberatung getragen (◘ Tab. 3.11, ◘ Tab. 3.12).

3.6   Kurzzeit- und Verhinderungspflege

Demenzpatienten, die sonst Zuhause leben, können vorübergehend bei nicht möglicher ambulanter oder teilstationärer Pflege oder auch bei Verhinderung beziehungsweise Urlaubswunsch der Pflegeperson eine Rund-um-die-Uhr-Betreuung in einer Kurzzeitpflegeeinrichtung in Anspruch nehmen (bis zu vier Wochen jährlich). Nach SGB XI § 42 haben Patienten ein Anrecht auf diese Art der Versorgung.

◐ Tab. 3.11 Kriterien für den Einsatz ambulanter Pflegedienste

Geeignet für	– Demenziell erkrankte Menschen, die in ihrer eigenen Wohnung, bei Angehörigen oder in barrierefreien Wohnungen leben
Hemmende Faktoren	– In Anspruch genommen werden können nur Leistungen der Grund- und Behandlungspflege, keinerlei Betreuung oder Beaufsichtigung – Außerhalb der Zeiträume, in der ein Mitarbeiter des Pflegedienstes anwesend ist, ist die Person mit Demenz auf sich allein gestellt – Eigen- und Fremdgefährdungen sowie die ausreichende Versorgung mit Nahrung und Flüssigkeit können über den Großteil des Tages nicht sichergestellt werden – Häufig fehlendes Fachwissen zur Demenz bei Mitarbeitern der ambulanten Pflege – Zeitlich nur sehr geringe Entlastung pflegender Angehöriger
Förderliche Faktoren	– Entlastung der pflegenden Angehörigen z. B. bei körperlich sehr anstrengenden Tätigkeiten möglich – Gesundheitszustand des Menschen mit Demenz wird regelmäßig durch Mitarbeiter des ambulanten Pflegedienstes mit überwacht – Kontrolle allein lebender Menschen mit beginnender Demenz durch regelmäßige Besuche des Pflegedienstes
Grenzen	– Geringe zeitliche Entlastung der Angehörigen – Der Mensch mit Demenz ist über viele Stunden tagsüber und in der Nacht auf sich allein gestellt – Eigen- und Fremdgefährdungen können nur sehr begrenzt beeinflusst werden
Finanzierung	– Kosten für die Grundpflege werden entsprechend der jeweiligen Pflegestufe erstattet und direkt mit dem Pflegedienst abgerechnet (Pflegestufe /PS) 0 und eingeschränkte Alltagskompetenz: 225 € max.; PS 1 max. 450 €; PS 1 + eing. Alltags. max. 665 €; PS 2 max. 1100 €; PS 2 + eing. Alltags. max. 1250 €; PS 3 max. 1550 €; Härtefall max. 1918 €)

◐ Tab. 3.12 Vor- und Nachteile der ambulanten Pflege

Vorteile der ambulanten Pflege	Nachteile der ambulanten Pflege
Menschen mit festgestellter eingeschränkter Alltagskompetenz erhalten außer bei Pflegestufe 3 einen höheren Pflegesachleistungsbetrag erstattet	Keinerlei Betreuung oder Beaufsichtigung wird durch Pflegeversicherung vergütet
Gesundheitszustand allein lebender Menschen mit Demenz kann durch Besuche des ambulanten Pflegedienstes kontrolliert werden	Nur geringe zeitliche Entlastung der pflegenden Angehörigen
Pflegende Angehörige können von schweren pflegerischen Tätigkeiten entlastet werden (z. B. Duschen, Mobilisation oder Lagerung)	Allein lebender Mensch mit Demenz ist den Großteil des Tages auf sich allein gestellt

3.6.1 Kurzzeitpflege

Die Kurzzeitpflege, als Leistung der Pflegeversicherung, findet in der Regel in einer stationären Pflegeeinrichtung statt, die mit den Pflegekassen einen Versorgungsvertrag abgeschlossen hat. Für maximal 28 Tage im Jahr kann der erkrankte Angehörige dort in Obhut gegeben werden, so dass die Pflegeperson in diesem Zeitraum z. B. einen Erholungsurlaub in Anspruch nehmen kann. Kurzzeitpflegeeinrichtungen übernehmen während der Aufnahme die komplette Versorgung der erkrankten Person.

Daneben gibt es auch solitäre Einrichtungen und an Krankenhäuser angeschlossene Kurzzeitpflegeeinrichtungen. Häufig folgt diese befristete Pflegeheimbetreuung im Anschluss an eine stationäre Krankenhausbehandlung. Kurzzeitpflege ist ein direktes pflegerisches Entlastungsangebot für Angehörige und zeigte sich als wirksam im Sinn einer signifikanten Reduktion von subjektiver Belastung und Depressivität der Angehörigen. Nach dem Vierten Altenbericht gibt es häufig Schwankungen bei der Inanspruchnahme von Kurzzeitpflege aufgrund von Engpässen in den Ferienzeiten. Nach Halek und Abt-Zegelin (2008, S. 247) [76] erfüllen die eingestreuten Pflegeplätze derzeit »nicht den spezifischen Versorgungsauftrag, den Kurzzeitpflege erfüllen sollte«. Der Kurzzeitpflege, die sich inhaltlich und auch in den Zielen erheblich von der Dauerpflege unterscheidet, mangelt es an wissenschaftlich fundierten Bedarfsermittlungen im deutschsprachigen Raum und an praxistauglichen Konzepten für eine aktivierende Pflege sowie für die Vorbereitungen auf die Rückkehr in die häusliche Umgebung. Viele Einrichtungen haben sich mittlerweile auf die Versorgung demenziell erkrankter Menschen eingestellt und bieten ein entsprechendes Versorgungs- und Beschäftigungsangebot. Die Pflegekasse gewährt dafür auf Antrag einen Geldbetrag in Höhe von 1.510 €.

3.6.2 Urlaubs- und Verhinderungspflege

Die Urlaubs- bzw. Verhinderungspflege ist ebenfalls eine Leistung, die über die Pflegekasse nach Antragstellung beansprucht werden kann. Ebenfalls für maximal 28 Tage pro Jahr ist es möglich, die erkrankte Person z. B. durch einen Pflegedienst oder eine nahe stehende Person zu Hause versorgen zu lassen, wenn die Hauptpflegeperson (z. B. durch Krankheit oder Erholungsurlaub) verhindert ist. Die Pflegekasse übernimmt für die Versorgung durch einen Pflegedienst bis zu 1.510 €, für die Versorgung durch Angehörige in der Regel nur das Pflegegeld zzgl. eventueller Aufwendungen wie Fahrgeld oder Verdienstausfall (max. 1.510 €). Voraussetzung ist, dass vor der ersten Inanspruchnahme einer Ersatzpflege die verhinderte Pflegeperson (z. B. Ehepartner, Lebenspartner, Kinder, Bekannte) den Pflegebedürftigen mindestens **sechs Monate** gepflegt hat. Die Möglichkeit der Verhinderungspflege kann auch stunden- oder

tageweise als Entlastungsangebot, unter anderem durch Betreuungsgruppen, ehrenamtliche häusliche Entlastungsdienste oder Familienentlastende Dienste in Anspruch genommen werden. Es ist außerdem möglich, Kurzzeit- und Verhinderungspflege direkt im Anschluss aneinander in Anspruch zu nehmen. Auch stationäre Pflegeeinrichtungen bieten die Möglichkeit der Verhinderungspflege an (◻ Tab. 3.13, ◻ Tab. 3.14).

3.7 Tagesklinik

In einer Tagesklinik werden Patienten tagsüber ärztlich, psychologisch und pflegerisch behandelt. Die Tagesklinik, ein Bindeglied zwischen ambulanter und stationärer Versorgung, ist häufig an psychiatrische Krankenhäuser, gerontopsychiatrische Zentren oder geriatrische Einrichtungen angeschlossen. Die teilstationäre geriatrische Behandlung in einer Tagesklinik ist ein Bestandteil der geriatrischen Rehabilitation. In geriatrischen Tageskliniken stehen häufig somatische Störungsbilder beziehungsweise Rehabilitationsmaßnahmen bei multimorbiden Patienten im Vordergrund, in gerontopsychiatrischen Tageskliniken eher die psychiatrischen und psychosozialen Aspekte.

Demenzkranke erhalten in Tageskliniken vor- und nachstationär unter ärztlicher Aufsicht medikamentöse Therapien, im Unterschied zu Tagesstätten, die nur zu einem Viertel mit medikamentösen Behandlungen arbeiten. In der Tagesklinik werden zudem für mehrere Stunden multidisziplinäre nicht-medikamentöse Therapien durchgeführt, oft in Form von multimodalen Gruppenangeboten. Die meisten Tageskliniken verfügen über einen Fahrdienst. Assessments beziehungsweise regelmäßige diagnostische Untersuchungen, Koordination von Diensten und Reintegration sind weitere Aufgaben einer Tagesklinik. Tageskliniken entlasten und unterstützen somit die Angehörigen Demenzkranker. Die geriatrische Versorgung ist in Deutschland regional sehr unterschiedlich entwickelt. In einigen Bundesländern dominieren eher Rehabilitationseinrichtungen, die an große Kliniken angeschlossen sind, in anderen wiederum gibt es bevorzugt eigenständige geriatrische Rehabilitationskliniken (◻ Tab. 3.15, ◻ Tab. 3.16).

❏ Tab. 3.13 Kriterien für die Kurzzeit- (KZP) und Verhinderungspflege

Geeignet für	– Demenziell erkrankte Menschen, die in ihrer eigenen Wohnung oder bei Angehörigen leben
Hemmende Faktoren	– Je nach Stadium der Demenz und gezeigten herausfordernden Verhaltensweisen ist es schwierig, eine wohnortnahe KZP-Einrichtung zu finden – Andere Umgebung kann Symptome der Demenz bei den Betroffenen verstärken – Es liegen kaum Konzepte für die Kurzzeitpflege vor, um die Betroffenen im Anschluss wieder fit für das Leben in der eigenen Wohnung zu machen (andere Zielsetzung als bei vollstationärer Pflege) – Angehörige müssen loslassen können und Verantwortung an andere übertragen – Angebote für stundenweise Verhinderungspflege sind noch nicht überall vorhanden
Förderliche Faktoren	– Entlastung der pflegenden Angehörigen (stundenweise oder ganze Tage) – Nach Krankenhausaufenthalten kann die KZP die Notwendigkeit der vollstationären Dauerpflege abwenden – »Sanfter« Übergang in die vollstationäre Pflege ist möglich, indem erst einmal KZP getestet wird
Grenzen	– Je nach Region fehlen gerade in Ferienzeiten Kapazitäten – Bei weit fortgeschrittener Demenz und/oder herausfordernden Verhaltensweisen ist eine gute Unterbringung in vielen KZP-Einrichtungen nicht möglich – Umgebungswechsel verstärkt Demenzsymptome
Finanzierung	– Kosten für die Kurzzeit- sowie die Verhinderungspflege werden bei Vorliegen einer Pflegestufe jeweils bis zu jährlich 1550 € von der Pflegekasse übernommen

❏ Tab. 3.14 Vor- und Nachteile der Kurzzeit- (KZP) und Verhinderungspflege

Vorteile der Kurzzeit- und Verhinderungspflege	Nachteile der Kurzzeit- und Verhinderungspflege
Entlastung und Erholung der pflegenden Angehörigen (stunden- oder tageweise) kann vollstationäre Pflege verhindern oder hinauszögern	Möglichkeit der stundenweisen Inanspruchnahme der Verhinderungspflege ist kaum bekannt und nicht flächendeckend vorhanden
Nach einem Krankenhausaufenthalt kann der Genesungsprozess in der KZP gefördert werden	Viele KZP-Einrichtungen sind nicht auf die Betreuung von Menschen mit fortgeschrittener Demenz und/oder herausfordernden Verhaltensweisen eingerichtet
Verhinderungspflege kann flexibel entsprechend den Bedürfnissen und Bedarfen der Angehörigen eingesetzt werden	In einigen Regionen sowie während der Urlaubszeiten fehlen Kapazitäten für die KZP
Das Leben in einer vollstationären Einrichtung kann mit der KZP getestet werden	Häufig schleichender Übergang in die vollstationäre Pflege, Konzepte zur Rehabilitation und Aktivierung fehlen häufig
Pflegenden Angehörigen wird der Übergang in die vollstationäre Pflege vereinfacht	Umgebungswechsel verstärkt Demenzsymptome häufig
Kurzzeit- und Verhinderungspflege können direkt hintereinander in Anspruch genommen werden	

3.8 Tages- und Nachtpflege

Wenn ambulante Pflege allein nicht mehr ausreicht und stationäre Pflege nicht gewünscht oder erforderlich ist, bildet die Tagespflege ein sinnvolles Zwischenglied zwischen häuslicher Pflege und der Vollversorgung im Heim. Die Patienten in Tages- und Nachtpflegeeinrichtungen werden im Allgemeinen als Gäste bezeichnet. Diese werden tagsüber bis zu acht Stunden von professionellen, vor allem pflege-

◘ Tab. 3.15   Kriterien für die Tagesklinik

Geeignet für	– Alle demenziell erkrankten Menschen
Hemmende Faktoren	– Der Mensch mit Demenz ist nur tagsüber betreut und nachts in der eigenen Häuslichkeit – Noch relativ geringe Verbreitung gerontopsychiatrischer Tageskliniken – Ständiger Umgebungswechsel kann Demenzsymptome verstärken
Förderliche Faktoren	– Gerontopsychiatrische Tageskliniken sind wesentlich besser auf die Betreuung von Demenzkranken eingestellt als Akutkrankenhäuser – Der Mensch mit Demenz kann in vertrauter Umgebung schlafen – Fähigkeiten werden durch Therapien gefördert – Medikation wird überwacht
Grenzen	– Nur sehr begrenzte Aufenthaltsdauer, je nach vorliegender ärztlicher Indikation – Außerhalb der Öffnungszeiten ist der Mensch mit Demenz auf sich allein gestellt
Finanzierung	– Finanzierung über die Krankenkasse

◘ Tab. 3.16   Vor- und Nachteile der Tagesklinik

Vorteile der Tagesklinik	Nachteile der Tagesklinik
Entlastung und Erholung der pflegenden Angehörigen für die Dauer der Behandlung	Aufenthalt nur sehr begrenzt möglich, je nach medizinischer Indikation
Krankenhausaufenthalte können vermieden oder zumindest verkürzt werden	Ständiger Umgebungswechsel kann Demenzsymptome verstärken
Gerontopsychiatrische Tagesklinik ist wesentlich besser als ein Akutkrankenhaus auf die Betreuung von Menschen mit Demenz eingerichtet	Keine flächendeckende Verbreitung von gerontopsychiatrischen Tageskliniken
Medikation wird überwacht oder kann eingestellt werden	Keinerlei Kontrolle außerhalb des Aufenthalts in der Tagesklinik möglich (vor allem nachts)
Nicht-medikamentöse Therapien können alltagspraktische Fähigkeiten verbessern oder stabilisieren	

risch ausgebildeten Personen betreut. Nichtmedikamentöse Betreuungsleistungen beinhalten zum Beispiel Aktivierung, Möglichkeiten der Kommunikation und soziale Betreuung. Aber auch Rehabilitationsmaßnahmen und medizinisch-therapeutische Angebote können in die Tagespflege integriert sein. Die Gäste werden in der Regel von einem Fahrdienst zu Hause abgeholt und am Ende des Betreuungstages wieder nach Hause zurückgebracht. Nach SGB XI § 41 haben Patienten ein Anrecht auf diese Art der Versorgung. Es gibt jedoch keine verbindlichen Standards zu Aufbau und Struktur von Tagespflegeeinrichtungen, in denen überwiegend Gäste mit mittelschwerer und schwerer Demenz betreut werden. Tagespflegeplätze werden häufig als »eingestreute Plätze« von vollstationären Einrichtungen angeboten, nur ca. 20% der ambulanten Dienste sind auf dieses teilstationäre Angebot spezialisiert. Die Tagespflege unterliegt dann nicht mehr dem Heimgesetz. Auch für dieses Unterstützungsangebot ist das primäre Ziel, die Fähigkeiten für den Verbleib in der eigenen Häuslichkeit zu fördern. Tagespflege ist eine Form der direkten pflegerischen Entlastung der Angehörigen. Laut dem Vierten Altenbericht und nach Schneekloth und Wahl (2006) wird die Anzahl von Tagespflegeeinrichtungen als zu gering bewertet. Zu große Entfernungen und ein geringer Bekanntheitsgrad sind mögliche Gründe für die niedrige Inanspruchnahme. Der Transport zur Tagespflege und die damit verbundenen Vorbereitungen könnten einer tatsächlichen Entlastung entgegenstehen, und auch deshalb wird ambulante Pflege von Angehörigen vergleichsweise öfter in Anspruch genommen. So stieg die Zahl der Tagespflegeeinrichtungen von 13.339 im Jahr 1999 auf 33.549 im Jahr 2011 (Pflegstatistik 2013).

Die Tagespflege ist oft eine Alternative zum Heim und eine Ergänzung der ambulanten Pflege. Sie bietet strukturelle und personelle Voraussetzungen, flexibel auf individuelle Bedürfnisse einzugehen. Pflege, psychosoziale Betreuung, Entlastung und Unterstützung der Angehörigen sowie Aufbau und Koordination eines stabilen sozialen Netzes können individuell abgestimmt werden. Das Angebot der Tagespflege richtet sich an ältere Menschen, die

- trotz ihrer Einbußen im körperlichen und/ oder seelischen Bereich zu Hause wohnen bleiben möchten – unter Berücksichtigung eines vertretbaren Lebensrisikos,
- Hilfestellungen im Krankheits- und Alterungsprozess und der Strukturierung ihres Alltags wünschen oder benötigen,
- ein Bedürfnis nach sozialen Kontakten, Anregungen und sinnvoller Beschäftigung haben.

Die Tagespflege richtet sich an Angehörige, die sich Entlastung in der Betreuung und Pflege wünschen. Oft entscheiden sich die Betroffenen zur Tagespflege, wenn das soziale und pflegerische Netz an die Grenzen der Belastung kommt. Damit leistet die Tagespflege einen Beitrag zur Verbesserung der Lebensqualität für alle Beteiligten.

> **Primäres Ziel ist, die Fähigkeiten für den Verbleib in der eigenen Wohnung zu fördern.**

- **Tagesablauf in der Tagespflege**

Der Tagesablauf wird für die Tagesgäste durch gemeinsame Mahlzeiten, Gruppenaktivitäten, Einzelbegleitungen und Ruhephasen strukturiert. Eine innere Struktur bieten Gespräche, die Beobachtung und Lenkung von Gruppenprozessen und die Schaffung einer ruhigen, vertrauten Atmosphäre. Im Mittelpunkt der Arbeit einer Tagespflege stehen die Förderung und das Wachstum von Beziehungen. Weitere Vorteile der Tagespflege:

- Die räumliche und personelle Nähe ermöglichen einen familiären Kontakt.

- Flexibilität als zentrales Qualitätsmerkmal bietet viele Ansatzpunkte, auf herausforderndes Verhalten und individuelle Wünsche zu reagieren.
- Das enge Bezugspflegesystem führt zu einer hohen Selbstverantwortung der Mitarbeiter und richtet den Blick auf alle Lebensbereiche des Tagesgastes.
- Wenn notwendig werden weitere Hilfen im häuslichen Bereich vermittelt und mit den Angehörigen, behandelnden Ärzten, ambulanten Diensten und evtl. weiteren Beteiligten koordiniert.

Die Tagespflege bietet besondere Möglichkeiten, psychische und soziale Probleme demenziell erkrankter älterer Menschen zu berücksichtigen. Das umfassende Angebot von Therapie, Pflege und aktivierender Beschäftigung fördert die geistige und körperliche Beweglichkeit. Es dient der Kompensation körperlicher Einbußen, der Erhaltung psychosozialer Kompetenzen und somit der Verhinderung einer Heimaufnahme. Die Tagesgäste werden darin unterstützt, sich mit Fragen des Alterns und seinen Begleiterscheinungen auseinander zu setzen. Ansprechpartner sind die Mitarbeiter, Gleichaltrige und Menschen in einer ähnlichen Situation. Neben der bedarfsgerechten Pflege bietet die Tagespflege Sicherheit in der Lebensgestaltung für Menschen, die Orientierung und Unterstützung benötigen. In der Tagespflege können die Grundlagen der Milieutherapie umgesetzt werden.

- **Nachtpflegeeinrichtungen**

Im Gegensatz zur Tagespflege, die mittlerweile fast überall in Deutschland den Bedarf abdecken kann, existieren bisher nur vereinzelt Nachtpflegeeinrichtungen. Diese richten sich besonders an Menschen mit Demenz, bei denen ein gestörter Tag-Nacht-Rhythmus vorliegt.

> **Eine Betreuung findet hier ausschließlich in den Nachtstunden statt. So soll den pflegenden Angehörigen ein ruhiger Nachtschlaf ermöglicht und eine Unterbringung in einer vollstationären Pflegeeinrichtung hinausgezögert oder verhindert werden.**

■ **Leistungen**

Die Tages- oder Nachtpflege wird ein- bis mehrmals pro Woche in einer Pflegeeinrichtung durch professionelles Personal angeboten. Die Sachleistungsbeträge für die Tages- und Nachtpflege wurden 2012 ebenso schrittweise angehoben wie die ambulanten Sachleistungsbeträge. Darüber hinaus ist es möglich, zusätzlich zum Bezug von Pflegegeld oder Pflegesachleistung Tages- und Nachtpflegeleistungen bis zu 50% der Sachleistungsbeträge in Anspruch zu nehmen, ohne dass das Pflegegeld oder der Betrag für die Pflegesachleistung reduziert wird. Damit erhöht sich der mögliche Gesamtanspruch auf das 1,5-Fache des bisherigen Betrages (150-Prozent-Regel).

Eine Kombination von Sachleistung, Tages-/Nachtpflege und Pflegegeld ist im Bedarfsfall ebenfalls möglich. Dabei werden prozentuale Anteile der nicht verbrauchten Pflegesachleistung bzw. Tages-/Nachtpflege auf das Pflegegeld angerechnet. Es gilt auch hier die 150-Prozent-Regel der Tages-/Nachtpflege (■ Tab. 3.17, ■ Tab. 3.18).

Beispiel

Ein Pflegebedürftiger (mit Pflegestufe (PS) 2) hat Anspruch auf Pflegesachleistungen im Umfang von 1.100 €. Tatsächlich verbraucht werden aber nur 70%, also eine Summe von 770 €. Deshalb können 30% vom Pflegegeld ausgezahlt werden. Bei einem Satz von 440 € wären das in diesem Fall 132 €. Es bleiben außerdem noch 50% der Leistungen für Tages-/Nachtpflege, also 550 €.

3.9 Betreuungsgruppen-Angebote nach § 45 SGB XI

Betreuungsgruppen sind niedrigschwellige Angebote im Sinne des SGB XI § 45c (3). Sie bilden zusammen mit anderen niedrigschwelligen Angeboten einen neuen Angebotstypus, der zwischen professioneller Pflege einerseits und familiärer Pflege andererseits angesiedelt ist. Betreuungsgruppen haben sich in den letzten Jahren häufig im Bereich der Alzheimer-Gesellschaften entwickelt. Pflegebedürftige mit erhöhtem Betreuungsaufwand (anerkannte eingeschränkte Alltagskompetenz) können diese zusätzlichen Leistungen auch mit den bestehenden professionellen Anbietern abrechnen, zum Beispiel mit ambulanten Pflegeeinrichtungen und Einrich-

tungen der Tages- und der Kurzzeitpflege. Etwa zwei Drittel der Leistungen für Betreuungsgruppen nach SGB XI § 45b werden von professionellen Anbietern erbracht. Ehrenamtliche Helferinnen und Helfer betreuen unter fachlicher Anleitung Demenzkranke in der Regel ein- oder zweimal wöchentlich. Einige Träger von Betreuungsgruppen in Deutschland bieten einen Fahrdienst an. Ziel ist ein weiterer Ausbau dieser Entlastungsform. Durch die Teilnahme an Betreuungsgruppen wird den Demenzkranken eine gesellschaftliche Teilhabe ermöglicht (gemäß dem Pflegebegriff nach SGB XI § 14, SGB IX § 10, SGB V § 27). Zeitgleich gibt es für die Angehörigen in vielen Fällen die Möglichkeit, sich mit anderen pflegenden Angehörigen in einer Angehörigengruppe auszutauschen. Betreuungsgruppen sind somit eine Form der direkten pflegerischen Entlastung der Angehörigen.

■ **Wachsende Nachfrage – unzureichendes Angebot**

Regionale Alzheimer-Gesellschaften berichten über erste Implementierungserfahrungen und geben Empfehlungen zur Ausgestaltung. Einen bundeseinheitlichen Standard zu Struktur und Aufbau dieser Entlastungsform gibt es derzeit noch nicht. Nach Klie et al. (2005) sind viele fachliche und juristische Fragen noch ungeklärt. Die Nachfrage nach Betreuungsgruppen wächst, aber entsprechende Angebote stehen derzeit nicht flächendeckend und passgenau zur Verfügung. Die Gründe für die unterschiedlichen Handhabungen und Gegebenheiten in den Bundesländern bei niedrigschwelligen Angeboten (Jauernig; Wißmann (2007), Sauer; Wißmann (2006), Schmidt und Wolff (2007)) sind folgende:

- Unterschiedliche Gesetzesregelungen (z. B. Anerkennungsverordnungen)
- Heterogene Anbieterstruktur (Anzahl der Träger und der Angebote differieren; keine gesicherten Hinweise in der Literatur zu Bedarf und Angebot in den einzelnen Bundesländern)
- Unterschiedliche Kostenstruktur (z. B. Höhe von Förderungen; Entgeltstrukturen, Aufwandsentschädigungen für ehrenamtliche Helfer; unterschiedliche Abrechnungsverfahren)
- Unterschiedliche Schulungsstrukturen (z. B. Schulungsumfang; interne Schulungen versus zentral geregelte externe Schulungen)
- Keine eindeutige Festlegung von Art und Umfang der Betreuungsleistungen (z. B. Be-

□ Tab. 3.17 Kriterien für die Tages- und Nachtpflege

Geeignet für	– Demenziell erkrankte Menschen, deren Mobilität einen täglichen Transfer in die Tages-oder Nachtpflege erlaubt
Hemmende Faktoren	– Angebot der Nachtpflege bislang nur sehr vereinzelt in Großstädten vorhanden – Menschen mit Demenz sind außerhalb der Betreuungszeiten auf sich allein gestellt – Eigen- oder Fremdgefährdungen, welche eine lückenlose Beaufsichtigung erfordern, können nicht abgefangen werden – In ländlichen Regionen teilweise lange Fahrtwege zur Tagespflege – Betreuung in der Regel nur montags bis freitags möglich, in einigen wenigen Tages-pflegen auch samstags – Häufiger Umgebungswechsel kann Symptome der Demenz verstärken
Förderliche Faktoren	– Entlastung der pflegenden Angehörigen für einige Stunden – Inanspruchnahme der Tagespflege kann selbst bestimmt werden (1 bis 5 oder 6 Tage in der Woche) – Sozialkontakte werden gefördert – Nichtmedikamentöse Therapien sowie Tagesstruktur können alltagspraktische Fähigkeiten stabilisieren
Grenzen	– Je nach Region fehlende Angebote der Tages- und Nachtpflege – Menschen mit Demenz werden nicht rund um die Uhr betreut – Nicht alle Menschen mit Demenz lassen sich in die Gruppenstruktur der Tagespflege integrieren und mit diesen Angeboten ansprechen
Finanzierung	– Je nach Pflegestufe übernimmt die Pflegekasse die Kosten für die Tages- und Nacht-pflege entsprechend der Pflegesachleistungen (PS 1: max. 450 €; PS 2: max. 1100 €; PS 3: max. 1550 €) – Wenn verschiedene Leistungen in Anspruch genommen werden, werden bis zu 150% der Leistungen insgesamt erstattet – Weitere anfallende Kosten für Verpflegung oder Fahrten werden nicht erstattet

□ Tab. 3.18 Vor- und Nachteile der Tages- und Nachtpflege

Vorteile der Tages- und Nachtpflege	Nachteile der Tages- und Nachtpflege
Entlastung und Erholung der pflegenden Angehörigen (tageweise) kann vollstationäre Pflege verhindert oder hinauszögern	Häufige Umgebungswechsel können Demenzsymptome verstärken
Inanspruchnahme der Tagespflege von einem bis zu fünf oder sechs Tagen in der Woche kann frei gewählt werden	In ländlichen Regionen häufig lange Fahrtwege
Tagesstrukturierung und Beschäftigungsangebote beugen sozialer Isolation vor und können Fortschreiten der Demenz verlangsamen	Angebot der Nachtpflege bislang kaum verbreitet
Betreuung durch geschultes, qualifiziertes Personal	Kaum Betreuungsmöglichkeiten an Wochenenden und Feiertagen
Nachtpflege ermöglicht erholsamen Schlaf für pflegende Angehörige bei gestörtem Tag-Nacht-Rhythmus des Demenzkranken	Alleinlebende Menschen mit Demenz sind außerhalb der Betreuungszeiten nicht beaufsichtigt
Kurzzeit- und Verhinderungspflege können direkt hintereinander in Anspruch genommen werden	Angebot eignet sich nur für Menschen, die in Gruppenangebote integriert werden können

darfsorientierung bei Personen mit komplexen Problemlagen)

- Unterschiedliche zeitliche Aspekte (Koordination von Helfereinsatz und Arbeitsstunden)
- Unterschiedliche Beratungsmodalitäten (direkte Beratung oder indirekte Nutzung von Beratungsorganisation z. B. über Servicezentren)

Oft sind es die Angehörigen, die den Kontakt zu niedrigschwelliger Betreuung suchen. Zugehende und unbürokratische Strukturen halten die Hemmschwelle niedrig, so dass es leichter zum Erstkontakt kommen kann.

Niedrigschwellig zu begleiten heißt, verlässliche und kontinuierliche, flexible, individuelle und passgenaue Betreuungsangebote für Angehörige und demenziell Erkrankte vorzuhalten. Die Haltung gegenüber den Erkrankten und ihren Angehörigen ist personenzentriert. Interventionen sind biografie-, bedürfnis- und beziehungsgerichtet mit präventiver, ressourcen- und lebensfördernder Orientierung (Dumke 2011, 413f). Dieser Anspruch bedeutet für die niedrigschwellige Betreuungsarbeit, dass ein Austausch über die Lebensgeschichte des Erkrankten stattfinden muss und dass individuelle Bedürfnisse und Vorlieben bekannt sein müssen, besonders wenn der Erkrankte diese selbst nicht mehr artikulieren kann. Die Orientierung an den Ressourcen und ihre Nutzung sind wichtige betreuerische Bestandteile im Umgang mit demenziell Erkrankten, um ihre Autonomie zu erhalten.

● **Leistungsanspruch**

Wenn bei der Begutachtung eine eingeschränkte Alltagskompetenz festgestellt wurde, erhalten pflegebedürftige Menschen zusätzliche Leistungen von der Pflegekasse. Damit sollen Pflegepersonen zusätzliche Möglichkeiten zur Entlastung eröffnet und Pflegebedürftigen aktivierende und qualitätsgesicherte Betreuungsangebote zur Verfügung gestellt werden. In Abhängigkeit von den Bereichen, in denen die Alltagskompetenz erheblich eingeschränkt ist, wird ein Grundbetrag von monatlich 100 € oder ein erhöhter Betrag in Höhe von monatlich 200 € für tatsächlich entstandene Betreuungskosten gewährt. Berücksichtigungsfähig sind Aufwendungen im Zusammenhang mit der Inanspruchnahme von Tages-

und Nachtpflege (ergänzend zu Leistungen nach § 41 SGB XI), der Kurzzeitpflege, von Betreuungsangeboten zugelassener Pflegedienste und anerkannter niedrigschwelliger Betreuungsangebote. Die im Verlaufe eines Kalenderjahres nicht in Anspruch genommenen Beträge können in das nächste Kalenderhalbjahr übertragen werden. Dienstleistungen können auch Personen erhalten, die zwar die Voraussetzungen für Pflegestufe 1 noch nicht erfüllen, deren Alltagskompetenz aber bereits erheblich eingeschränkt ist (▶ Exkurs »Ergebnisse aus Untersuchungen zu niedrigschwelligen Betreuungsangeboten«).

Damit niedrigschwellige Betreuungsangebote genutzt werden, ist es ebenso notwendig, eine Analyse der Bedürfnisse pflegender Angehöriger zu erheben. Es empfiehlt sich, ein modulares System aufzubauen. Da wie oben erwähnt die Bedürfnisse der Angehörigen primär in der zeitlichen Entlastung liegen, sollten als Module

- zuerst eine stundenweise Entlastung
- gefolgt von Informationen und
- danach gruppenbezogener Erfahrungsaustausch

angeboten werden.

In ländlichen Regionen müssen Betreuungsangebote auf Grund weiter Wege wohnortnah angeboten werden. Die Besuchsfrequenz kann durch (kostengünstige) Fahrdienste und längere Verweildauer in der Betreuung gesteigert werden.

Ein weiteres Problem, besonders im ländlichen Raum mit altgewachsenen, traditionellen Strukturen, ist das Bedürfnis der pflegenden Angehörigen nach Sicherheit und Privatheit. Man geht davon aus, dass Scham und Schuldgefühle dabei eine Rolle spielen. Man spricht hier von »beschützender Scham«. Scham will etwas »nicht–sein-Sollendes«, aber auch etwas »ans-Herz-Gewachsenes«, das zu intim ist, um öffentlich zu werden, verbergen. Überlieferte soziale Strukturen und traditionelle Beziehungsmuster fördern die Tendenz, demente Menschen in den »eigenen vier Wänden« zu lassen. Der Besuch der Betreuungsgruppen erfordert das Verlassen des privaten Raumes. Erst wenn sich die stundenweise Entlastung im häuslichen Umfeld – begleitet von der oben beschriebenen intensiven Öffentlichkeitsarbeit – etabliert hat, und im allgemeinen Bewusstsein zu einer Selbstverständlichkeit geworden ist, sollten im nächsten Schritt

Ergebnisse aus Untersuchungen zu niedrigschwelligen Betreuungsangeboten

Das Dialog- und Transferzentrum Demenz (DZD) der Universität Witten/Herdecke hat von April bis Mai 2013 Fragebögen an die Betreuer von Nutzern niedrigschwelliger Betreuungsangebote verschickt, um deren Zufriedenheit mit dem Angebot zu evaluieren. Dabei wurde deutlich, dass die Betreuung von an Demenz erkrankten Menschen durch ein Netzwerk von durchschnittlich vier Personen geleistet wird. Durch die niedrigschwelligen Angebote wurde die Berufstätigkeit der Betreuer unterstützt. Die Zielsetzung, mit der die Angebote ausgesucht wurden, waren: Wohlbefinden der Betreuten, Entlastung der Betreuer, Verhinderung des Heimeinzuges. Es wurden eher die Angebote genutzt, die in räumlicher Nähe zum Wohnort waren. Die Gelder für zusätzliche Betreuungsleistungen nach § 45b reichten überwiegend nicht aus, um die Betreuung zu finanzieren. Die Befragten stellen den niedrigschwelligen Betreuungsangeboten ein gutes Zeugnis aus und gaben an, dass sich die an Demenz Erkrankten dort wohlfühlten und ein

Heimeinzug vermieden werden konnte. Sie hatten sich allerdings eine höhere eigene Entlastung erhofft sowie eine bessere Aktivierung der Betreuten (Detlef Rüsing, ► www.dialogzentrum-demenz.de, zuletzt gelesen 04.03.14).

Aus der Evaluation der Modellprojekte nach § 45c SGB XI in Bayern ergab sich, dass bei Angehörigen demenzkranker Menschen der Wunsch nach »freier Zeit für sich« im Sinne einer stundenweisen Entlastung weitaus höher ist als der Bedarf nach kontinuierlicher, dauerhafter Entlastung. Auffallend war das unterschiedliche Belastungsempfinden der beiden Hauptpflegegruppen (Ehe-)Partner und (Schwieger-)Kinder. Für viele (Ehe-)Partner war die soziale Isolation schwer zu ertragen, wogegen (Schwieger-)Kinder häufiger Probleme im Alltag bei der Anleitung der Erkrankten erleben. So erklären sich die unterschiedlichen Unterstützungswünsche: (Ehe-)Partner wünschen sich eine Anerkennung ihrer Leistungen, (Schwieger-)Kinder äußern mehr Beratungs- und Informationsbedarf.

Außerdem wurde deutlich, dass die Bedürfnisse der pflegenden Angehörigen und der anbietenden Institutionen differierten. Angehörige wünschen vorrangig stundenweise Entlastung oder freie Zeit, während die Institutionen den Aufbau von Angehörigengruppen und Gesprächskreisen als wichtig ansahen. Auch der Aspekt der Anerkennung von Pflegeleistungen der Angehörigen bedarf der vermehrten Aufmerksamkeit durch die professionellen Akteure.

Es zeigte sich, dass die Aufklärung über das Thema Demenz als Tabuthema eine unbedingte Voraussetzung dafür ist, damit Entlastungsangebote von Angehörigen in Anspruch genommen werden. Als besonders wirksam erwiesen sich Veranstaltungsreihen, die dezentral in den Gemeinden durchgeführt wurden. Eine kontinuierliche, ideenreiche, beharrliche Öffentlichkeitsarbeit führt zur Entstigmatisierung. Es ist aber ebenso wichtig, dass niedrigschwellige Angebote mit anerkannter Qualität vorhanden sind.

---

personelle und finanzielle Kapazitäten zum Aufbau von Betreuungsgruppen eingesetzt werden (◨ Tab. 3.19, ◨ Tab. 3.20).

Zusammenfassung

Niedrigschwellige Betreuungsangebote sind in allen Bundesländern fester Bestandteil in unterschiedlichen Versorgungskonzepten. Die Angebote müssen auf die Bedürfnisse der Nutzer ausgerichtet sein und sollten wohnortnah angeboten werden, damit die Wegezeiten gering gehalten werden. Die Konzepte wollen das ehrenamtliche Engagement fördern und so die pflegenden Angehörigen stundenweise entlas-

ten. Für diese Tätigkeit werden engagierte Mitbürger geschult und in ihrer Arbeit begleitet und unterstützt. Sie finden ihre Tätigkeitsfelder in der häuslichen Umgebung, in Tagesstätten, in Pflegeeinrichtungen und Mehrgenerationenhäusern. Durch die Arbeit der Ehrenamtlichen kann das Thema Demenz in die breite Öffentlichkeit getragen werden und so zum Verstehen der Betroffenen beitragen.

3.10   Betreute Wohngemeinschaften

In einer betreuten Wohneinrichtung, als Spezialfall eines häuslichen Settings, führen Menschen ihren eigenen Haushalt in einem barrierefreien

◻ **Tab. 3.19**   Kriterien für niedrigschwellige Betreuungsangebote nach § 45 SGB XI

Geeignet für	– Demenziell erkrankte Menschen
Hemmende Faktoren	– Bislang noch keine flächendeckende Verbreitung des Angebotes, besonders in ländlichen Regionen lange Anfahrtswege – In jedem Bundesland andere rechtliche Rahmenbedingungen – Scham, den Menschen mit Demenz der Öffentlichkeit zu zeigen – Betreuung erfolgt in der Regel nicht durch Fachpersonal, sondern durch Ehrenamtliche
Förderliche Faktoren	– Entlastung der pflegenden Angehörigen für einige Stunden – Zeitgleich können Angehörigengruppen zum Austausch und Wissenstransfer organisiert werden – Niedrigschwelligkeit senkt Hemmschwelle bei der Inanspruchnahme – Einbezug ehrenamtlicher Kräfte fördert die Einbindung in die Gesellschaft – Es können Gruppen- oder Einzelangebote genutzt werden, entsprechend den individuellen Bedürfnissen
Grenzen	– Je nach Region fehlende Angebote – Begrenzte zeitliche Dauer der Angebote – Betreuung erfolgt durch geschulte ehrenamtliche Kräfte, welche aber nicht mit allen herausfordernden Verhaltensweisen umgehen können
Finanzierung	– Bei festgestellter eingeschränkter Alltagskompetenz und einem bei der Pflegekasse anerkanntem Angebot übernimmt die Pflegekasse monatliche Kosten bis zu einer Höhe von 1200 € beziehungsweise 2400 € im Jahr (erhöhter Betreuungsbedarf)

◻ **Tab. 3.20**   Vor- und Nachteile der niedrigschwelligen Angebote

Vorteile der niedrigschwelligen Angebote	Nachteile der niedrigschwelligen Angebote
Stundenweise Entlastung und Erholung der pflegenden Angehörigen	Angebote noch nicht flächendeckend überall vertreten
Niedrigschwelligkeit senkt Hemmschwelle bei Inanspruchnahme	In ländlichen Regionen häufig lange Fahrtwege
Soziale Isolation wird vermieden	Fahrten zu den Gruppenangeboten müssen teilweise selbst organisiert werden
Menschen mit Demenz können sich austauschen, ebenso wie die Angehörigen zeitgleich	Betreuung erfolgt hauptsächlich durch ehrenamtliche Mitarbeiter, nicht durch Fachpersonal
Häufig erster Kontakt mit professionellen Unterstützungsmöglichkeiten	Bei Gruppenangeboten muss sich der Mensch mit Demenz in das Angebot integrieren lassen
Bei eingeschränkter Alltagskompetenz und anerkanntem Angebot können Leistungen mit Pflegekasse abgerechnet werden	Unterschiedliche rechtliche Rahmenbedingungen in verschiedenen Bundesländern zur Anerkennung der Angebote
Nutzer können auswählen, ob sie Einzel- oder Gruppenangebot nutzen möchten	

Umfeld und können bei eventuellen Alltagseinschränkungen gewisse Betreuungs- und Serviceleistungen des Vermieters in Anspruch nehmen, z. B. Hauswirtschaftshilfe, Hausnotruf. Zusätzlich kann im Falle eines Pflegebedarfs ambulante Pflege durch entsprechende Pflegedienste geleistet werden. Ein Umzug in betreute Wohnformen erfolgt insbesondere aus Sicherheitsmotiven, um z. B. dem Risiko einer (physischen) Pflegebedürftigkeit zu begegnen, jedoch in der Regel, bevor kognitive

◻ **Tab. 3.21** Kriterien für den Einsatz ausländischer Haushaltshilfen

Geeignet für	– Demenziell erkrankte Menschen, die über ausreichend großen Wohnraum verfügen
Hemmende Faktoren	– Chemie zwischen Mensch mit Demenz und Haushaltshilfe muss stimmen
	– Keine Vertretung, wenn Haushaltshilfe erkrankt ist oder frei hat
	– Haushaltshilfe darf keinerlei pflegerische Tätigkeiten übernehmen
	– Haushaltshilfe muss im Haushalt der zu betreuenden Person leben und hat Anspruch auf ein eigenes Zimmer
Förderliche Faktoren	– Kostengünstige Möglichkeit für eine umfassende Betreuung der Menschen mit Demenz
	– Enge persönliche Bindung zu Haushaltshilfe ist möglich
Grenzen	– Haushaltshilfe darf keinerlei pflegerische Tätigkeiten übernehmen
	– Haushaltshilfe verfügt über kein pflegerisches Fachwissen
Finanzierung	– Bei festgestellter Pflegestufe zahlt die Pflegekasse Pflegegeld an den Pflegebedürftigen

Defizite in Form von Demenz in Erscheinung treten. Details zu ambulant betreuten Wohngemeinschaften, welche sich häufig auf die Betreuung von Menschen mit Demenz spezialisiert haben, sind in ▶ Abschn. 4.2 näher beschrieben.

3.11 Beschäftigung ausländischer Haushaltshilfen

Pflegekräfte aus dem Ausland, häufig aus Osteuropa, sind mittlerweile ein fester Bestandteil im deutschen Pflegemarkt. Über 100.000 Pflegerinnen aus EU-Beitrittsländern wohnen derzeit bei den hilfebedürftigen Menschen und pflegen sie zu Hause. Die 24- Stunden-Betreuung kostet zwischen 1200 und 2500 € im Monat, hinzukommen freie Kost und Logis.

Die pflegebedürftigen Menschen können so in ihrer vertrauten Umgebung verbleiben und haben rund um die Uhr einen Ansprechpartner. Dies können ambulante Pflegedienste nicht leisten bzw. wäre eine so umfassende Betreuung durch sie mit 5000 bis 10.000 € monatlich wesentlich kostspieliger.

▪ Vermittlung meist über Agenturen

Es gibt derzeit verschiedene Gestaltungsmodelle. Zum einen können ausländische Haushaltshilfen offiziell von den Arbeitsagenturen vermittelt werden. Die Ausführung pflegerischer Tätigkeiten im Sinne der Pflege- und Krankenversicherung ist den vermittelten Kräften dann eigentlich untersagt. Eine weitere Möglichkeit ist, dass Vermittlungsagenturen den Kontakt zu Pflegekräften herstellen, welche bei einem Unternehmen in ihrem Heimat-

land beschäftigt sind. Auch hier zahlt die deutsche Pflegeversicherung nur den monatlichen Betrag des Pflegegeldes entsprechend der vorhandenen Pflegestufe, da kein Versorgungsvertrag mit dem ausländischen Unternehmen abgeschlossen wurde. Zuletzt können auch selbstständige Pflegerinnen die Versorgung übernehmen, allerdings besteht hier häufig eine Scheinselbstständigkeit bei entsprechender Vermittlung. Auch die Zahl der illegal beschäftigten Hilfen ist nicht bekannt, dürfte aber nicht sehr niedrig sein.

Es ist anzunehmen, dass die Arbeitsbedingungen der Haushaltshilfen in der Regel nicht gut sind. Die vereinbarten Bedingungen, unter anderem zu den Arbeitszeiten, werden häufig nicht eingehalten. Viele Reglementierungen schränken unter Umständen das Privatleben der Helferinnen ein, z. B. das Verbot von Besuchen oder Benutzung des Telefons. Auch die Qualität der Pflege und Betreuung dürfte stark schwanken und unterliegt keinerlei Kontrolle. Sie ist von der persönlichen und fachlichen Eignung der Helferin abhängig (◻ Tab. 3.21, ◻ Tab. 3.22).

3.12 Selbsthilfegruppen und Angehörigengruppen

Selbsthilfegruppen helfen den an Demenz erkrankten Menschen und ihren Angehörigen gleichermaßen. Sie dienen der Entlastung der Betroffenen und bieten die Möglichkeit, unter fachlicher Anleitung Erfahrungen auszutauschen und Kontakte zu knüpfen. (Demenz-Strategie Bayern, 42) Häufig findet parallel zum einem niedrigschwelligen Betreuungsangebot für Menschen mit Demenz eine

☐ Tab. 3.22   Vor- und Nachteile von ausländischen Haushaltshilfen

Vorteile von ausländischen Haushaltshilfen	Nachteile von ausländischen Haushaltshilfen
Kostengünstige Betreuung quasi rund um die Uhr in der eigenen Wohnung	Pflegerische Tätigkeiten dürfen nicht übernommen werden
Pflegekasse zahlt Pflegegeld an pflegebedürftige Person	Keinerlei Vertretung bei Krankheit oder Urlaub
Soziale Isolation wird vermieden	Ausreichend Platz zur Unterbringung der Haushaltshilfe muss vorhanden sein (Anspruch auf eigenes Zimmer)
Individuelle Betreuung mit persönlicher Bindung wird ermöglicht	Eventuell Sprachprobleme

☐ Tab. 3.23   Kriterien für den Besuch einer Selbsthilfe- oder Angehörigengruppe

Geeignet für	– Demenziell erkrankte Menschen und ihre pflegenden Angehörigen
Hemmende Faktoren	– Fehlende Betreuung der Personen mit Demenz bei einer Angehörigengruppe – Kein flächendeckendes Angebot vorhanden – Teilweise lange Fahrtwege, Transfer muss selbst organisiert werden – Menschen mit Demenz und ihre Angehörigen müssen die Erkrankung vor anderen offenlegen
Förderliche Faktoren	– Austausch unter gleich Betroffenen stärkt das Selbstwertgefühl und fördert die Auseinandersetzung mit der Erkrankung Demenz – Sozialer Isolation wird entgegengewirkt – Professionelle Unterstützungsmöglichkeiten können vorgestellt werden
Grenzen	– Verbale Ausdrucksmöglichkeiten lassen im Laufe der Erkrankung nach
Finanzierung	– Angebote sind häufig kostenfrei

☐ Tab. 3.24   Vor- und Nachteile von Selbsthilfegruppen

Vorteile von Selbsthilfegruppen	Nachteile von Selbsthilfegruppen
Sozialer Isolation wird entgegengewirkt	Menschen mit Demenz und ihre Angehörigen müssen die Krankheit in der Gruppe offenlegen
Austausch mit ebenfalls Betroffenen ermöglicht bessere Auseinandersetzung mit der Krankheit Demenz	Kein flächendeckendes Angebot vorhanden
Professionelle Unterstützungsmöglichkeiten sowie Hinweise zum Umgang mit Demenz können vermittelt werden	Teilweise lange Fahrtwege, wobei Transfer selbst geregelt werden muss
	Teilweise fehlende Betreuung der Person mit Demenz während der Angehörigengruppen

Selbsthilfegruppe für Angehörige statt (☐ Tab. 3.23, ☐ Tab. 3.24).

Durch das Wissen, dass durch die Selbstwahrnehmung kognitiver Störungen emotionale Belastungen wie Scham, Angst, Stigmatisierung, Inaktivität, soziale Isolation und Ausgrenzung entstehen können, sollen Selbsthilfegruppen diesen Belastungen entgegenwirken. Des Weiteren ist eine Wechselwirkung der Befindlichkeit von Betroffenen und ihren Angehörigen bekannt. Bis zu 50% der Angehörigen weisen über den Betreuungsprozess ein eigenes Erkrankungsrisiko auf

Tandemgruppen

Das Projekt »Tandemgruppen« in Berlin (parallel stattfindende Gruppenangebote für Menschen mit Demenz und ihre Angehörigen) wurde in einer Studie durch Mechthild Niemann-Mirmehdi und Renate Soeller begleitet und vom Bundesministerium für Gesundheit gefördert. Es sollten erstmals die Wirksamkeit und Akzeptanz psychosozialer Unterstützungsangebote für Menschen mit Demenz aus der Nutzerperspektive erforscht werden. Für die Studie wurden die Betroffenen und ihre Angehörigen nach sechsmonatiger Teilnahme getrennt interviewt, mit überwiegend identischen Befragungsinstrumenten. Der Schweregrad der Demenzerkrankung lag im Bereich »leicht bis mittelschwere Demenz«.

Für die demenziell Erkrankten standen das Kennenlernen Mitbetroffener, gemeinsame Unternehmungen und der Gesprächsaustausch im Vordergrund ihrer Erwartungen. Die Angehörigen wünschten sich primär den Austausch mit anderen, denen es genau so geht, wollten erfahren, wie sich andere zur Krankheit verhalten und erhofften sich seelische Stärkung.

Die Erkrankten fühlten sich nach sechs Monaten Gruppenteilnahme aktiver, hatten mehr Neues und Anderes erlebt und fühlten sich gut, weil sie sich zu einer relativ homogenen Gruppe dazugehörig fühlten. Auch der offene Umgang und das Erleben von mehr Verständnis für die Demenzerkrankung brachten Veränderung in ihr Leben.

Für die Angehörigen wirkte sich der Zuwachs an Wissen und Erkenntnissen entlastend aus. Sie erlebten die offene Kommunikation und das Verständnis als neu und bekamen mehr Sicherheit im Hinblick auf die Zukunft. Dabei halfen die langfristige Konzeption der Tandemgruppe und die fachliche Beratung.

Die Verbalisierung der Ängste sorgte für eine bessere seelische Befindlichkeit und für mehr Verständnis für die Situation des Partners, was wiederum den Alltagsstress reduzierte, sodass gemeinsam mehr schönere Dinge erlebt werden konnten. Die Erfahrungen wirkten sich bei den meisten positiv auf die (Paar)Beziehung aus. Die verstärkte Auseinandersetzung mit der Progredienz und Unheilbarkeit der Erkrankung in der Tandemgruppe trägt auch zur Stärkung der Person bei, indem sie die Entwicklung und Umsetzung gezielter Copingstrategien fördert.

Als langfristiger Nutzen zeigte sich zum Einen die Aktivierung der Erkrankten in allen Krankheitsstadien, ihre anhaltende Vertrautheit und zum Anderen gingen die emotionale Bindung und der soziale Rückhalt der Angehörigen untereinander über den Tod ihrer Partner hinaus (Niemann-Mirmehdi, Soeller, 2010, 106).

und sind häufig ebenso sozial isoliert wie die Erkrankten selbst. Soziale Belastungen führen schon im Frühstadium der Demenz zu einer sinkenden Lebensqualität. Ausschließlich familiäre Kontakte reichen zur Krankheits- und Krisenbewältigung nicht aus (Stoppe 2007, zitiert in Niemann-Mirmehdi, Soeller, 2010, 105) (▸ Exkurs »Tandemgruppen«).

Zusammenfassung

Selbsthilfegruppen geben Demenzerkrankten und deren Angehörigen die Möglichkeit, sich mit anderen Betroffenen auszutauschen und sich dadurch emotional weniger belastet zu fühlen. Eine Kombination aus Betreuungsgruppen für demente Menschen und Gesprächskreisen für pflegende Angehörige, sogenannte Tandemgruppen, scheinen eine gute Lösung für die unterschiedlichen Bedürfnisse der beiden Nutzergruppen zu sein. Die Erkrankten sind länger aktiv und mit ihrem Leben zufrieden. Für die Angehörigen entsteht durch die regelmäßigen Treffen über mehrere Jahre eine soziale Beziehung, die häufig über den Tod der Erkrankten hinaus anhält.

Literatur

Alzheimer Europe (1999), Handbuch der Betreuung und Pflege von Alzheimer-Patienten, ed. A. Kurz. Vol. 1., Stuttgart, Thieme:128.

Bayrische Staatsregierung, Demenz-Strategie Bayern, ▸ www.stmas.bayern.de/imperia/md/content/stmas/demenzstategie.pdf (zuletzt gelesen 07.11.13)

Betz, D., Häring, S., Lienert, K., Lutherdt, S., Meyer, S., Reichenbach, M., Sust, C., Walter, H.-C., Weingärtner, P. (2010a): Grundlegende Bedürfnisse potenzieller AAL-Nutzer und Möglichkeiten der ter, K., Rosenthal, T. (Hrsg.): Soziologie der Pflege. Grundlagen, Wissensbestände und Perspektiven. Weinheim, München: Juventa: 193–209.

Bundesministerium für Familie, Senioren, Frauen und Jugend (Hrsg., 2013): Zweiter Demografiegipfel der Bundesregierung – Ergebnisse der Arbeitsgruppe »Allianz für Menschen mit Demenz«. Auszug aus der Gipfelbroschüre »Jedes Alter zählt«. ▶ http://www.demografieportal.de/SharedDocs/Downloads/DE/Arbeitsgruppen/Ergebnisse/Ergebnisbericht_Arbeitsgruppen.pdf?__blob=publicationFile&v=3 (letzte Einsicht 16.03.14)

Bundesministerium für Familie, Senioren, Frauen und Jugend (Hrsg., 2011): Leuchtutmprojekt Demenz. ▶ http://www.bmg.bund.de/fileadmin/dateien/Publikationen/Pflege/Berichte/Abschlussbericht_Leuchtturmprojekt_Demenz.pdf (letzte Einsicht 17.04.2014)

Döhner H, Lamura, G (2011): Situation pflegender Angehöriger im internationalen Vergleich. Expertise für die Sachverständigenkommission zur Erstellung des 8. Familienberichtes (BMFSFJ)

Dumke C. (2008): Niedrigschwellige Betreuungsangebote für Menschen mit Demenz. Unveröffentliche Diplom-Thesis, Evangelische Fachhochschule für Soziale Arbeit Dresden, Dresden. 411- 416

Dumke C. (2009): Die Entwicklung Niedrigschwelliger Betreuungsangebote für Menschen mit Demenz im Freistaat Sachsen. Evaluation zweier Betreuungsangebote im Freistaat Sachsen. In: Deutsche Alzheimer Gesellschaft: Aktiv für Demenzkranke. Tagungsreihe Bd. 7, Berlin.

Dumke, Ch. (2011): Angehörige in niedrigschwelligen Betreuungsangeboten begleiten. In: Tagungsreihe der Deutschen Alzheimer Gesellschaft e. V. »Aktiv für Demenzkranke«. 09/ 2010

Fachinger, U.; Koch, H., Braeseke, G., Merda, M., Henke, K.-D., Troppens, S. (2012): Ökonomische Potenziale altersgerechter Assistenzsysteme. Ergebnisse der »Studie zu Ökonomischen Potenzialen und neuartigen Geschäftsmodellen im Bereich Altersgerechte Assistenzsysteme«. ▶ https://ssl.vdivde-it.de/aaljp-transnationaler-informationstag/deutschland/dokumente/Endbericht%20AAL-Marktstudie.pdf; Zugriff: 07.03.2014

Flesche, C. W., Jalowy, A., Inselmann, G. (2004): Telemedizin in der Hochseeschifffahrt? Hightech aus Tradition. Medizinische Klinik, 99 (3):163–168.

Gast, R. (2013): Der unsichtbare Pfleger. Die Zeit, 2, 3: 27f.

Gess, C. (2010): Ansätze der Arbeit mit Demenzkranken und ihren Familien in Mehrgererationenhäuser. In Deutsche Alzheimer Gesellschaft e.V. (Hrsg.), Gemeinschaft leben. Referate auf dem 6. Kongress der Deutschen Alzheimer Gesellschaft e.V., Braunschweig, 7.-9.10.2010. Berlin: Tagungsreihe, Bd. 8 (S.431-438).

Halek, M., Abt-Zegelin, A. (2008): Wieder nach Hause – Chancen der Kurzzeitpflege. Die Schwester Der Pfleger. 47(3):244–248

Hannappel, U. von Reibnitz, C. (2012): Versorgungsbrüche vermeiden. Häusliche Krankenpflege, 12: 54–58

IDA(Informationsdienst Altersfragen) 40 (1), 2013 ▶ http://www.dza.de/fileadmin/dza/pdf/Heft_06_2013_November_Dezember_2013_gekuerzt_PW.pdf (Letzte Einsicht 16.03.2014)

Initiative Hausnotrufe: ▶ www.initiative-**hausnotruf**.de/ (letzte Einsichtnahme 16.05.2014)

Jauernig, S.; Wißmann,S. (2007): Das Betreuungsangebot erweitern – Ambulante Pflege und niedrigschwellige Angebote. In: Sauer, P.; Wißmann, P. (Hrsg.), Niedrigschwellige Hilfen für Familien mit Demenz: Erfahrungen, Beispiele, Perspektiven Frankfurt am Main 2007

KDA (Kuratorium Deutsche Altenhilfe), Köln 2002

Kitwood, T. (2000): Demenz - Der personenzentrierte Ansatz im Umgang mit verwirrten Menschen. Bern, Hans Huber: 221.

Klie, T., Koczy, P.u.a. (2005): Effektivität einer multifaktoriellen Intervention zur Reduktion von körpernaher Fixierung bei demenzerkrankten Heimbewohnern. Z Gerontol Geriat 38:33–39

Klie, T., Schuhmacher, B. (2006): Bürger- und Angehörigenbeteiligung in Wohngruppen für Menschen mit Demenz – Das »Freiburger Modell«. In: Deutsche Alzheimer Gesellschaft e.V. (Hrsg.):Demenz – eine Herausforderung für das 21. Jahrhundert. Berlin, 171–177.

Klie, T., Frommelt, M. u. Schneekloth, U. (2011): Evaluation der Pflegeberatung nach § 7a Satz 1 SGB XI. Evaluationsbericht des AGP Institut für angewandte Sozialforschung, Hans-Weinberger-Akademie, TNS Infratest. Freiburg.

Klie, T.; Pfundstein, T.; Schuhmacher, B., Monzer; Klein, A.; Störkle, M.; Behrend, S. (2011): Das Pflegebudget. Schriftenreihe Modellprogramm zur Weiterentwicklung der Pflegeversicherung. Bd. 4, Hrsg. GKV-Spitzenverband, Berlin.

Manzeschke, A. (2010): Neue Unverantwortlichkeit? – Ethische Aspekte von Ambient-Assisted-Living. In: Niederlag, W., Lemke, H. U., Golubnitschaja, O, Rienhoff, O. (Hrsg.): Personalisierte Medizin. Dresden: General Hospital: 345–357.

Merrell, R. C. (2005): Telemedicine in surgery. European Surgery, 37 (5): 270–273.

Michell-Auli, P.; Sowinski, C.; Strunk-Richter, G. (2009): Die qualitätsgeleitete KDA-Pflegeoase verzichtet auf Mehrbettzimmer. In: Die Schwester Der Pfleger, 10/2009, S. 8–11

Michell-Auli, P.; Strunk-Richter, G.; Tebest, R. (2010): Was leisten Pflegestützpunkte? Konzeption und Umsetzung; Ergebnisse aus der "Werkstatt Pflegestützpunkte". Köln: KDA.

Niemann- Mirmehdi, M., Zander, L., Ißelburg, A., Bernecker, K., Heinz, A., Rapp, M. & Soellner, R. (2010): Subjektive Wahrnehmung dementiell erkrankter Menschen in den Mittelpunkt gestellt. 6. Kongress der Deutschen Alzheimer Gesellschaft Selbsthilfe Demenz. Braunschweig, 07.- 09.10.

Niemann-Mirmehdi, M., Soellner, R. (2011): Subjektive Wahrnehmung demenziell Erkrankter in den Mittelpunkt gestellt – Ergebnisse einer qualitativen Evaluationsstudie von Versorgungsstrukturen in der frühen Krankheitsphase. In: Selbsthilfe Demenz Gemeinschaft Leben. Tagungsband 6. Kongress der Deutschen Alzheimer Gesellschaft (Hrsg., März 2011, Berlin)

Norgall, T. (2009): Personalisierter Technikeinsatz - Zukunfts-perspektive gesundheitlicher Prävention? Public Health Forum, 17, 65: 19–21.

Pogadl, S.; Pohlmann, R. (2008): Seniorenbüros in Dortmund – Zukunftsorientiertes Modell für eine integrative und wohnortnahe Versorgung und Betreuung. Zeitschrift für Gerontologie und Geriatrie (41),2. 86–91

Sauer, P.; Wißmann, P. (2006): Evaluation der Leistungen zum Pflegeleistungs-Ergänzungsgesetz. Abschlussbericht, Berlin

Schmidt, T.-A.; Wolff, B. (2006): Handbuch Niedrigschwellige Betreuungsangebote E-Book, Hannover 2006

Schneekloth, U.; Wahl, H.W. (Hrsg.) (2006): Möglichkeiten und Grenzen selbständiger Lebensführung in privaten Haushalten (MuG III). München.

von Reibnitz, C. (2009): Methoden der Umsetzung von Case Management. In: von Reibnitz, C.: Case Management praktisch und effizient. Springer, Heidelberg: 64–117.

Weber, K. (2012): Bottom-Up Mixed-Reality: Emergente Ent-wicklung, Unkontrollierbarkeit und soziale Konsequen-zen. In: Robben, B., Schelhowe, H. (Hrsg.): Begreif-bare Interaktionen – Der allgegenwärtige Computer: Touchscreens, Wearables, Tangibles und Ubiquitous Computing. Bielefeld: Transcript: 347–366.

Weber, K., Nagenborg, M., Drüeke, R., Langewitz, O. (2009): Ubiquitous Media – Ökonomische und technische Rahmung sozialer Handlungsmöglichkeiten. Merz Medien + Erziehung, Zeitschrift für Medienpädagogik, 53 (6): 102–110.

Wiegerling, K. (2012): Zum Wandel des Verhältnisses von Leib und Lebenswelt in intelligenten Umgebungen. In: Fi-scher, P., Luckner, A., Ramming, U. (Hrsg.): Die Reflexion des Möglichen. Zur Dialektik von Erkennen, Handeln und Werten. Münster et al.: LIT: 225–238.

Wolff, B., Schumburg, J (2010): Ambulante Angebotsstruk-turen in Niedersachsen für demenzkranke Menschen und ihre pflegenden Angehörigen. Tagungsreihe der Deutschen Alzheimer Gesellschaft e.V. Band 8 »Ge-meinschaft leben« Braunschweig 7. bis 9. Oktober 2010 Referate, : 173–176

Rechtsquellen

Pflege - Neuausrichtungs- Gesetz, Bundesministerium für Gesundheit, 2012

Pflegestützpunkte in Niedersachsen, ▶ www.ms.nieder-sachsen.de/portal/live.php?navigation_id=5103&artic-le_id=14132& (zuletzt gelesen 21.01.14)

PNG: Entwurf eines Gesetzes zur Neuausrichtung der Pflegeversicherung (Pflege-Neuausrichtungs-Gesetz). Drucksache 17/ 9369.

Bundesministerium für Gesundheit, Pressemitteilung Nr. 49 vom 29.06.2012

SGB V: Fünftes Buch Sozialgesetzbuch - Gesetzliche Krankenversicherung - (Artikel 1 des Gesetzes vom 20. Dezember 1988, BGBl. I S. 2477), das zuletzt durch Artikel 8 des Gesetzes vom 12. April 2012 (BGBl. I S. 579) geändert worden ist

SGB XI: Elftes Buch Sozialgesetzbuch - Soziale Pflegever-sicherung - (Artikel 1 des Gesetzes vom 26. Mai 1994, BGBl. I S. 1014), das zuletzt durch Artikel 13 Absatz 27 des Gesetzes vom 12. April 2012 (BGBl. I S. 579) geändert worden ist

SGB XII: Zwölftes Buch Sozialgesetzbuch - Sozialhilfe - (Artikel 1 des Gesetzes vom 27. Dezember 2003, BGBl. I S. 3022), das zuletzt durch Artikel 13 Absatz 28 des Gesetzes vom 12. April 2012 (BGBl. I S. 579) geändert worden ist

Statistisches Bundesamt, Wiesbaden, ▶ www.destatis.de/kontakt, (zuletzt gelesen 31.01.14)

Pflegestatistik 2013 ▶ http://www.gbe-bund.de/glossar/Pflegestatistik.html

Stationäre Versorgungskonzepte

Katja Sonntag

4.1   Vollstationäre Pflegeeinrichtungen

Trotz der Weiterentwicklung und des Ausbaus ambulanter Versorgungskonzepte stoßen diese bei Menschen mit zunehmendem Schweregrad der Demenz häufig an ihre Grenzen. So werden bis zu 80% der Menschen mit Demenz im Verlauf ihrer Erkrankung vollstationär betreut (Schäufele et al. 2008, 12). Gleichzeitig ist eine demenzielle Erkrankung heute der Hauptgrund für den Einzug in eine vollstationäre Pflegeeinrichtung. Häufig erfolgt der Umzug in einem bereits fortgeschrittenen Krankheitsstadium, vor allem bei zunehmender Pflegebedürftigkeit und beim Auftreten herausfordernder Verhaltensweisen (Radzey 2011a, 87). Des Weiteren führt eine Überforderung oder Überlastung der Pflegepersonen nach oft jahrelanger Pflege und Betreuung zu einem Umzug in eine vollstationäre Pflegeeinrichtung. Umso wichtiger ist es daher, dass sich die Pflegeeinrichtungen auf dieses Klientel einstellen, um eine hochwertige Versorgung leisten zu können (Heeg et al. 2012, 14). In den vergangenen Jahren haben unterschiedliche Theorien und Pflegekonzepte die Betreuung von pflegebedürftigen Menschen beeinflusst, einige richten sich auch speziell an Menschen mit Demenz. Die häufigsten Betreuungsformen werden nun vorgestellt.

> **Häufige stationäre Betreuungsformen für Menschen mit Demenz**
> - Integrative Versorgung
> - Segregative Versorgung (Spezial-Wohnbereiche für Menschen mit Demenz)
> - Hausgemeinschaften

4.1.1   Integrative Versorgungskonzepte

Auch heute noch wird die Mehrzahl der Menschen mit Demenz, welche in einer vollstationären Pflegeeinrichtung lebt, integrativ versorgt. Das bedeutet, dass Bewohner mit Demenz gemeinsam mit schwer pflegebedürftigen und multimorbiden Bewohnern versorgt werden (Ministerium für Arbeit, Soziales, Gesundheit, Familie und Frauen des Landes Rhein-

land-Pfalz 2007, 7). Wie genau sich die integrative Versorgung in den einzelnen Häusern gestaltet, differiert stark. Grundsätzlich dürfte heute in allen integrativen Pflegeeinrichtungen das Normalisierungsprinzip zu Grunde gelegt worden sein.

> ❯ Dieses bedeutet, dass jeder Mensch sein Leben und seinen Alltag so weit wie möglich selbst steuern und das weiterleben möchte, was für ihn jahrzehntelang »Normalität« ausmachte, auch wenn er zu einer eigenständigen Haushaltsführung nicht mehr in der Lage ist (Kaiser 2012, 40).

Normalität meint dabei für vollstationäre Pflegeeinrichtungen:
- eine erfassbare Umgebung, die Sicherheit und Geborgenheit ausstrahlt,
- eine überschaubare Anzahl von Mitbewohnern (kleine Gruppen),
- Möglichkeiten zur Betätigung, zur Kontaktaufnahme, zu Teilnahme und Teilhabe, aber auch zum Rückzug,
- Aktivitäten und eine Tagesstruktur, die sich an einem »normalen Haushalt« orientieren,
- qualitative Pflege, die diskret in den Hintergrund tritt (Kaiser 2012, 41).

Eine integrative Versorgung entspricht außerdem der in vielen Bereichen mittlerweile angestrebten Inklusion. Niemand soll auf Grund bestimmter Erkrankungen oder Behinderungen diskriminiert oder ausgeschlossen werden. Vom Kuratorium der Deutschen Altenhilfe (KDA) propagierte Leitbilder wie die Hausgemeinschaft richten sich an alle pflegebedürftigen Menschen und rücken das Prinzip der Familie in den Vordergrund. Außerdem soll eine möglichst quartiersbezogene Versorgung erfolgen, welche durch spezialisierte Betreuungsformen kaum möglich wäre (◘ Tab. 4.1).

> ❯ Die Mehrzahl demenzkranker Menschen wird in Deutschland derzeit in integrativen Versorgungsformen versorgt, also gemeinsam mit kognitiv gesunden Pflegebedürftigen. Grundlage der integrativen Versorgung sind die Leitprinzipien der Normalisierung sowie der Inklusion.

◻ **Tab. 4.1** Kriterien für die integrative stationäre Versorgung	
Geeignet für	– Menschen mit Demenz ohne auffällige herausfordernde Verhaltensweisen
Hemmende Faktoren	– Herausfordernde Verhaltensweisen wie Hinlauftendenz oder Selbst- und Fremdgefährdung – Mögliche Konflikte mit anderen, kognitiv gesunden Bewohnern – Konfrontation der Menschen mit Demenz mit den eigenen Defiziten
Förderliche Faktoren	– Normalitätsprinzip wird gelebt – Menschen mit Demenz können Verhalten kognitiv gesunder Menschen nachahmen – Wohnortnahe Versorgung wird ermöglicht
Grenzen	– Meist fehlende gerontopsychiatrische Fachkompetenz – Gezielte Aktivierungsangebote für Menschen mit Demenz fehlen – Schutz der demenzkranken Bewohner kann nicht immer gewährleistet werden, z. B. beim unbemerkten Verlassen des Wohnbereiches – Lebensqualität der kognitiv gesunden Bewohner sinkt bei integrativer Versorgung
Finanzierung	– Monatliche Kosten zwischen 2800 und 4500 € je nach Bundesland, Einrichtung und Pflegestufe – Pflegekasse übernimmt zwischen 1023 und 1918 € je nach Pflegestufe – Eigenanteil wird über Einkommen und Vermögen gezahlt, bei Finanzierungslücken greift Sozialhilfe

4.1.2 Segregative Versorgungskonzepte

Bei segregativen Versorgungsmodellen werden nur Menschen mit Demenz gemeinsam betreut, eventuell erfolgt sogar eine weitere Differenzierung, zum Beispiel nach Schweregrad der Erkrankung oder dem Auftreten bestimmter herausfordernder Verhaltensweisen.

Begründet wird eine segregative Versorgung damit, dass die Bedürfnisse der verschiedenen Bewohnergruppen sehr unterschiedlich sind. Im Rahmen einer integrativen Versorgung ist es daher kaum möglich, die Versorgungs- und Betreuungsangebote für orientierte Bewohner und Bewohner mit unterschiedlichen Schweregraden der Demenz so zu gestalten, dass alle gleichermaßen und angemessen gemeinsam versorgt werden können (Ministerium für Arbeit, Soziales, Gesundheit, Familie und Frauen des Landes Rheinland-Pfalz 2007, 7). Vielmehr geht die segregative Pflege und Betreuung davon aus, dass demenziell erkrankte Menschen besondere psychosoziale Bedürfnisse haben, die eine von anderen Bewohnergruppen getrennte Versorgung erforderlich macht.« (Zimmermann 2009, 92).

Ein Vorteil der segregativen Versorgung ist, dass Betroffene nicht mit kognitiv gesunden Menschen und ihren eigenen Defiziten konfrontiert werden. Da einer Überforderung stets entgegengewirkt wird, kann es zu einer Reduktion von Stress und medikamentösen Hilfen bis hin zu mechanischen Fixierungen kommen. »Studien zufolge werden international 12 bis 49% aller Bewohner in Alten- und Pflegeheimen in irgendeiner Weise fixiert, in Deutschland sind es 26 bis 42%, 5 bis 10% werden mit Gurten festgeschnallt.« (Berlin-Institut 2011, 43). Außerdem bekommen laut internationalen Untersuchungen zwischen 34 und 75% der Bewohner Psychopharmaka verabreicht, wobei ein medizinischer Grund für die Medikamentengabe häufig nicht eindeutig festzustellen war (Berlin-Institut 2011, 44). Bei Betreuern und Pflegern besteht bei aufkommenden herausfordernden Verhaltensweisen kein Rechtfertigungszwang, so dass teilweise auf Medikamente oder Fixierungen verzichtet werden kann. Menschen in einem leichten Stadium der Demenz können allerdings Ängste aufgrund der Konfrontation mit Bewohnern in weiter fortgeschrittenen Stadien entwickeln. Außerdem besteht die Gefahr einer Abschiebung oder Stigmatisierung demenziell erkrankter Menschen sowie einer Überlastung des Personals (Zimmermann 2009, 93) (▶ Exkurs »Personzentrierter Ansatz nach Tom Kitwood«).

Personzentrierter Ansatz nach Tom Kitwood

Tom Kitwood, welcher an der Universität Bradfort arbeitet, hat das Modell der personzentrierten Pflege entwickelt, welches seitdem nicht nur die englische Pflegeszene prägt. Er betont vor allem die Bedeutung der Kommunikation und Beziehung bei der Pflege von Menschen mit Demenz.

Mit Fortschreiten der Demenz und den damit verbundenen kognitiven Einschränkungen, Verhaltensauffälligkeiten und Einschränkungen der Kommunikationsfähigkeit neigt die Umgebung dazu, die Bestimmung über die betroffene Person zu übernehmen. Die Menschen mit Demenz haben aber weiterhin individuelle Bedürfnisse und sind nach Kitwood durchaus in der Lage, in alltäglichen Belangen für sich selbst Entscheidungen zu treffen, wenn ihnen Wahlmöglichkeiten adäquat angeboten werden. Das Problem der Demenz liegt ihm zufolge nach nicht im Erkrankten, der die Demenz »hat«, sondern entsteht aus der gestörten Interaktion und Kommunikation zwischen Menschen mit und Menschen ohne Demenz. Es kommt zu Missverständnissen und Störungen, in deren Folge die eventuell auftretenden herausfordernden Verhaltensweisen der Menschen mit Demenz zum eigentlichen »Problem« gemacht werden. In der Theorie von Kitwood kommt aber allem, was Menschen mit Demenz tun und sagen, Sinn und Bedeutung zu. Für die Umwelt problematische oder herausfordernde Verhaltensweisen müssen daher als Handlung gedeutet werden, die verstanden werden muss, da auch dieses Verhalten Ausdruck eines zugrunde liegenden Bedürfnisses ist (Ministerium für Arbeit, Soziales, Gesundheit, Familie und Frauen des Landes Rheinland-Pfalz 2007, 12).

»Im Zentrum des personzentrierten Ansatzes steht der Mensch als Person in seiner Einzigartigkeit. Dabei geht es Kitwood um den Erhalt und die Stärkung des Personseins als oberste Zielsetzung.« (D'Arrigo 2011, 76). Anders als kognitiv gesunde Menschen sind Menschen mit Demenz darauf angewiesen, dass ihre Begleiter ihnen ein Personsein ermöglichen und die Ich-Identität stärken (Ministerium für Arbeit, Soziales, Gesundheit, Familie und Frauen des Landes Rheinland-Pfalz 2007, 12). Kitwood beschreibt eine Demenzpflege aus personzentrierter Sicht als eine Wiederherstellung der personalen Funktionen. Dabei werden die fünf grundlegenden psychischen Bedürfnisse Bindung, Trost, Identität, Beschäftigung sowie Einbeziehung in Gruppen befriedigt, damit Menschen mit Demenz sich wohlfühlen können (Dominguez 2008, 17f). Durch die Wechselwirkung in der Person-Umwelt-Beziehung wird der Demenzkranke angeregt, sein individuelles Milieu aktiv zu gestalten. Nur durch die Befriedigung seiner Bedürfnislage kann sich der demente Mensch nach Kitwood wahrnehmen und sich wertvoll und angenommen fühlen. Insofern hängt die Qualität in der personzentrierten Pflege von demenzkranken Menschen stark von der Qualität der Pflegebeziehung und der Interaktionsfähigkeit des Pflegepersonals ab (D'Arrigo 2011, 76).

Die vier wesentlichen Elemente des personzentrierten Ansatzes sind:

1. Den Wert von Menschen mit Demenz anerkennen (value base)
2. Sie als einzigartige Individuen zu behandeln und die Tatsache anzuerkennen, dass jeder Mensch individuell auf die neurologische Beeinträchtigung reagiert (individualized)
3. Die Welt aus dem Blickwinkel der Person mit Demenz zu betrachten und somit die Perspektive zu wechseln (perspective)
4. Die Erkenntnis, dass jegliches menschliches Leben in Beziehungen wurzelt und dass Menschen mit Demenz eine besondere soziale Umgebung benötigen, die ihre Beeinträchtigung auffängt und Möglichkeiten persönlichen Wachstums fördert (social environment) (Heeg et al. 2012, 29)

Zusammenfassung

Bei der segregativen Versorgung werden Menschen mit Demenz gemeinsam betreut, teilweise erfolgt eine weitere Differenzierung je nach Schweregrad der Erkrankung oder dem Auftreten bestimmter herausfordernder Verhaltensweisen. Eine segregative Versorgung bietet den Vorteil, dass auf die besonderen Bedürfnisse von Menschen mit Demenz gezielt eingegangen werden kann und diese nicht fortlaufend mit ihren Defiziten konfrontiert werden. Herausfordernde Verhaltensweisen werden eher toleriert, sodass auf Psychopharmaka oder Fixierungen verzichtet werden kann. Allerdings bedeutet eine Segregation auch eine Abschiebung und Stigmatisierung (◗ Tab. 4.2).

◻ Tab. 4.2   Kriterien für die segregative stationäre Versorgung

Geeignet für	Alle Menschen mit Demenz, besonders bei: – weit fortgeschrittener Demenz – Hinlauftendenz – Selbst- und/oder Fremdgefährdung – herausfordernden Verhaltensweisen
Hemmende Faktoren	– Spezialeinrichtungen ermöglichen häufig keine wohnortnahe Versorgung – Häufung von herausfordernden Verhaltensweisen schreckt teilweise Besucher ab – Je nach Konzept der Einrichtung muss ein Umzug bei Veränderung des Krankheitsbildes erfolgen
Förderliche Faktoren	– Gerontopsychiatrische Fachkompetenz – Gezielte Angebote für Menschen mit Demenz werden gemacht – Separation nach Schweregrad der Demenz oder bestimmten Verhaltensweisen ermöglicht passgenaue Betreuung – Beschützte oder geschlossene Wohnbereiche verhindern Weglaufen der Bewohner mit Demenz – Demenzkranke Bewohner werden nicht mit ihren Defiziten konfrontiert – Konflikte mit kognitiv gesunden Bewohnern werden vermieden
Grenzen	– Wohnortnahe Versorgung kann mit zunehmender Spezialisierung nicht gewährleistet werden – Herausfordernde Verhaltensweisen können sich in der Gruppe steigern
Finanzierung	– Monatliche Kosten zwischen 3000 und 4500 € je nach Bundesland, Einrichtung und Pflegestufe – Häufig höherer Pflegesatz für spezialisierte Versorgung verhandelt – Pflegekasse übernimmt zwischen 1023 und 1918 € je nach Pflegestufe – Eigenanteil wird über Einkommen und Vermögen gezahlt, bei Finanzierungslücken greift Sozialhilfe

4.1.3   Spezielle Wohnbereiche für Menschen mit Demenz

Die speziellen Wohnbereiche für demenziell erkrankte Menschen sind vergleichbar mit den Special Care Units in den USA. Es handelt sich um eine spezielle stationäre Versorgungsform, die besonders für Betroffene mit starken Verhaltensänderungen geeignet ist. Durch Symptome wie Wahnvorstellungen, Halluzinationen, Aggressionen, andauerndes lautes Schreien oder erhebliche Unruhe gestaltet sich eine Integration dieses Personenkreises in andere Wohnformen äußerst schwierig. So kam es Anfang der 1990er Jahre in Deutschland zu ersten Überlegungen, ob und in welchem Rahmen eine angemessene Pflege und Betreuung für diese demenziell erkrankten Menschen geboten werden kann (Zimmermann 2009, 113).

Anders als bei den Hausgemeinschaften stehen bei den speziellen Pflegebereichen nicht die Normalität im Vordergrund, sondern die speziellen Bedürfnisse der Bewohner. Die Räumlichkeiten sind zudem von anderen Bereichen innerhalb einer Pflegeeinrichtung in der Regel klar abgegrenzt. Ein speziell geschultes Personal pflegt und betreut die Bewohner rund um die Uhr. Das Team setzt sich idealerweise aus qualifizierten und gerontopsychiatrisch geschulten Kräften der Pflege, Pädagogik und Hauswirtschaft zusammen (Zimmermann 2009, 115).

▪ Milieutherapeutischer Ansatz

Wohngruppen für Menschen mit Demenz sollten eine Gruppengröße von 12 bis 15 Personen nicht überschreiten. Damit soll Übersichtlichkeit gewährleistet und eine Überforderung der Menschen mit Demenz durch zu viele »fremde« Gesichter vermieden werden (Ministerium für Arbeit, Soziales, Gesundheit, Familie und Frauen des Landes Rheinland-Pfalz 2007, 7). Außerdem orientieren sich die speziellen Wohnbereiche meist am milieutherapeutischen Ansatz. Dieser geht davon aus, dass Demenzkranke besonders auf eine beschützende materielle Umwelt angewiesen sind.

Optimale Umgebung für Menschen mit einer Demenz

Eine optimale materielle Umgebung für Demenzkranke soll demnach

- übersichtlich sein,
- die Funktionsfähigkeit und Kompetenzerhaltung unterstützen,
- maximale Bewegungsfreiheit gewährleisten,
- Sicherheit und Geborgenheit vermitteln,
- stimulierend und anregend wirken (z. B. durch Materialien zum Greifen, Gerüche, gezielt eingesetzte Musik), aber Reizüberflutung vermeiden (z. B. durch dauerhafte Beschallung mit Radio und Fernsehen),
- Kontinuität bieten und einen Bezug zum bisherigen Lebenszusammenhang herstellen,
- physikalische Umweltfaktoren wie Beleuchtung (blendfrei, schattenarm, 500 Lux), Temperatur, Gerüche und Geräusche den Bedürfnissen der Kranken anpassen,
- die Orientierung unterstützen (z. B. durch Namen und Bilder an Türen, Lichtführung, Bodenbelag, unverwechselbare Gestaltung der Orte)
- die soziale Interaktion und Besuche der Angehörigen fördern,
- Erfahrungen mit Tieren ermöglichen sowie
- ausreichend Rückzugsmöglichkeiten bieten (Weyerer et al. 2006, 23f; Ministerium für Arbeit, Soziales, Gesundheit, Familie und Frauen des Landes Rheinland-Pfalz 2007, 7f)).

»Durch einen ausreichend großen Aufenthaltsbereich wird gemeinschaftliches Leben und Erleben gefördert. Mobile Bewohner mit einer mittelschweren bis schweren Demenz suchen häufig Kontakt zu anderen Personen und halten sich gerne dort auf, wo etwas geschieht, sie etwas beobachten können oder Ansprache erhalten.« (Ministerium für Arbeit, Soziales, Gesundheit, Familie und Frauen des Landes Rheinland-Pfalz 2007, 9). Wenn möglich, sollten die speziellen Wohnbereiche auch einen gesicherten Aufenthaltsbereich im Freien haben, den die Bewohner nutzen können.

■ **Küche als Bestandteil des Wohnbereichs**

Eine Küche im Wohnbereich fördert die Wohnqualität und bietet in der Versorgung von Menschen mit Demenz zahlreiche Vorteile. Mobile und aktive Bewohner können in hauswirtschaftliche Tätigkeiten wie Abspülen, Abtrocknen oder die Zubereitung von einfachen Speisen einbezogen werden. Lebensmittel können im Wohnbereich vorgehalten werden, um so besser auf die individuellen Bedürfnisse und aktuellen Wünsche der Bewohner eingehen zu können. Die Sicherstellung einer ausreichenden Ernährungssituation stellt insbesondere bei Menschen mit Demenz häufig ein Problem dar. Wenn Mahlzeiten auf dem Wohnbereich zubereitet werden, können die Bewohner durch die Essensgerüche auf die Mahlzeiten eingestimmt und zum Essen angeregt werden. Allerdings nehmen die hauswirtschaftlichen Tätigkeiten nicht den zentralen Stellenwert wie in einer Hausgemeinschaft ein, auch wenn die Mahlzeiten ein zentrales Element der Tagesstrukturierung darstellen (Ministerium für Arbeit, Soziales, Gesundheit, Familie und Frauen des Landes Rheinland-Pfalz 2007, 10).

Beispiel

Das Zentrum »Sonnweid« im schweizerischen Wetzikon gilt allgemein als mustergültiges Heim für Menschen mit Demenz. Hier ist nicht nur die helle, freundliche Architektur ganz auf die Bedürfnisse und Möglichkeiten dementer Bewohner ausgerichtet. Auch das Personal stellt sich konsequent auf das momentane Befinden und Erleben der Bewohner ein, feste Tagesabläufe und Vorgaben gibt es nicht (Berlin-Institut 2011, 45).

■ **»Beschützte« Wohnbereiche**

Eine Mehrzahl der speziellen Wohnbereiche für Menschen mit Demenz ist durch besondere Vorkehrungen so gestaltet, dass die mobilen Bewohner mit Demenz den Wohnbereich nicht unbemerkt verlassen können. Viele Wohnbereiche nennen sich »beschützt«, da hier die Ausgänge nicht verschlossen, das Verlassen des Wohnbereiches aber durch besondere Vorkehrungen erschwert ist. So sind zum Beispiel die Türen unauffällig in Wandfarbe gestrichen, durch Vorhänge oder eine Fototapete getarnt, Türklinken höher als üblich angebracht oder die Farb- und Lichtgestaltung lenkt von den Ausgängen ab, während andere Bereiche gezielt betont werden. Manche der »beschützten« Wohnbereiche arbeiten auch mit technischen Hilfsmitteln wie Funkschranken und besonderen Sensoren, um das unbemerkte Verlassen der Bewohner mit Demenz zu verhindern.

■ **Geschlossene Wohnbereiche**

Andere Wohnbereiche für Menschen mit Demenz sind sogar geschlossene Wohnbereiche, die Ausgänge sind hier permanent abgeschlossen.

❯❯ Um einen Menschen mit Demenz dort unterbringen zu dürfen, bedarf es einer richterlichen Genehmigung, da die geschlossene Unterbringung das Freiheitsrecht des einzelnen stark einschränkt. Das Recht auf persönliche Freiheit muss demnach mit dem Schutzbedürfnis abgewogen werden.

■ **Sonderform Pro Acht**

Eine Sonderform der Wohnbereiche für Menschen mit Demenz sind solche, bei deren Grundriss eine »Endlosschleife« gewählt wurde (◘ Abb. 4.1). Die Bewegung in den halböffentlichen Bereichen soll dadurch gefördert werden, im Gegensatz zu clusterförmigen Grundrissen, die sozialräumlich die Gruppe stärker definieren (Heeg et al. 2012, 41). Die langen Endloswanderschleifen entsprechen zwar dem »Symptom Bewegungsdrang«, welches viele mobile Bewohner mit Demenz zeigen. Die Ursache des Wanderns wie Heimweh, der Verlust von Geborgenheit oder vertrauten Menschen wird dadurch aber nicht behoben, vielmehr werden so

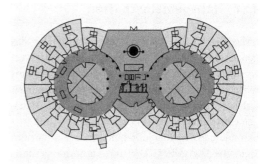

◘ **Abb. 4.1** Grundriss Pro acht (adaptiert nach Pro 8 Pflegeheim Frelenberg GmbH. ▶ http://liveserver5.ionas. de/brd/nrw/c5/sv_uebach_palenberg/unsere_stadt/senioren_pflege_betreuung/demenzheim)

genannte »Hamsterradeffekte« verursacht. Die Menschen können zwar ungehindert laufen und weiterwandern, tun dies jedoch oft bis zur körperlichen Erschöpfung. Während der Wandernde für Mitarbeiter und Mitbewohner so häufig als weniger störend und verhaltensauffällig erscheint als bei anderen Grundrissformen, wird seiner eigenen Bedürfnislage und Belastungsgrenze häufig wenig Aufmerksamkeit geschenkt. Mancher Heimbewohner läuft in solchen Schleifen bis zu 20 km am Tag im geschlossenen Raum. Je gleichförmiger die Wege dabei sind, desto weniger erinnern sich die Laufenden daran, wo sie sich befinden, auch wenn der Weg Gruppenräume durchkreuzt (Kaiser 2012, 46f).

Zusammenfassung

Besonders für mobile Bewohner mit fortgeschrittener Demenz und herausfordernden Verhaltensweisen wurden in den letzten Jahren spezielle Wohnbereiche eingerichtet, welche häufig teilweise oder ganz geschlossen sind. Den besonderen Bedürfnissen der Klientel soll durch eine kleine Gruppengröße, eine Ausrichtung an der Milieutherapie sowie besonders geschultes Personal Rechnung getragen werden.

4.1.4   Hausgemeinschaften

»Allgemein wird unter »Hausgemeinschaft« das gemeinsame Wohnen von nicht miteinander verwandten Menschen verstanden, die sich ein Haus teilen, innerhalb dessen sie individuelle Wohnungen nutzen.« (Radzey 2011a, 89) Der Begriff der Hausgemeinschaften in der Pflegelandschaft wurde insbesondere in den 90er Jahren durch das Kuratorium Deutsche Altershilfe (KDA) und das Bundesgesundheitsministerium geprägt (Zimmermann 2009, 108).

Hausgemeinschaften werden, anders als ambulant betreute Wohngemeinschaften, als zugelassene und pflegesatzfinanzierte vollstationäre Einrichtungen betrieben. Als Heime unterliegen sie unter anderem dem Heimgesetz (Zimmermann 2009, 108).

Während Wohngemeinschaften vordringlich auf Nähe ausgerichtet sind, zeichnen sich Hausgemeinschaften durch ein Nähe-Distanz-Verhältnis aus. Die Initiatoren sind Träger oder Verbände der Altenhilfe, eine Hausgemeinschaft wird also nicht durch Bewohner oder Angehörige selbst getragen und initiiert. Ein reibungsloser Ablauf liegt im Verantwortungsbereich der Träger. Viele Wohngemeinschaften unterscheiden sich von Hausgemeinschaften also nur durch Abweichungen in der Organisationsstruktur und in der Finanzierung, die Übergänge sind mittlerweile fließend (Köster 2005, 2).

»Nach der Konzeption des Kuratorium Deutsche Altershilfe scheint das wichtigste Unterscheidungskriterium darin zu liegen, dass sich Hausgemeinschaften und Wohngruppen durch die Abkehr vom »Anstaltscharakter« des konventionellen Pflegeheims auszeichnen und in erster Linie »Normalität«, Häuslichkeit, Dezentralisierung und kleine Bewohnerzahlen anstreben.« (Weyerer et al. 2006, 23). Ein wesentliches organisatorisches Merkmal für die Umsetzung des Konzeptes ist die Dezentralisierung der hauswirtschaftlichen Leistungen. Charakteristisch ist eine zentral liegende Wohnküche mit Essbereich und möglichst nahe angrenzenden Bewohnerzimmern (Heeg et al. 2012, 39).

Menschen mit Demenz sind nur sehr eingeschränkt in der Lage, alltägliche Beschäftigungen eigenständig zu initiieren oder über einen längeren Zeitraum aufrecht zu erhalten. In der Gemeinschaft der Wohngemeinschaft soll aber ein Stück Alltag gelebt werden. Dies setzt voraus, dass ständig eine Tagesbegleitung, eine sogenannte Präsenzkraft, anwesend ist und strukturierend, aktivierend und auch moderierend tätig wird (Ministerium für Arbeit, Soziales, Gesundheit, Familie und Frauen des Landes Rheinland-Pfalz 2007, 11). Diese festen Bezugspersonen sind für die Organisation, Bewirtschaftung sowie unmittelbare Betreuung der Bewohner zuständig und müssen für dieses komplexe Aufgabenfeld ein hohes Maß an persönlicher und sozialer Kompetenz mitbringen. Die erforderlichen pflegerischen Tätigkeiten werden durch hausinterne Pflegekräfte erbracht.

Neben der Suche nach geeigneten Präsenzkräften ergibt sich die größte Problematik offenbar aus der nach wie vor schwierigen Situation einer dauerhaften Finanzierung dieser kleinteiligen Hausgemeinschaften, die sich bisher allesamt nur über einen erheblichen finanziellen Mehraufwand tragen, der trotz einer Anpassung durch die Pflegeversicherung im Jahr 2008 für die Betreuung von Demenzkranken im stationären Bereich kaum durch die Einrichtungsträger aufgefangen werden kann (D'Arrigo 2011, 55). Da manchen Trägern das betriebswirtschaftliche Risiko der erforderlichen erhöhten Pflegesätze zu groß ist, entstehen Wohnbereichs-Hausgemeinschaften. Dabei wird ein Bereich einer integrativen Wohnform zu einer Hausgemeinschaft umgebaut und in Betrieb genommen. Entscheidend für eine Einordnung als Hausgemeinschaft ist jedoch auch hier die Abkehr von der Zentralversorgung (Zimmermann 2009, 112).

■ **Hausgemeinschafts-Satelliten**

Neben diesen Hausgemeinschaften entstehen derzeit auch sogenannte Hausgemeinschafts-Satelliten. Es handelt sich hierbei um einzelne, in der Region verteilte Hausgemeinschaften, die sich mit einem Stammhaus oder weiteren Hausgemeinschaften vernetzen, um Synergieeffekte nutzen zu können und die Rentabilität zu sichern (Zimmermann 2009, 112).

Insgesamt betrachtet haben sich die Hausgemeinschaften in Deutschland in den letzten Jahren

◻ **Tab. 4.3**	Kriterien für Hausgemeinschaften
Geeignet für	– Menschen mit Demenz ohne auffällige herausfordernde Verhaltensweisen, die sich gern in der Gemeinschaft aufhalten
Hemmende Faktoren	– Herausfordernde Verhaltensweisen wie Hinlauftendenz oder Selbst- und Fremdgefährdung
	– Monatliche Kosten sind häufig höher als in »normaler« stationärer Pflege
	– Schwerpunkt liegt auf der Hauswirtschaft, nicht auf Fachpflege
	– Teilweise fehlende Rückzugsmöglichkeiten für Bewohner und ihre Besucher
Förderliche Faktoren	– Normalitätsprinzip wird gelebt
	– Möglichst autarke hauswirtschaftliche Versorgung unter Einbezug der Bewohner
	– Größtmögliche Anwesenheit einer Präsenzkraft in der Wohnküche
Grenzen	– Meist fehlende gerontopsychiatrische Fachkompetenz
	– Schutz der demenzkranken Bewohner kann nicht immer gewährleistet werden, z. B. beim unbemerkten Verlassen des Wohnbereiches
Finanzierung	– Monatliche Kosten liegen häufig über den Pflegesätzen normaler stationärer Pflegeeinrichtungen
	– Pflegekasse übernimmt zwischen 1023 und 1918 € je nach Pflegestufe
	– Eigenanteil wird über Einkommen und Vermögen gezahlt, bei Finanzierungslücken greift Sozialhilfe

beachtlich entwickelt und differenziert. Es ist ein Durchbruch in der vollstationären Versorgung gelungen, der eine Alternative zu den herkömmlichen Altenpflegeheimen darstellen kann (Zimmermann 2009, 113) (◻ Tab. 4.3).

> **Zusammenfassung**
> Hausgemeinschaften werden von Trägern oder Verbänden organisiert und fallen daher unter das Heimgesetz. Zentrales Kriterium für eine vollstationäre Hausgemeinschaft ist die Dezentralisierung der hauswirtschaftlichen Bereiche. Präsenzkräfte organisieren das Zusammenleben in der Hausgemeinschaft, während pflegerische Tätigkeiten durch angestellte Pflegekräfte übernommen werden. Hausgemeinschaften können solitär betrieben werden, einzelne Wohnbereiche einer Pflegeeinrichtung können in Hausgemeinschaften umgewandelt werden oder mehrere Hausgemeinschaften an unterschiedlichen Standorten schließen sich in bestimmten Bereichen organisatorisch zusammen.

4.1.5 Integrative und segregative Betreuung im Vergleich

Es muss herausgestellt werden, dass es nicht das eine Versorgungskonzept für Menschen mit Demenz geben kann, ebenso wenig wie es den einen Demenzkranken gibt. Dennoch sprechen jeweils unterschiedliche Aspekte für eine integrative oder eine segregative Versorgung im vollstationären Bereich. Ob Menschen mit Demenz gemeinsam mit nicht verwirrten älteren Menschen betreut werden oder besser in eigens für sie vorgesehenen Wohngruppen oder Heimen leben sollen, wird auch von Experten aktuell kontrovers diskutiert (Kaiser 2012, 12).

Aus der Fachliteratur geht hervor, dass der praktische Alltag in den Pflegeeinrichtungen derzeit größtenteils noch durch die integrative Versorgungsform bestimmt wird. Es zeichnet sich jedoch eine verstärkte Trendwende hin zu segregativen Wohn- und Betreuungssettings ab (D'Arrigo 2011, 78).

Lange Zeit galt der vollintegrative Ansatz als »Königsweg« bei Betroffenen einer Demenzerkrankung, da sie so in einer normalen Umgebung leben, die eine fördernde Wirkung haben kann. Außerdem entspricht die integrative Versorgung dem Gedanken der Normalität und Inklusion, wie sie auch in anderen Bereichen wie der Behindertenhilfe eingeführt wurde. Zudem besteht für die betroffen Bewohner mit Demenz die Möglichkeit, von den kognitiv gesunden Bewohnern zu lernen und Verhaltensweisen nachzuahmen, zum Beispiel bei den Mahlzeiten.

- **Nachteile der integrativen Versorgung**

Doch diese Form der Versorgung kann auch einige Nachteile mit sich bringen. So können Betroffene durch die zunehmenden Veränderungen eine Überforderung im Alltag erleben, durch ein mangelndes Verständnis der kognitiv gesunden Bewohner können Konflikte entstehen und der Betroffene wird eventuell fortlaufend mit seinen Defiziten konfrontiert (Zimmermann 2009, 89f).

Nachteil einer integrativen Versorgung ist außerdem, dass das Milieu nicht speziell an die Bedürfnisse der Menschen mit Demenz angepasst werden kann. Zudem ist es kaum möglich, mit den Beschäftigungs- und Betreuungsangeboten sowohl den kognitiv gesunden Bewohnern als auch den Menschen mit Demenz gerecht zu werden. Über- oder Unterforderungen sowie Frustration sind nahezu vorprogrammiert.

- **Qualifizierte und professionell Pflegende sind das A und O**

»Pflegende sind das wichtigstes Medikament für die Demenzkranken.« (Ministerium für Arbeit, Soziales, Gesundheit, Familie und Frauen des Landes Rheinland-Pfalz 2007, 29). Ob die Versorgung von Menschen mit Demenz integrativ oder segregativ erfolgt, ein Betreuungskonzept wird immer erst durch engagierte, hochqualifizierte und motivierte Mitarbeiter mit Leben erfüllt, die den Alltag tragen und verantworten. Das Pflegepersonal in Einrichtungen erlebt demenziell erkrankte Menschen aber noch häufig als belastend. Die Gründe liegen insbesondere in mangelnden beruflichen Qualifikationen und Zeitdruck. Viele Pflegende verfügen weder über eine Ausbildung in der Altenpflege noch eine gerontopsychiatrische Weiterbildung. Somit ist das Verhalten von dementen Menschen oft verwirrend und erzeugt daher Ängste und Überforderung (Zimmermann 2009, 79). »Eine Qualifizierung aller Mitarbeiter ist zwingend erforderlich, da bezüg-

lich der Erkrankung Demenz, ihrer Symptome und Auswirkungen sowie des Umgangs mit Personen mit Demenz auch bei Fachkräften erhebliche Wissensdefizite bestehen.« (Ministerium für Arbeit, Soziales, Gesundheit, Familie und Frauen des Landes Rheinland-Pfalz 2007, 36).

- **Segregative Versorgung**

Studien zur segregativen Versorgung in Deutschland liegen bislang nur wenige vor, aber einige evaluative Studien zu Wohngruppenkonzepten für Demenzkranke für die »Domus Units« in England, die »Cantous« in Frankreich sowie die »Gruppboende« in Schweden. Insgesamt deuten die Ergebnisse darauf hin, dass sowohl die Pflegekräfte als auch die Demenzkranken von diesen Versorgungsformen profitieren. Die Pflegekräfte äußerten sich zufriedener mit ihrer Arbeit, die demenzkranken Bewohner hatten mehr Kontakt zum Personal, waren aktiver und mobiler sowie affektiv weniger beeinträchtigt und erwiesen sich im Alltag bisweilen als selbstständiger. Diese günstigen Effekte kamen am deutlichsten zum Vorschein, wenn die Gruppe bezüglich des Typs und der Schwere der Demenz möglichst homogen war (Weyerer et al. 2006, 25) (▶ Exkurs »Forschungsarbeiten zur segregativen Versorgung«).

Insgesamt zeigen die Ergebnisse der Studien, dass die speziellen Wohnformen für demenziell erkrankte Menschen einen positiven Einfluss auf diese nehmen können. Indem das gesamte Umfeld ihren Bedürfnissen angepasst wird, lassen sich nachweislich die »nicht-kognitiven« Symptome lindern. Ein hohes Aktivitätsniveau kann erreicht sowie Wohlbefinden erzeugt werden. Auf das Fortschreiten der kognitiven Symptome kann jedoch kein Einfluss genommen werden (Zimmermann 2009, 131).

Personen mit leichter Demenz sollten aber möglichst integriert, das heißt zusammen mit kognitiv gesunden Bewohnern wohnen und betreut werden. Die noch vorhandenen Kompetenzen können so gestützt werden und Konflikte zwischen den Bewohnern können bei entsprechender Moderation vermieden werden. Personen mit mittlerer bzw. schwerer Demenz ohne herausfordernde, andere belastende Verhaltensweisen profitieren zwar von einer Umgebung und Versorgungskonzeption, die

Forschungsarbeiten zur segregativen Versorgung

Erste Forschungen in Deutschland, zum Beispiel zur besonderen stationären Dementenbetreuung der Stadt Hamburg, brachten vergleichbare Ergebnisse hervor wie internationale Studien. Eine positive Beeinflussung der primären Demenzsymptome, also der Kognition sowie der Selbstständigkeit im Alltag, war durch eine besondere Betreuung nicht nachzuweisen (Schäufele et al. 2008, 158). Allerdings konnte unter den geänderten Rahmenbedingungen und dem entsprechenden Setting festgestellt werden, dass Bewohner »verloren geglaubte« Fähigkeiten wieder erlangten und damit ein höheres Maß an Selbstständigkeit aufwiesen.« (Ministerium für Arbeit, Soziales, Gesundheit, Familie und Frauen des Landes Rheinland-Pfalz 2007, 20f). Des Weiteren ließen sich aber nicht-kognitive Symptome

der Demenz und herausfordernde Verhaltensweisen wie Wahn, Halluzinationen, Depressionen, Apathie, Aggression, Agitiertheit, Schlafstörungen oder eine Hinlauftendenz durchaus positiv durch eine spezielle Betreuung beeinflussen (Schäufele et al. 2008, 158). Dies deckt sich mit der Studienlage, dass in special care units der Psychopharmakaverbrauch zwar nicht signifikant geringer, aber manuelle Fixiergurte wesentlich seltener eingesetzt wurden (Weyerer et al. 2006, 27).

Eine segregative Versorgung hat aber auch Einfluss auf die kognitiv gesunden Bewohner. Hier zeigt sich, dass das Leben in den Wohnbereichen außerhalb der speziellen Wohngemeinschaften meist deutlich ruhiger geworden ist (Ministerium für Arbeit, Soziales, Gesundheit, Familie und Frauen des

Landes Rheinland-Pfalz 2007, 21). Die kognitiv gesunden Bewohner schienen durch das Zusammenleben mit demenziell erkrankten Menschen in ihrer Lebensqualität deutlich beeinträchtigt zu sein. Durch die Segregation von Betroffenen fühlten sich die kognitiv gesunden Bewohner schließlich nicht mehr belästigt, und es kam zu weniger Konflikten und mehr Lebensqualität für diesen Personenkreis. Auch war eine deutliche Entlastung der Angehörigen und des Personals ersichtlich (Zimmermann 2009, 126f). Interessanterweise wird bei Mitarbeiterbefragungen die allgemeine Arbeitssituation vom Personal der Dementenbetreuung signifikant günstiger bewertet als vom Personal der traditionellen Versorgungsformen (Zimmermann 2009, 123).

---

auf ihre spezifischen Bedürfnisse ausgerichtet ist, können aber auch integriert betreut werden, wenn die notwendige Toleranz aufgebracht und auf Sedierung und Fixierung mit dem Motiv der Konfliktvermeidung verzichtet wird. Personen mit mittlerer oder schwerer Demenz und herausfordernden Verhaltensweisen sollten in einem homogen belegten, räumlich abgegrenzten Bereich mit demenzspezifisch und bedürfnisgerecht gestalteten Milieu wohnen und betreut werden (Heeg et al. 2012, 20).

Eine kleinräumige Versorgung, ob in Hausgemeinschaften oder speziellen Wohngruppen, ob integrativ oder segregativ ausgerichtet, scheint sich als geeignete Betreuungsform für Menschen mit Demenz durchzusetzen (Radzey 2011a, 92) (◌ Tab. 4.4).

4.2 Ambulant betreute Wohngemeinschaften

Hausgemeinschaften verstehen sich als kleine, unabhängige, quartiersbezogene Wohnangebote für Pflegebedürftige, insbesondere solche mit Demenz.

Eine Wohn- oder Hausgemeinschaft, wie sie durch das Kuratorium Deutsche Altershilfe propagiert wird und als Prototyp eines modernen Pflegeheims eingeführt wurde, zeichnet sich durch folgende Kennzeichen aus:

- Kleine familienähnliche Gruppen (ca. 8 Personen), die ein Gemeinschaftsgefühl entstehen lassen und der sozialen Isolation entgegenwirken können
- Die Architektur orientiert sich an einer Wohnung mit Wohnungstür und großer Wohnküche, um die herum die einzelnen Zimmer angeordnet sind
- An die Stelle der Zentralversorgung tritt – so weit wie möglich – die Selbstversorgung
- Jede Wohngemeinschaft verfügt über mindestens einen ständig anwesenden Ansprechpartner, der das Zusammenleben der Bewohner tagsüber aktiv begleitet; auch in der Nacht muss es tragfähige Lösungen geben
- Die Mitbewohner werden bei der Bewältigung der ganz normalen Alltagsaufgaben einbezogen, sowie es ihre noch vorhandenen Kompe-

◪ Tab. 4.4.   Vergleich der integrativen und segregativen Versorgung

	Integrative Versorgung	Segregative Versorgung
Vorteile	Inklusion, Integration in das normale Leben	Speziell auf die Bedürfnisse ausgerichtetes Milieu
	Normalitätsprinzip	Speziell geschultes Personal
	Menschen mit Demenz lernen von kognitiv gesunden Menschen (Verhalten wird gespiegelt)	Menschen mit Demenz werden nicht mit ihren Defiziten konfrontiert
	Wohnortnahe Versorgung möglich	Vermeidung von Konflikten mit kognitiv gesunden Bewohnern
		Mehr Lebensqualität für kognitiv gesunde Bewohner in anderen Wohnbereichen
		Toleranterer Umgang mit herausfordernden Verhaltensweisen ist möglich
		Weniger Arbeitsbelastung für das Personal in allen Bereichen
Nachteile	Überforderung der Menschen mit Demenz	Ausgrenzung der Menschen mit Demenz
	Beschäftigungs- und Betreuungsangebote über- oder unterfordern die einzelnen Bewohner	Eventuell keine Versorgung im Quartier möglich
	Lebensqualität der kognitiv gesunden Bewohner wird beeinträchtigt	Ängste bei Bewohnern mit noch nicht so weit fortgeschrittener Demenz, Angehörigen und Besuchern bei Konfrontation mit vielen herausfordernden Verhaltensweisen
	Höhere Arbeitsbelastung für das Personal	
	Personal ist weniger für die Versorgung von Menschen mit Demenz qualifiziert	

tenzen zulassen; hauswirtschaftliche Verrichtungen stehen an erster Stelle
– Die Pflege tritt in den Hintergrund
– Jede Hausgemeinschaft ist in sich autonom; ergänzende Dienstleistungen können hinzugezogen werden (Köster 2005, 2; Radzey 2011a, 89)

Die Grenzen zwischen ambulanter und stationärer Versorgung verschwimmen zusehends, besonders bei dieser Betreuungsform. Ob eine Wohngemeinschaft als stationäre oder ambulante Versorgungsform gilt, lässt sich in der Praxis kaum noch unterscheiden. So mieten Menschen mit Demenz und ihre Angehörigen Großwohnungen an und organisieren gemeinsam die hauswirtschaftliche Versorgung und Pflege, um die Nachteile der institutionell geprägten Umgebung des Heims zu vermeiden und eine höhere Lebensqualität zu erreichen. In der Regel wird hier eine Betreuung bis zum Tod an-

geboten, die sich kaum noch vom Angebot der stationären Pflege unterscheidet (Heeg et al. 2012, 17).

4.2.1 Vorteile gegenüber einer Hausgemeinschaft

Der Unterschied zwischen einer Hausgemeinschaft, welche unter das Heimgesetz fällt, und einer ambulant betreuten Wohngemeinschaft liegt häufig nur in der Organisationsstruktur, nicht in der Angebotspalette.

Der Bewohner einer ambulant betreuten Wohngemeinschaft lebt in einer Wohnung. Die ambulant betreute Wohngemeinschaft gilt als Privathaushalt ohne Personal- oder Funktionsräume, in denen Dienstleister zu Gast sind. Die Wohngemeinschaftsmitglieder sind also keine Heimbewohner, sondern Mieter. In dieser Wohnform leben in der Regel sechs bis zwölf ältere Menschen, die ihre eigenen Wohnungen wegen Hilfe- und Pflegebedürftigkeit verlassen mussten, als Gruppe in einem gemeinsamen Haushalt mit Betreuung zusammen. Die ambulant betreute Wohngruppe stellt für diese Menschen eine Alternative zum Umzug in ein Pflegeheim und in eine stationäre Versorgungsform dar (Kaiser 2012, 18).

Die Bewohner der Wohngemeinschaft verfügen in der Gemeinschaft nicht über abgeschlossene Wohnungen, sondern über eigene Zimmer und gemeinsam genutzte Wohnräume. Sie schließen eigene Mietverträge über ihre Anteile an einer großen, gemeinsamen Wohnung ab und bezahlen dementsprechend eine Miete an einen eigenständigen Vermieter (Kaiser 2012, 18).

Je nach dem individuellen gesundheitlichen oder persönlichen Befinden beauftragt der Bewohner der Wohngemeinschaft selbst, sein Angehöriger oder die von ihm beauftragte Vertrauensperson Hilfen bei der Hauswirtschaft oder auch eines Pflegedienstes – und zwar in dem Umfang, wie diese Hilfen benötigt werden. Auch die hier entstehenden Kosten neben der anfallenden Miete finanziert der Bewohner selbst, und zwar aus seinen eigenen Einkünften unter Ausnutzung der Pflegeversicherung, wenn eine Einstufung erfolgt und ein Leistungsanspruch vorhanden ist. Einen Pflegesatz wie im stationären Bereich gibt es nicht (Köster 2005, 3).

Individuelle Hilfe- und Pflegeleistungen werden durch ambulante Dienste erbracht und mit jeder Person separat abgerechnet, wobei bei der Auswahl des Pflegedienstes Wahlfreiheit bestehen muss. Die ambulante Betreuung und Pflege von Menschen mit Demenz in einer solchen Wohngemeinschaft ist somit strukturell identisch mit dem Angebot der häuslichen Pflege im Einzelhaushalt (Winkler 2006, 161).

Die Anbieter von Unterkunft, Betreuung und Pflege dürfen in ambulant betreuten Wohngruppen – im entscheidenden Unterschied zu Heimen – nicht identisch sein, die Leistungen dürfen nicht aus einer Hand erfolgen. Die Privatperson schließt separate Verträge zur Miete, Pflege und Betreuung mit den jeweiligen unterschiedlichen Leistungserbringern ab. Nur so fallen ambulant betreute Wohngemeinschaften nicht unter das Heimgesetz (Köster 2005, 3).

Das Konzept setzt auf der einen Seite – sofern vorhanden – ein hohes Maß an Selbstständigkeit des Bewohners, ansonsten einen kontinuierlichen Einsatz engagierter Angehöriger und ein großes ehrenamtliches Engagement von Mitbürgern voraus, ohne die es kaum realisiert werden kann. Die Bewohner und/oder ihre Betreuer bestimmen, wer pflegt und betreut, was gegessen wird, wie der Tag verläuft und wie die Wohnung ausgestattet ist. Es gibt also wesentlich mehr Spielraum als in der vollstationären Pflege, aber auch mehr Aufgaben für die Bewohner und/oder ihre Angehörigen (Kaiser 2012, 18).

Eine gemeinsam finanzierte Betreuungsperson ist je nach Bedarf stundenweise oder rund um die Uhr in der Wohngemeinschaft anwesend und kümmert sich unter Beteiligung und Einbeziehung der Bewohner um die Haushaltsführung und Strukturierung des Alltags. Die Synergieeffekte des Zusammenlebens werden genutzt, um eine dauerhafte professionelle Begleitung bis zu 24 Stunden täglich auch in einem kleinen Rahmen durch berufliche Helfer zu ermöglichen. Um eine möglichst hohe zeitliche und fachliche Kontinuität im Rahmen der Pflege und Betreuung sicherzustellen, vereinbaren die Mitglieder der Wohngemeinschaft normalerweise, denselben Pflegedienst zu beauftragen (Winkler 2006, 157ff). Seit der Reform der Pflegeversicherung im Juli 2008 können individuelle Ansprüche einzelner Pflegebedürftiger so gepoolt werden, dies ist in § 36 des SGB XI beschrieben (Heeg et al. 2012, 18) (◻ Abb. 4.2).

> **Zusammenfassung**
> Ambulant betreute Wohngemeinschaften unterscheiden sich in ihrem Angebotsspektrum nicht von stationären Hausgemeinschaften. Ein entscheidendes Kriterium dafür, dass die Wohngemeinschaften nicht unter das Heimgesetz fallen, ist eine strikte Trennung der Wohnraumvermietung sowie der Erbringung von Pflege- und Betreuungsleistungen. Jeder Bewohner oder sein gesetzlicher Vertreter einer Wohngemeinschaft hat Wahlfreiheit bei der Auswahl seiner Dienstleister und schließt eigene Verträge ab.

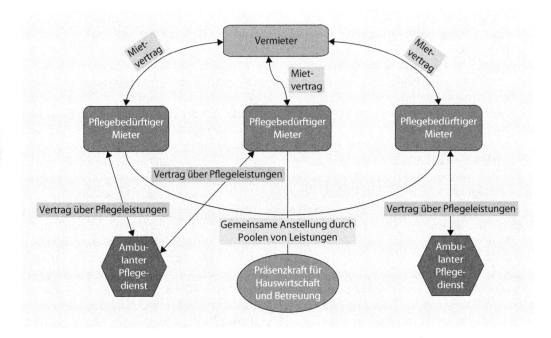

□ **Abb. 4.2**   Aufbau einer ambulant betreuten Wohngemeinschaft

4.2.2   Rahmenbedingungen

»Baulich sind in Deutschland bislang kaum ambulante Wohngemeinschaften als autarke Einheiten neu gebaut worden. Anders ist dies in nordischen Ländern wie Schweden oder Finnland, in denen bereits seit Mitte der 80er Jahre in größeren Wohnanlagen Gruppenwohnungen für Menschen mit Demenz integriert wurden, die typologisch oft aus zwei räumlich verbundenen Wohnungen bestanden.« (Heeg et al. 2012, 18). Ambulant betreute Wohngemeinschaften lassen sich gut in Wohnungsbestände und Quartierskonzepte integrieren und ermöglichen den Menschen einen Verbleib in der vertrauten Umgebung und den Erhalt sozialer Kontakte, ohne dass Neubauten erforderlich sind. Vielmehr können ungenutzte Wohnungsbaubestände genutzt werden. Die Raumprogramme der einzelnen Wohngemeinschaften sind daher sehr unterschiedlich und nicht standardisiert. Die Zimmer und damit auch der Mietanteil der Wohngemeinschaftsmitglieder sind oft unterschiedlich groß, die Sanitärräume werden oft von allen genutzt. Bestandserfassungen haben eine durchschnittliche

Wohnfläche von etwas mehr als 30 qm pro Person ergeben. Die Kleinteiligkeit solcher ambulant betreuten Wohngemeinschaften gerade ohne kostenintensive Neubauten ermöglicht die intensive Nutzung für unterschiedliche Zielgruppen, aber eben auch für Menschen mit Demenz (Kaiser 2012, 19).

Die Begleitung einer ambulant betreuten Wohngemeinschaft erfordert große Flexibilität seitens des ambulanten Pflegedienstes, und zwar sowohl personell als auch finanziell. Es kann ja nicht wie bei stationären Versorgungsformen auf einen festen Pflegesatz zurückgegriffen werden, mit dem kalkuliert werden kann. Vielmehr richtet sich das nachgefragte Leistungsspektrum nach dem Hilfe- und Betreuungsbedarf der einzelnen Wohngemeinschaftsmitglieder, dem Engagement ihrer Angehörigen sowie ihren finanziellen Mitteln. Dennoch sehen einige ambulante Pflegedienste Wohngemeinschaften als Chance und initiieren diese, damit sie ihre Leistungen kostengünstiger und qualitätsvoller erbringen können (Heeg et al. 2012, 18).

Vor der Entscheidung für eine stationäre Pflege oder für eine ambulant betreute Wohngemeinschaft sollten sich die Verantwortlichen sehr genau über die rechtlichen Rahmenbedingungen informieren. Im Gegensatz zum Heim bleiben sie wie zuvor in der eigenen Wohnung, in der vollen Verantwortung, was die Organisation des Alltags, einschließlich der Pflege und Betreuung, betrifft. Die gesetzlichen Vertreter müssen sich also fragen, ob sie weiterhin bereit und in der Lage sind, grundsätzlich die Verantwortung für alle Angelegenheiten des Menschen mit Demenz zu tragen und dazu noch eine sich aus dem Zusammenleben in einer Wohngemeinschaft ergebende gemeinschaftsorientierte Verantwortung zu übernehmen (Winkler 2006, 158).

Um als Gemeinschaft nach innen und außen handlungsfähig zu sein und um die sich aus dem Zusammenleben ergebende Verantwortung wahrnehmen zu können, müssen sich die Vertreter der Mitglieder der Wohngemeinschaft regelmäßig zusammenfinden. Empfehlenswert ist, sie schließen sich formal zu einer Interessengemeinschaft zusammen, in einigen Bundesländern wird auch die Einrichtung eines Angehörigengremiums verpflichtend gefordert. Mit dieser förmlichen Vereinbarung der Mitglieder der Wohngemeinschaft bzw. deren bevollmächtigten Angehörigen oder gesetzlichen Vertretern wird belegbar, dass die Mitglieder ihre Angelegenheiten auch im gemeinschaftlichen Bezug selbstständig regeln und gestalten, dass also kein Heimgesetz zutrifft (Winkler 2006, 158).

Im Rahmen der Alltagsgestaltung ergeben sich Regelungsbedarfe für die Gemeinschaft in Bezug auf:

- die Anschaffung von Lebensmitteln und anderen Verbrauchsgütern,
- die Führung der Haushaltskasse,
- die Art und Gestaltung der Mahlzeiteneinnahme,
- die allgemeine Tagesgestaltung in der Gemeinschaft,
- die gerechte finanzielle Beteiligung aller Mitglieder bei der gemeinsamen Anschaffung von Möbeln und anderen Einrichtungs- und Gebrauchsgegenständen für die gemeinschaftlich genutzten Räume,
- die gerechte Beteiligung aller Mitglieder im Rahmen von Schönheitsreparaturen und Renovierungsarbeiten im gemeinschaftlich genutzten Wohnraum,
- den Abschluss von Versicherungen,

- Vereinbarungen mit dem Vermieter des Wohnraums,
- die Beteiligung einzelner Angehöriger oder ehrenamtlicher Helfer bei der Pflege und Betreuung,
- die Beauftragung eines oder mehrerer Pflegedienste für Pflege- und Betreuungsleistungen (Winkler 2006, 158f)

»Ein Engagement der Angehörigen und/oder Betreuer hinsichtlich der Alltagsgestaltung bis hin zu pflegerischen Maßnahmen ist sowohl bezogen auf das einzelne Mitglied als auch insgesamt auf die Gemeinschaft äußerst wünschenswert und zudem kostensenkend.« (Winkler 2006, 160). Angehörige oder Betreuer können zum Beispiel verschiedene Freizeitangebote anbieten wie Spaziergänge, Gesprächsrunden oder Vorleserunden. Sie können sich aber auch bei hauswirtschaftlichen Tätigkeiten wie der Wohnungsreinigung, der Wäschepflege, dem Einkauf oder der Mahlzeitenzubereitung, einbringen. Auch Hilfen bei Behördenangelegenheiten, die Begleitung zu Arztbesuchen bis hin zur Unterstützung bei der Körperpflege können von Angehörigen, Betreuern und ehrenamtlichen Kräften nach Absprache übernommen werden.

In der Praxis kann jeder pflegebedürftige Mensch gemeinsam mit seinen Angehörigen oder Betreuern und Mitstreitern passenden Wohnraum suchen, um eine ambulant betreute Wohngemeinschaft zu gründen. Aber auch bürgerschaftlich engagierte Gruppen, eine Wohnungsbaugesellschaft oder ein ambulanter Pflegedienst können die Gründung einer Wohngemeinschaft initiieren, wobei die Handlungslogik der gründenden Institutionen sich je nach ihrer Zuständigkeit unterscheidet (Klie et al. 2006, 172). Studien belegen, dass nicht einmal 10% der derzeit bestehenden Wohngemeinschaften von Angehörigen- oder Selbsthilfegruppen initiiert wurden. Meist übernimmt ein ambulanter Pflegedienst in der Gründungsphase zusätzlich die Rolle des vorbereitenden Organisators, ist bei der Auswahl des geeigneten Wohnraums beteiligt und stellt die formalen Rahmenbedingungen sicher. Spätestens nach der Gründungsphase muss der ambulante Pflegedienst oder ein anderer Initiator sich aber auf seine Rolle als Dienstleister oder Berater zurückziehen (Winkler 2006, 161).

Typische Eigenschaften einer ambulant betreuten Wohngemeinschaft

- Familienähnliches Zusammenleben von sechs bis zwölf hilfe- bzw. pflegebedürftigen Menschen in einer barrierefreien Wohnung
- Integration der Wohngemeinschaft in das Wohnquartier
- Jeder hilfebedürftige Mensch mietet ein eigenes Zimmer an, welches er selbst gestaltet
- Gemeinsame Nutzung der Wohnküche, der Bäder sowie anderer Gemeinschaftsräume durch die Mieter
- Hilfebedürftiger Mensch bzw. sein Vertreter schließt gesonderte Verträge über Miete, Pflege und Betreuung ab
- Individuelle Abrechnung der Kosten mit jedem Mieter (je nach Hilfebedarf und angemieteter Fläche)
- Strikte Trennung der Anbieter von Wohnraum sowie Pflege und Betreuung
- Betreuungskraft organisiert das Gruppenleben sowie die hauswirtschaftliche Versorgung unter größtmöglichem Einbezug der hilfebedürftigen Menschen
- Ambulante Pflegedienste erbringen pflegerische Versorgung je nach Bedarf und rechnen diese mit jedem Mieter individuell ab
- Tagesablauf orientiert sich an Alltagsnormalität einer Großfamilie
- Zeit, Art und Umfang der Unterstützung bei der Pflege sowie der Alltagsgestaltung richten sich nach dem Bedarf der Gruppe sowie der einzelnen Wohngemeinschaftsmitglieder

Zusammenfassung

Ambulant betreute Wohngemeinschaften erfordern das Engagement der Angehörigen und/oder des gesetzlichen Betreuers, da diese weiterhin, anders als in der vollstationären Versorgung, die volle Verantwortung für den Menschen mit Demenz und seine Lebensgestal-

tung tragen müssen. Das gemeinschaftliche Zusammenleben erfordert die Organisation vieler Alltagsabläufe, sodass sich die Gründung eines regelmäßig tagenden Angehörigengremiums empfiehlt, in dem gemeinschaftliche Beschlüsse gefasst werden können. Nur ca. 10% der Wohngemeinschaften werden durch Angehörigen- oder Selbsthilfegruppen ins Leben gerufen, meist übernimmt hier ein ambulanter Pflegedienst in der Gründungsphase die Koordination.

4.2.3   Grenzen der ambulant betreuten Wohngemeinschaft

Wohngruppen für Menschen mit Demenz stellen eine, aber nicht die einzig richtige Wohn- und Betreuungsform für Menschen mit Demenz dar. Ob sie die angemessene Konzeptvariante und Betreuungsform sind, hängt von vielen Faktoren ab:

- Einerseits muss die Versorgungsform für den Menschen mit Demenz passen. Ambulant betreute Wohngemeinschaften eignen sich eher für Personen, welche von ihrer biografischen und kulturellen Prägung gemeinschaftsorientiert sind. Personen, deren Leben von Rückzug und Privatheit bestimmt war, sind vielleicht in einer Wohngemeinschaft nicht gut aufgehoben, da sie die Vorteile der Gemeinschaft nicht nutzen, sondern eher unter fehlenden Rückzugsmöglichkeiten leiden werden.
- Der Schweregrad der Demenz sowie die Erfordernis von fachpflegerischer und/oder therapeutischer Begleitung und Behandlung können eventuell eine Versorgung in einer ambulant betreuten Wohngemeinschaft erschweren. Die Betreuung in der Wohngemeinschaft kann in der Regel nur eine normale Begleitung mit dem Schwerpunkt auf der hauswirtschaftlichen Versorgung leisten.
- Herausfordernde Verhaltensweisen können zu einer großen Belastung für die gesamte Wohngruppe werden, die teilweise den anderen Bewohnern nicht zugemutet werden kann, zum Beispiel bei sehr aggressivem Verhalten.

- Ambulant betreute Wohngruppen mit ihrer ausgedünnten Personaldecke setzen außerdem häufig ein Engagement von Angehörigen und/oder Freiwilligen voraus, welches über die organisatorischen Aspekte hinausgeht. Dies muss allen Beteiligten bewusst sein und von allen geleistet werden können und wollen.
- Alle Wohngruppenmitglieder und ihre Angehörigen müssen mittragen, dass der Alltag von hauswirtschaftlichen Tätigkeiten und größtmöglicher Normalität geprägt sein wird. Es herrscht kein medizinisch-pflegerisches Paradigma vor (Böhler et al. 2002, 88f).

Zusammenfassung
Ambulant betreute Wohngemeinschaften eignen sich in der Regel eher für Menschen mit Demenz, welche gern in Gesellschaft sind. Sie stoßen bei besonderen therapeutischen oder fachpflegerischen Anforderungen ebenso wie bei gewissen herausfordernden Verhaltensweisen häufig an ihre Grenzen, sodass in solchen Fällen andere Versorgungsformen erforderlich sind.

4.2.4 Qualitätssicherung

»Bundesweit wird derzeit unter Fachleuten diskutiert, wie die Qualitätssicherung in ambulant betreuten Demenz-Wohngemeinschaften zu sichern ist, ohne die Flexibilität und familiäre Häuslichkeit dieser Wohnform durch ein Übermaß an Verwaltungswesen/bürokratischer Kontrolle einzuschränken.« (Tschainer 2006, 165). Denn anders als stationäre Versorgungsformen unterliegen ambulant betreute Wohngemeinschaften nicht der Zuständigkeit der jeweiligen Heimaufsichten und werden weder durch diese noch durch den Medizinischen Dienst der Krankenversicherung (MDK) überprüft.

Im Sinne der Qualitätssicherung ist das Vorhandensein einer Angehörigensatzung und – daraus folgend – die formale Installierung eines Angehörigengremiums mit Durchführung regelmäßiger Treffen als nicht ausreichend zu bewerten. Viele Angehörige sind nach jahrelanger Pflege und Betreuung am Ende ihrer Kräfte. Außerdem verfügen sie weder über ausreichend Fachwissen noch Kenntnisse rund um die Finanzierung der Pflege und Betreuung und sind zudem stets persönlich betroffen. Erstrebenswert wäre zum Beispiel die Begleitung von Angehörigengremien durch eine qualifizierte Fachkraft, etwa einen Vertreter der örtlichen Alzheimergesellschaft. Aber auch aktive Senioren aus dem Quartier könnten die Mitglieder des Gremiums unterstützen, um die Unabhängigkeit und das Qualitätsniveau zu sichern (Tschainer 2006, 166).

Beispiel
Ein Beispiel ist hier der Verein Zukunftsinstitut Pflege (zip e.V.), welcher sich für den Ausbau ambulant betreuter Wohngemeinschaften für Menschen mit Demenz einsetzt und 2005 von engagierten Bürgern in Castrop-Rauxel gegründet wurde. Ein Schwerpunkt des Vereins liegt auf der qualifizierten Versorgung, unter anderem in der Qualifikation und Begleitung der Pflegemitarbeiter der ambulanten Pflegedienste. Zwischen den Angehörigen, dem Pflegeteam und den Begleitern des zip e.V. entsteht ein Qualitätsdreieck, welches sich dauerhaft um die Weiterentwicklung der Lebensqualität der Betroffenen kümmert und immer wieder neu für die Wahrung der Interessen der Betroffenen einsteht (Kronsteiner-Buschmann 2006, 179f).

Auch wenn der ordnungs- und leistungsrechtliche Status von ambulanten Wohngemeinschaften noch nicht in allen Bundesländern geklärt ist, kann doch erwartet werden, dass Menschen mit Demenz und ihre Angehörigen in Zukunft mehr Wahlmöglichkeiten bei der Auswahl der Betreuungsform haben werden (Heeg et al. 2012, 18) (◘ Tab. 4.5).

Zusammenfassung
Ambulant betreute Wohngemeinschaften werden in Zukunft eine weitere Alternative bei der Betreuung für Menschen mit Demenz darstellen, auch wenn die Sicherstellung der Pflege- und Betreuungsqualität noch nicht geregelt ist. Anders als vollstationäre Versorgungsformen fallen ambulant betreute Wohngemeinschaften nicht unter die Zuständigkeit der Heimaufsicht und werden nicht durch den Medizinischen Dienst der Krankenversicherung überprüft.

⬛ Tab. 4.5. Vor- und Nachteile der ambulanten Wohngemeinschaft

Vorteile der ambulanten Wohngemeinschaft	Nachteile der ambulanten Wohngemeinschaft
Quartiersbezogen	Schwierigkeit der Personalpräsenz rund um die Uhr, vor allem in den Nachtstunden
Kleine Gruppe von ca. 8 Bewohnern	Teilweise fehlende Kontrolle durch Heimaufsicht oder MDK
Gemeinschaftsgefühl wirkt der Isolation entgegen	Rechtliche Anforderungen in den einzelnen Bundesländern sehr unterschiedlich geregelt
Architektur an normaler Wohnung ausgerichtet	Engagement von Angehörigen oder Betreuern zur Organisation des Gemeinschaftslebens erforderlich
Größtmögliche Selbstversorgung unter Einbezug der Bewohner	Große Flexibilität der Leistungserbringer (meist ambulanter Pflegedienst) erforderlich
Pflegebedürftige Personen sind Mieter und entscheiden selbst, welche Leistungen sie von wem in Anspruch nehmen möchten	Herausfordernde Verhaltensweisen können in der Gruppe meist nicht abgefangen werden
Durch Poolen der Leistungsansprüche mehrerer Pflegebedürftiger ist mehr Personalpräsenz in der Gruppe möglich	Bewohner mit Selbst- und Fremdgefährdungspotenzial, zum Beispiel Hinlauftendenz, können nicht ausreichend geschützt werden
Schwerpunkt liegt auf der hauswirtschaftlichen Versorgung	Teilweise fehlendes medizinisches und fachpflegerisches Wissen der Betreuungspersonen
Ausrichtung am normalen Alltag einer »Großfamilie«	

4.3 Pflegeoasen

Eine Pflegeoase wurde erstmals im Jahr 1998 umgesetzt, und zwar in der schweizerischen Altenpflegeeinrichtung Sonnweid (▶ Abschn. 4.4.3), welche sich auf die Pflege von Menschen mit Demenz spezialisiert hat. Seitdem wurde das Modell in einigen Pflegeeinrichtungen übernommen, in Deutschland erstmals 2006 im Seniorenzentrum Holle (Rutenkröger et al. 2010, 5).

Entwickelt wurde das Modell der Pflegeoase, da in den stationären Pflegeeinrichtungen immer mehr Bewohner mit einer sehr weit fortgeschrittenen Demenz leben. In dieser Krankheitsphase treten neben massiven kognitiven Beeinträchtigungen auch eine Vielzahl physischer Symptome auf. Die Betroffenen sind bei der Ausführung der Aktivitäten des täglichen Lebens vollständig auf die Unterstützung von Dritten angewiesen und immobil. Im herkömmlichen Heimbetrieb scheint für diese Bewohnergruppe eine angemessene Versorgung oft

nicht möglich zu sein, da die Kontaktzeiten zwischen Bewohner und Pflegekraft meist auf pflegerische Verrichtungen begrenzt sind und die pflegebedürftigen Personen sich über große Zeiträume alleine im Zimmer befinden. Dieser Personenkreis kann sich aber häufig auch nicht bemerkbar machen und vereinsamt daher, da das Pflegepersonal ihm nicht genügend Aufmerksamkeit entgegenbringen kann. Beiden Problemen, nämlich dem Alleinsein und den geringen Kontaktzeiten, soll mit dem Konzept der Oase begegnet werden (Heeg et al. 2012, 43; Schleede-Gebert 2006, 641).

Die Kernidee der Pflegeoase ist es, die Bewohner in einer kleinen Gemeinschaft zu betreuen, um der sozialen Isolation entgegenzuwirken. Eine Oase unterscheidet sich daher von allen anderen Versorgungsformen im stationären Bereich in erster Linie durch ihr Raumprogramm (Rutenkröger et al. 2010, 11).

Eine kleine Gruppe von fünf bis acht Bewohnern lebt zusammen in einem großen Raum von ca. 100 qm, bei dessen Gestaltung Folgendes berücksichtigt wurde:

- Küche, Pflegebad, der Arbeitsplatz für Pflegekräfte sowie ein Außenbereich sind Teil der Pflegeoase
- Die Privatsphäre wird durch die Verwendung von Raumteilern wie Vorhängen oder Stellwänden gewahrt
- Die Umgebung wird durch persönliche Gegenstände wie zum Beispiel Fotos individualisiert
- Es erfolgt eine moderate Stimulation, zum Beispiel durch anregende Materialien, angemessene und nicht ängstigende Geräusche sowie ein Farb- und Lichtkonzept
- Es erfolgt eine gezielte Stimulation durch Berührungen (Basale Stimulation)
- Durch die kontinuierliche Präsenz mindestens einer Pflegekraft können die Bedürfnisse der Bewohner unmittelbar wahrgenommen und direkt auf diese reagiert werden (Rutenkröger et al. 2010, 11f; Schleede-Gebert 2006, 641)

Die Gruppengröße der Pflegeoasen in Deutschland pendelt zwischen fünf und sieben Bewohnern, liegt im Ausland aber teilweise niedriger oder höher. Ausschlaggebend für diese Gruppengröße sind Berechnungen der Wirtschaftlichkeit, die von einer Belegung mit sechs Bewohnern ausgeht, damit eine Personalpräsenz bei den aktuellen Personalschlüsseln in Deutschland gewährleistet werden kann (Rutenkröger et al. 2010, 204). Studienergebnisse zur optimalen Oasengröße liegen noch nicht vor.

Bewohner in Pflegeoasen sind in der Regel schwer pflegebedürftig, auf die vollständige Übernahme der Aktivitäten des täglichen Lebens durch Dritte angewiesen und in ihren Kompetenzen so stark eingeschränkt, dass sie – völlig unabhängig davon, in welcher Wohnform sie leben – selten in der Lage sind, autonom zu bestimmen, zu welchem Zeitpunkt sie an der Gemeinschaft teilhaben möchten und wann nicht. Daher muss diese Entscheidung stets stellvertretend durch Dritte getroffen werden. Das Recht, selbst zu bestimmen, kann der beschriebene Personenkreis, wenn überhaupt, nur über das Verhalten, über kleine nonverbale oder auch verbale Signale zum Ausdruck bringen (Rutenkröger et al. 2010, 12f).

Typische Symptome einer weit fortgeschrittenen Demenz

- Progressive Verschlechterung des Gedächtnisses mit daraus resultierender zunehmender Verwirrung und Desorientierung
- Fortlaufendes Nachlassen der Sprechfähigkeit bis hin zum völligen Verstummen
- Verhaltensänderungen (Aggressionen, Rufen, völlige Passivität, Immobilität, Abwesenheit)
- Verlust der Fortbewegungsfähigkeit bis hin zur Bettlägerigkeit
- Verringerung der Selbstpflegefähigkeit bis hin zur völligen Pflegebedürftigkeit
- Verlust der Fähigkeit zur selbstständigen Nahrungsaufnahme, Zunahme von Schluckbeschwerden und damit einhergehender Aspirationsgefahr, Nachlassen des Appetits
- Harn- und Stuhlinkontinenz
- Muskelatrophien und Kontrakturen
- Erhöhte Anfälligkeit für Infekte wie Lungenentzündungen
- Verschlechterung des Hautzustandes, Gefahr von Dekubiti

Zusammenfassung

Das Konzept der Pflegeoase wurde erstmals 1998 in der Schweiz und 2006 in Deutschland umgesetzt. Es richtet sich an (weitgehend) immobile Bewohner vollstationärer Pflegeeinrichtungen mit einer weit fortgeschrittenen Demenz, welche ansonsten den Großteil der Zeit allein in ihrem Zimmer verbringen und nicht ausreichend betreut werden können.
In der Oase leben in der Regel fünf bis sieben Bewohner gemeinsam in einem großen Raum und werden dort durch mindestens eine ständig anwesende Pflegekraft betreut, welche schnell auf die Bedürfnisse der Bewohner reagieren kann.

◘ Tab. 4.6. Vor- und Nachteile der Pflegeoase

Vorteile der Pflegeoase	Nachteile der Pflegeoase
Homogene Bewohnergruppe (weit fortgeschrittene Demenz, fast vollständige Abhängigkeit in den AEDLs)	Fehlende Rückzugsmöglichkeiten für Bewohner und Angehörige
Sehr hohe Personalpräsenz	Fehlende Rückzugsmöglichkeiten für das Personal
Bedürfnisorientierung, schnelles Reagieren auf die Bedürfnisse der Bewohner möglich	Teilweise mangelnde Einbindung und Unterstützung in einen anderen Wohnbereich
Einsatz von entsprechend geschultem Personal (Umgang mit Bewohnern mit weit fortgeschrittener Demenz)	Teilweise Geruchs- oder Geräuschbelästigung durch andere Oasenbewohner
Integration der Angehörigen in die Abläufe der Oase	Eignet sich nur für Bewohner, die ein großes Bedürfnis nach Gesellschaft haben
Deutlich höhere Kontakthäufigkeit als in traditionellen Versorgungsformen	Räumliche Trennung unmöglich, zum Beispiel bei ansteckenden Krankheiten
Häufig gesteigertes Aufmerksamkeitsniveau bei den Bewohnern	Betrieb zur Zeit in Deutschland nur als Modellprojekt und mit wissenschaftlicher Begleitung möglich
Ernährungszustand kann häufig stabilisiert oder verbessert werden	
Herausfordernde Verhaltensweisen reduzieren sich oft	

Die kontroverse Diskussion um das Konzept Pflegeoase bewegt sich im Spannungsfeld zwischen dem Recht auf Gemeinschaft und dem Recht auf Wahrung der Privatsphäre, da die Unterbringung in der Pflegeoase in Mehrbettzimmern erfolgt, welche mit dem Beginn der 4. Pflegeheimgeneration in Deutschland als unerwünscht gelten. Das Recht auf Privatheit steht im Zentrum des Persönlichkeitsschutzes und schließt unter anderem die Kontrolle beziehungsweise Wahlfreiheit im Hinblick auf die Pflege sozialer Beziehungen ein. Dies bedeutet, dass jeder Einzelne Zugang verweigern oder gewähren kann. Die Privatsphäre nimmt heute in der Pflegelandschaft zu Recht einen hohen Stellenwert ein. Eine fehlende Zugangskontrolle kann bedeuten, dass keine Rückzugsmöglichkeit vorhanden ist. Die Folge ist Sozialstress durch ein Zuviel an Zusammensein. Wenn sich dagegen keine Möglichkeiten des Zusammenseins bieten, ist die Folge Einsamkeit, ein Zuviel an Alleinsein. Ob beim einzelnen Menschen das Bedürfnis nach Allein- oder Zusammensein im Vordergrund steht, hängt von dessen sozialer Vorgeschichte ab. Ein Einzug in eine Pflegeoase muss also zur individuellen Persönlichkeit des Bewohners mit fortgeschrittener Demenz passen. Nach Auffassung des Kuratoriums Deutsche Altershilfe (KDA) ist eine würdevolle Behandlung in den Räumen einer Pflegeoase nicht gewährleistet, da hier die Individualität und Intimsphäre der Bewohner – wie stark dement er auch ist – nicht erhalten bleiben kann (Rutenkröger et al. 2010, 12; D'Arrigo 2011, 64). Bei der Versorgungsvariante der Pflegeoase wird der Vorteil der personellen Präsenz sowie des sozialen Eingebundenseins nur auf Kosten der Einschränkung der Intimsphäre und Privatheit des Einzelnen erreicht (Heeg et al. 2012, 43) (◘ Tab. 4.6).

Um der Kritik entgegenzuwirken, wird als eine Variante eine so genannte »Tagesoase« diskutiert. Die schwerstpflegebedürftigen Demenzkranken verbringen den Tag gemeinsam mit anderen Bewohnern in der Oase bei ständiger Personalpräsenz, behalten aber weiterhin ein Zimmer, in dem sie nachts schlafen und durch das bei Bedarf die Intimsphäre gewahrt werden kann. In der Nacht muss so aber auf die Personalpräsenz verzichtet werden (Heeg et al. 2012, 43).

Zusammenfassung
Das Konzept der Pflegeoase wird in der Fachwelt derzeit kontrovers diskutiert. Negativ bewertet wird, dass eine Personalpräsenz und ein
soziales Eingebundensein nur auf Kosten der
Intimsphäre des Einzelnen ermöglicht werden.

Mitarbeiter, welche in Pflegeoasen arbeiten, müssen
fünf Kernkompetenzen mitbringen, um Menschen
in weit fortgeschrittenen Stadien der Demenz begleiten zu können:
1. Sie müssen körperliche Symptome erkennen
   und eine Symptomkontrolle einleiten
2. Sie müssen die nonverbale Kommunikation
   beherrschen
3. Sie müssen emotionale und spirituelle Unterstützung anbieten können
4. Sie müssen über Gesprächskompetenzen verfügen, die sie in der Kommunikation mit Angehörigen und anderen Berufsgruppen einsetzen können
5. Sie müssen komplementäre Maßnahmen anwenden können (Rutenkröger et al. 2010, 7)

Aufgrund der hohen Pflegebedürftigkeit sowie der
auch vorhandenen nicht-kognitiven Symptome
sowie Begleiterkrankungen der Bewohner ist ein
hoher Anteil an Pflegefachkräften zu befürworten.
Der Einrichtung obliegt außerdem die Aufgabe, ein
Fortbildungsangebot zusammenzustellen, das die
Mitarbeiter für den Einsatz in der Pflegeoase und
auf den Umgang mit der Bewohnergruppe vorbereitet, sie unterstützt und zur Reflexion ihrer Arbeit
sowie auf jeden Fall bei Überlastungssignalen eine
Supervision anbietet (Rutenkröger et al. 2010, 202f).

Aufgrund der kritischen Diskussion in der Fachwelt sowie bis zum Vorliegen unterschiedlicher
Evaluationsergebnisse wird in der Bundesrepublik
Deutschland eine wissenschaftliche Begleitung an
die Umsetzung einer Pflegeoase gebunden sein (Rutenkröger et al. 2010, 13). Daher liegen schon jetzt
einige Studien zur Pflege und Betreuung in Oasen
vor, auch wenn das Betreuungskonzept insgesamt
noch sehr jung ist. So wurde die Lebensqualität für
Bewohner von Pflegeoasen durchschnittlich höher
bewertet als für Bewohner von Kontrollgruppen,
welche in integrativen oder segregativen Wohnbereichen versorgt werden. Außerdem zeigten
Bewohner der Pflegeoase weniger nicht-kognitive
Symptome der Demenz sowie weniger herausfordernde Verhaltensweisen als die Kontrollgruppe.
Häufig kann der Ernährungsstatus der Bewohner
in der Oase stabilisiert oder verbessert werden,
während die Gewichtsverläufe von Menschen mit
weit fortgeschrittener Demenz sonst sehr hetero-
gen sind. Pflegekräfte und Angehörige nehmen
außerdem bei einer Betreuung in einer Pflegeoase
häufig Veränderungen im Aufmerksamkeitsniveau
der Bewohner wahr, zum Beispiel in verstärktem
Blickkontakt und einem breiteren Spektrum verba-
ler und nonverbaler Ausdrucksformen (Rutenkröger et al. 2010, 191ff).

Studien zeigen des Weiteren, dass Mitarbeiter
in Pflegeoasen mehr Zeit mit bewohnernahen Tätigkeiten verbringen. Zudem ist die Interaktions-
häufigkeit in Pflegeoasen meist deutlich höher als
in traditionellen Versorgungsformen. Dies liegt
an unterschiedlichen Konzepten, die der Arbeit
zugrunde liegen. Während in der Oase bedürfnis-
orientiert gearbeitet wird, steht sonst häufig die
Ablauforientierung im Vordergrund (Rutenkröger
et al. 2010, 195).

Zusammenfassung
Mitarbeiter in Pflegeoasen müssen über spe-
zielle Fähig- und Fertigkeiten im Umgang mit
Bewohnern mit weit fortgeschrittener Demenz
verfügen. Der Einrichtungsträger muss die
Mitarbeiter durch entsprechende Fort- und
Weiterbildungen für diesen Einsatz qualifizie-
ren und einen möglichst hohen Einsatz von
Fachkräften ermöglichen.

Zusammenfassung
Erste Studienergebnisse belegen, dass Bewohner mit weit fortgeschrittener Demenz
in Pflegeoasen besser versorgt werden können. Dies zeigt sich unter anderem an einer
höheren Lebensqualität, einem besseren
Ernährungsstatus, einer gesteigerten Aufmerksamkeit und weniger herausfordernden
Verhaltensweisen.

Tab. 4.7 Kriterien für die Unterbringung in einer Pflegeoase

Geeignet für	– Immobile Menschen mit einer weit fortgeschrittenen Demenz, die bei den Aktivitäten des täglichen Lebens auf vollständige Hilfe durch andere angewiesen sind (Einstufung als Härtefall – Pflegestufe 3+ – häufig Voraussetzung)
Hemmende Faktoren	– Fehlende Rückzugsmöglichkeiten für Bewohner und Angehörige – Mangelnde Intimsphäre – Herausfordernde Verhaltensweisen wie lautes Schreien oder Stöhnen stören andere Bewohner
Förderliche Faktoren	– Personalpräsenz in der Pflegeoase rund um die Uhr – Höhere Kontakthäufigkeit für diesen Personenkreis im Gegensatz zu anderen Versorgungsformen – Arbeitsabläufe richten sich rein nach den Bedürfnissen der Bewohner – Verbesserter Ernährungsstatus vieler Bewohner durch große Personalpräsenz und Flexibilität
Grenzen	– Für Bewohner in der Sterbephase und ihre Angehörigen sollte ein separates Zimmer zur Verfügung gestellt werden – Wohnortnahe Unterbringung zur Zeit nicht möglich – Pflegeoasen dürfen in Deutschland zur Zeit nur als Modellprojekt umgesetzt werden
Finanzierung	– Monatliche Kosten ab ca. 3800 € entsprechend dem Pflegesatz für Pflegestufe 3 oder 3+ – Pflegekasse übernimmt 1550 bzw. 1918 €, der Rest muss über Eigenkapital und Renten finanziert werden – Falls Eigenkapital nicht ausreicht, greift Sozialhilfe

Angehörige äußern sich mit der Pflege und Betreuung in einer Pflegeoase häufig sehr zufrieden. Dies scheint vor allem mit der ständigen Präsenz mindestens eines Mitarbeiters zusammen zu hängen. Die Pflegekräfte können so nicht nur umgehend auf die Bedürfnisse der Oasenbewohner eingehen, sondern stehen auch in einem fortlaufenden Austausch mit den Angehörigen. Diese fühlen sich sonst häufig mit dem Umgang bei weit fortgeschrittener Demenz überfordert und können nun vom Personal lernen (Rutenkröger et al. 2010, 194).

Mitarbeiter von Pflegeoasen äußern sich häufig ebenfalls positiv über ihre Arbeit. Oft haben sie diesen Arbeitsplatz selbst gewählt und erwähnen positiv, dass sich ihre Arbeit nun nicht nach bestimmten Abläufen, sondern nach den Bedürfnissen der Bewohner ausrichtet. Schwierig sind manchmal der enge Angehörigenkontakt sowie fehlende Rückzugsmöglichkeiten, als Pluspunkt wird das eigenverantwortliche Arbeiten gesehen (Rutenkröger et al. 2010, 196f).

Organisatorisch ist eine Pflegeoase häufig in eine größere Einheit integriert, sodass aus dem so größeren Personalpool dann die Betreuung in der Oase organisiert wird. Bei Bedarf können so auch Mitarbeiter des Wohnbereichs die Pflegekraft in

der Oase unterstützen, zum Beispiel für die Mobilisation der Oasenbewohner (Rutenkröger et al. 2010, 200ff) (**Tab. 4.7**).

Zusammenfassung
Mitarbeiter und Angehörige äußern sich bei Befragungen in der Regel positiv zur Betreuung in einer Pflegeoase. Angehörige betonen vor allem die Personalpräsenz, Mitarbeiter die Möglichkeit des eigenständigen, an den Bedürfnissen der Bewohner ausgerichtete Arbeitens. Negativ bewertet wird teilweise die fehlende Rückzugsmöglichkeit. Um die Arbeit in der Pflegeoase dauerhaft gewährleisten zu können, bietet sich die Einbindung in eine größere Organisationseinheit an, auf deren Ressourcen bei Bedarf zurückgegriffen werden kann.

4.4 Blick ins Ausland

Zum Abschluss dieses Kapitels sollen außergewöhnliche, teilweise einmalige Versorgungskonzepte vorgestellt werden, die bislang im Ausland umgesetzt wurden. Auch wenn hier oft vollständig andere Rahmenbedingungen herrschen, können sie die deutsche Pflegelandschaft inspirieren und beeinflussen, wie dies zum Beispiel beim Konzept der Pflegeoase geschehen ist.

4.4.1 Hogewey, Dorf für Menschen mit Demenz

In Hogewey in Weesp bei Amsterdam liegt das erste Dorf für Menschen mit Demenz, welches seit 2008 besteht. 152 Bewohner leben hier jeweils zu sechs Personen in insgesamt 23 einstöckigen Bungalows mit kleinen Gärten. Zum Dorf gehören ein Supermarkt, ein Café, ein Friseur sowie eine Kneipe. Sogar Springbrunnen und ein Theater stehen den Dorfbewohnern zur Verfügung.

Jeder Bewohner kann sich frei im gesamten Dorf fortbewegen, bei Bedarf weisen ihm freundliche Mitarbeiter den rechten Weg. Nur eines unterscheidet das Dorf von einem gewöhnlichen Dorf: Die Bewohner können das Dorfgelände nicht verlassen, ein Pförtner kontrolliert den Ein- und Ausgang, um ein unbemerktes Verlassen zu verhindern. Das Prinzip ist also eigentlich nicht anders als in beschützten Wohngemeinschaften, nur der Bewegungsradius der Bewohner ist wesentlich größer abgesteckt. Durch die gebotene Abwechslung und den weiten Rahmen werden die Beschränkungen viel weniger erlebt, Freiheit in einem begrenzten Raum ist möglich.

Das Konzept von Hogewey sieht vor, die Lebensqualität der Menschen mit Demenz zu erhalten und ihnen eine vertraute Umgebung zu bieten. Es wird an das angeknüpft, was trotz der Demenz erhalten bleibt: ein gewisser Lebensstil, Gewohnheiten, Gefühle. Daher sind die Bungalows in sieben Wohnstilen eingerichtet. Gemeinsam mit den Angehörigen wird entschieden, welcher Wohnstil am besten zum Bewohner passt. Die Einrichtungsstile wurden entsprechend den Lebensstilen in den Niederlanden ermittelt: rustikal, urban, christlich, wohlhabend, indonesisch, kulturell-versiert, häuslich. Jedes Detail in den Bungalows ist auf den jeweiligen Wohnstil abgestimmt, die Mahlzeiten, die Musik, die Einrichtung. So wird in den Bungalows im »gehobenen Stil« das Essen beispielsweise in Porzellanschüsseln

serviert und Beethoven aufgelegt, beim »kulturellen Stil« hängen selbst gemalte Bilder der Bewohner in der gemütlichen Wohnküche.

Alle Mitarbeiter tragen zivile Kleidung. Die Speisenversorgung erfolgt dezentral in den einzelnen Bungalows, entsprechend den Wünschen und Gewohnheiten der Bewohner. Wenn Bewohner dies möchten, werden sie in die hauswirtschaftlichen Tätigkeiten mit einbezogen, »kaufen« zum Beispiel im Dorfsupermarkt die Zutaten für die gemeinsame Mahlzeit.

Ein Merkmal des Konzeptes im Demenzdorf ist eine allgemeine Gelassenheit im Umgang mit den demenzkranken Bewohnern. Man gewährt ihnen die größtmögliche Freiheit und bevormundet sie so wenig wie möglich, auch wenn dies bedeutet, dass jemand Schokolade frühstückt oder ohne Jacke in den Regen auf die Dorfstraße geht.

Die Kosten liegen mit etwa 5000 € pro Platz nicht höher als in anderen niederländischen Pflegeeinrichtungen und werden vom staatlichen Regelsatz gedeckt. Laut Träger werde dieser Betrag aber mehr in unterschiedliche Aktivitäten als in Medikamente und Psychologen investiert, wie sonst üblich (Birschel 2013; Hans 2013).

Das niederländische Dorf gilt weltweit als Modell. In Deutschland existieren Pläne zur Eröffnung eines Demenzdorfes in Alzey in Rheinland-Pfalz sowie durch die Graf-Recke-Stiftung in Hilden in Nordrhein-Westfalen.

Besonderheiten des Demenzdorfes

- Menschen mit Demenz können sich im ganzen Dorfgelände frei bewegen
- Konzept möchte Lebensqualität und Sicherheit ermöglichen, indem es an Vertrautes anknüpft
- Bewohner leben in unterschiedlich eingerichteten Bungalows mit variierendem Betreuungsprogramm, ausgerichtet an sieben verschiedenen niederländischen Lebensstilen
- Schaffung einer eigenen Welt, die möglichst nahe an die frühere Normalität heranreicht, zum Beispiel tragen die Beschäftigten keine Dienstkleidung und es wird dezentral in den einzelnen Bungalows gekocht

— Kritik: Schaffung einer künstlichen und separaten Welt für den Personenkreis mit Demenz, keine Integration in das normale Quartier

4.4.2 Demenzpflege für Europäer in Thailand

Im Norden Thailands, in Chiang Mai, betreibt der Schweizer Martin Woodtli seit Ende 2003 ein Heim für Demenzkranke (Thielke 2010, 68). Der Schweizer nennt das Heim für Demenzkranke, das er hier aufgebaut hat, »Baan Kamlangchay« – »Haus der Ermutigung«. Das thailändische Wort »kamlangchay« kann mit »ermutigend« oder »Begleitung des Herzens« übersetzt werden und soll den herzlichen, liebe- und respektvollen Umgang der Thailänderinnen mit älteren Menschen betonen (Woodtli 2013).

Woodtli war 2002 mit seiner an Demenz erkrankten Mutter nach Thailand ausgewandert. Die positiven Erfahrungen mit der Betreuung und Pflege seiner Mutter brachten ihn dazu, ein Betreuungsangebot in Chiang Mai aufzubauen, sowohl für Urlaube (zwei Wochen bis drei Monate) als auch Langzeitaufenthalte (Woodtli 2013).

Seine zehn Gäste, so nennt Woodtli die Menschen mit Demenz, wohnen in sechs einfachen Bungalows, zwei davon sind rollstuhlgängig eingerichtet. Die Gäste können ihre Räume individuell gestalten und werden rund um die Uhr betreut. Jeweils drei Pflegerinnen teilen sich die Pflege und Betreuung eines Gastes, eine 1:1-Betreuung rund um die Uhr wird angeboten. Sogar in der Nacht übernachtet eine der Betreuungspersonen neben dem Bett des Gastes, um zum Beispiel Toilettengänge begleiten zu können oder für den Gast bei auftretenden Schlafstörungen da sein zu können. Woodtli betont so die Reduzierung der Sturzgefahr durch die enge Begleitung der Menschen mit Demenz (Thielke 2010, 68; Woodtli 2013).

»Wir versuchen hier, eine Familie zu schaffen«, sagt Martin Woodtli, »wir wollen den Menschen das Gefühl geben, behütet zu sein.« (Thielke 2010, 68). Das Besondere seines Heimes sieht Woodtli in der Betreuung durch die Thailänderinnen, welche eine besondere Herzlichkeit mitbringen. Zur Kultur der Thais gehört der zärtliche und körperbetonte Umgang miteinander, welcher den Bedürfnissen von Menschen mit Demenz entgegenkommt, die häufig von Körperkontakt profitieren. Außerdem wird in Thailand älteren Menschen mit großem Respekt begegnet, wodurch das Selbstwertgefühl der Menschen mit Demenz gestärkt wird (Woodtli 2013).

»Sprachbarrieren und Fremdheit werden durch die thailändische Herzlichkeit wettgemacht. Es ist nicht wichtig, wo jemand lebt«, sagt Woodtli, »es ist wichtig, wie er behandelt wird.« (Thielke 2010, 69). Woodtli betont außerdem, dass Menschen mit Demenz im Laufe ihrer Erkrankung ihre verbale Ausdrucksfähigkeit verlieren und auf andere Kommunikationswege angewiesen sind. Diese nonverbale Kommunikation kann auch mit dem thailändischen Betreuungspersonal gelingen, welches außerdem über Grundkenntnisse der deutschen Sprache verfügt.

In Baan Kamlangchay selbst ist kein ärztliches Personal vorhanden. Durch Kooperationen wurde ermöglicht, dass ein Mediziner die Gäste betreut und mindestens monatlich zur Visite kommt. Falls ein Krankenhausaufenthalt erforderlich sein sollte, wird der Gast auch im Krankenhaus rund um die Uhr von seinen drei persönlichen Betreuerinnen begleitet. Die Gäste werden in Privatspitälern in Chiang Mai untergebracht, welche einen hohen medizinischen Standard haben (Woodtli 2013).

Die Gäste nehmen die Mahlzeiten gemeinsam mit ihren Betreuerinnen im Haupthaus ein, ansonsten richtet sich die Tagesstruktur nach den individuellen Wünschen und Bedürfnissen der Menschen mit Demenz. Baan Kamlangchay ist laut Woodtli außerdem gut in die Nachbarschaft und den Stadtteil integriert (Woodtli 2013). Die Mahlzeiten sind eher thailändisch ausgerichtet, ab und an werden auch europäische Gerichte angeboten. Es wird versucht, eine ausgewogene und vitaminreiche Ernährung mit viel frischem Obst anzubieten, auch auf individuelle Wünsche wird nach Möglichkeit eingegangen.

Baan Kamlangchay liegt im Norden Thailands, wo das gesamte Jahr über ein angenehmes, warmes Klima herrscht. Ein Aufenthalt im Freien und Ausflüge sind daher ganzjährig möglich, außerdem soll das Auftreten grippaler Infekte bei den Gästen niedriger sein als in der Schweiz oder in Deutschland (Woodtli 2013).

Woodtli weiß, dass die niedrigen Lohn- und Lebenshaltungskosten in Thailand eine optimale Betreuung für die Menschen mit Demenz ermöglichen. Außerdem ist es leicht, im buddhistischen Thailand Personal für die Pflege und Betreuung zu finden. Trotz der angebotenen 1:1-Betreuung liegen die Kosten für Baan Kamlangchay mit ca. 2000 € im Monat weit unter denen für einen vollstationären Pflegeplatz in der Schweiz oder in Deutschland. Es liegen viele Anfragen für das thailändische Betreuungsangebot vor, doch Woodtli möchte nicht expandieren. Vielmehr möchte er neben den Langzeitgästen auch verstärkt Urlauber aufnehmen, um die Angehörigen zu entlasten (Thielke 2010, 69).

Besonderheiten von Baan Kamlangchay
- 10 Plätze für Menschen mit Demenz in Nordthailand (Urlaube und Langzeitaufenthalt)
- 1:1-Betreuung (3 Thailänderinnen wechseln sich in der Betreuung eines Gastes ab)
- Unterbringung in 6 Bungalows, welche in das Quartier integriert sind
- Leben fernab der Heimat im anderen Klima, mit anderen Speisen, in einer anderen Kultur
- Kaum verbale Verständigung mit dem Personal möglich, nur nonverbale Kommunikation
- Herzlicher, körperbetonter Umgang durch fachlich nicht ausgebildete Thailänderinnen mit den Gästen (entspricht der Kultur der Thais)
- Niedrige Lohn- und Lebenshaltungskosten führen trotz intensivem Personaleinsatz zu günstigeren Unterbringungskosten als in Deutschland oder der Schweiz

4.4.3 Sonnweid, Schweiz

Das Drei-Welten-Modell besteht schon seit mehr als 20 Jahren als Konzeptgrundlage in der Schweiz, unter anderem im Haus Sonnweid. Die drei Erleb-

niswelten stellen die Schweregrade der Erkrankung dar und sollen als Orientierung dienen, um Verhaltensweisen von demenzkranken Bewohnern klassifizieren zu können (D'Arrigo 2011, 60) (◘ Tab. 4.8).

Das Pflegeheim Sonnweid bei Zürich gilt als eine der besten Demenzeinrichtungen weltweit. 150 Patienten leben hier in Wohngruppen, im Heim oder in der gemeinschaftlichen Intensivpflegestation, der Pflegeoase. Die Devise lautet: Lebensqualität bis zum letzten Atemzug (Bruhns 2010, 98).

Sonnweid entstand als erstes Heim 1986 speziell für Demenzkranke und widmete sich damit einer Klientel, die zu dieser Zeit kein anderer wollte. Die Unterbringung erfolgt dreigeteilt, es gibt Wohngruppen, das Heim und eine Intensivpflegestation. In der Wohngruppe leben die Bewohner, die noch mit Unterstützung von Angehörigen zu Hause leben könnten. Im Heimbereich – auf der Tag/Nacht-Station – werden teilweise auch externe Gäste bis zu drei Tage die Woche aufgenommen, um die Angehörigen zu entlasten. In der »Oase« werden sieben Menschen mit schwerster Demenz gemeinsam in einem großen Raum während ihrer letzten Lebensphase begleitet (Bruhns 2010, 99f; Sonnweid AG 2013).

Das Leitbild von Sonnweid betont den geschützten Raum, der von Respekt, Normalität und Wohlwollen gegenüber den Menschen mit Demenz geprägt ist. Die Bedeutung der Mitarbeiter, die sich ihrer großen Verantwortung bewusst sind sowie Beziehungsarbeit leisten müssen und sollen, steht im Mittelpunkt (Sonnweid AG 2013).

Zum Konzept gehört zum Beispiel an vielen Stellen angebotenes Fingerfood, um die Bewohner mit ausreichend Nahrung versorgen zu können. Jeden Tag bereitet der Koch einen Teil der Mahlzeit auf einem anderen Bereich zu, um durch die Gerüche den Appetit anzuregen. Die Mahlzeiten werden als Fingerfood, grob zerkleinert oder püriert angeboten. Einige Bewohner erhalten nur süße Speisen, da sie nichts anderes mehr zu sich nehmen. Die Aufgabe des Küchenteams richtet sich nicht nach der Ernährungslehre, sondern soll die Bewohner dazu bringen, mit Genuss und Freude zu essen (Bruhns 2010, 100).

Zum Konzept gehört außerdem die größtmögliche Bewegungsfreiheit für die Bewohner. Alle Türen im Haus sind unverschlossen. Alle Bewohner

◻ **Tab. 4.8**   Drei-Welten-Modell

Welt der Erfolglosigkeit	Welt der Ziellosigkeit	Welt der Schutzlosigkeit
Leichte bis mittelschwere Demenz	Mittelschwere bis schwere Demenz	Schwere, weit fortgeschrittene Demenz
Schwierigkeiten bei der Kognition (Gedächtnis, Orientierung, Sprache, Urteilsvermögen)	Zielloses Suchen und Wandern	Sprach- und Ausdrucksvermögen stark eingeschränkt
Reaktive psychische Störungen wie Trauer, Angst, Wut, Verunsicherung	Exekutive Funktionen (Planung, Wille, Überlegungen) sind nicht mehr handlungsbestimmend	Abschirmung von Außenreizen nicht mehr möglich
Versuch eines normalen Lebens (Aktivität und Entspannung, Privatheit und Geselligkeit, privater und öffentlicher Raum)	Zunahme von Erkenn- und Orientierungsstörungen, z. B. werden Gegenstände immer wieder neu ertastet	Stark erhöhtes Sturzrisiko bis hin zu Immobilität
Empfinden für soziale Umgangsformen vorhanden	Kommunikation und soziale Fähigkeiten sind reduziert	Inkontinenz
Sinn für Eigentum und Privatsphäre ist erhalten	Zunahme von Gefühlen wie Neid, Missgunst, Eifersucht und Enthemmung	Abhängigkeit in den Aktivitäten des täglichen Lebens
Biografie sowie Angehörige spielen eine wichtige Rolle	Sinn für Eigentum und Privatsphäre schwindet	Betreuung in Pflegeoase
Bewohner werden nicht auf ihre kognitiven Schwächen aufmerksam gemacht	Lebensprägung und Gewohnheiten werden durch regressive Verhaltensweisen überdeckt	Personalpräsenz ermöglicht schnelle Reaktion auf unmittelbare Bedürfnisse
Förderung der Tagesstruktur und der Teilhabe, z. B. durch hauswirtschaftliche Tätigkeiten	Verstärkte Schaffung von Bewegungsfreiheit	
	Anbieten vertrauter Situationen	

bewegen sich bis in den unauffällig eingezäunten Garten völlig frei (Bruhns 2010, 100).

Ein weiterer Bestandteil des Sonnweider Konzeptes ist die mögliche Verlegung einzelner Bewohner von einem Bereich in den anderen, entsprechend dem zugrunde gelegten Drei-Welten-Modell. Ein Mensch mit Demenz kann also im Laufe seiner Erkrankung und mit zunehmendem Schweregrad in verschiedenen Bereichen betreut werden.

In der Pflege und Betreuung von Menschen mit Demenz müssen fortlaufend ethische Fragen beantwortet werden, unter anderem zum Umgang mit freiheitsbeschränkenden Maßnahmen oder herausfordernden Verhaltensweisen. Damit diese Entscheidungen nicht zufällig oder gemäß der Meinung eines Einzelnen getroffen werden, wurden entsprechende Richtlinien erstellt sowie personelle Ressourcen geschaffen. Fast täglich tagen unbürokratische Ethikrunden, um individuelle Entscheidungen für einzelne Bewohner zu treffen und zum Beispiel mögliche Gefahren und das persönliche Recht auf Freiheit gegeneinander abzuwägen (Bruhns 2010, 99; Sonnweid AG 2013).

Sterben und Tod sind in Sonnweid keine Tabus, Menschen mit Demenz soll ein würdiges Sterben ohne unnötige lebensverlängernde Maßnahmen ermöglicht werden. Zum Beispiel bedeutet dies, dass den Bewohnern bis zum Schluss Speisen und Getränke angereicht werden, auch wenn dies stundenlang dauert. Wenn dann der Bewohner den Mund nicht mehr öffnet oder nicht mehr schlucken kann, wird nach Absprache mit den Angehörigen auf eine künstliche Ernährung verzichtet. Es herrscht der Grundgedanke der palliativen Medizin vor (Sonnweid AG 2013).

Das Heim hat den Ruf einer europäischen Vorzeigeeinrichtung. Das liegt nicht nur an der finanziellen Ausstattung, denn jeder Schweizer Bürger kann sich die rund 6000 € monatlich für Pflege und Betreuung mit staatlicher Unterstützung leisten. Es liegt vor allem auch an der Courage, mit der sie in Sonnweid immer wieder Neues ausprobieren. Im Dienste des Menschen und seiner Bedürfnisse gelten hier keine Tabus. So wird derzeit ein Erweiterungsbau errichtet, welcher 2015 eröffnet werden soll (Bruhns 2010, 99; Sonnweid AG 2013).

Besonderheiten der Sonnweid AG
- Seit 1986 auf die Pflege und Betreuung von Menschen mit Demenz spezialisiert
- Betreuung in Wohngruppen, vollstationär oder in der Pflegeoase
- Entsprechend des Drei-Welten-Modells wird für Bewohner die passende Versorgungsform ausgewählt, bei Fortschreiten der Demenz findet ein Umzug innerhalb der Einrichtung statt
- Besondere Betonung der ethischen Verantwortung sowie der palliativen Pflege
- Gute finanzielle Ausstattung
- Fortlaufende Weiterentwicklung der Pflege und Betreuung, hohe Innovationskraft

4.4.4 Der niederländische »Anton-Pieck-Hofje«

Der »Anton-Pieck-Hofje«, eine Spezialeinrichtung für Menschen mit Demenz, wurde 1989 im niederländischen Haarlem gegründet. »Hofjes« sind eine in den Niederlanden seit dem 13. Jahrhundert existierende Bauform, welche als soziale Stiftungen und zum Beispiel Altersruhesitze eingerichtet wurden. Die Konzeption der Demenzeinrichtung nennt sich »warme zog« und wurde vom Mediziner Hans Houweling gemeinsam mit dem Psychologen Niek de Boer entwickelt. Bei diesem Konzept wird die Demenzerkrankung nicht in den Mittelpunkt gestellt, vielmehr soll dem Erkrankten wertschätzend entgegengetreten werden, wobei seine ganze Persönlichkeit wahrgenommen werden soll. Außerdem soll mit dem »warme zog« das Umfeld an die Bedürfnisse der individuellen Personen angepasst werden (D'Arrigo 2011, 58).

»Der Anton-Pieck-Hofje besteht aus sechs zweistöckigen Häusern, die architektonisch um einen zentral angelegten und geschlossenen Innenhof ringförmig gebaut wurden. Jedes Haus verfügt über sechs Einzelzimmer, die eine Wohngruppe bilden.« (D'Arrigo 2011, 58). Besonders wichtig ist die Integration der Einrichtung in das Gemeinwesen. Auch die Nähe zu Angehörigen, Freunden und ehemaligen Nachbarn soll so weiterhin ermöglicht werden (Cammelbeeck 2013, 1).

Die Architektur des Hofjes lässt den Bewohnern viel Bewegungsfreiheit, ohne sie besonderen Gefahren auszusetzen. Dies wird durch einen überdachten Rundgang erreicht, welcher von allen Wohnzimmern aus zugänglich ist. Außerdem erreicht man vom Flur und Innenhof den innen liegenden Garten, während es einen einzigen Ausgang zum Stadtteil mit einem elektrischen Türöffner gibt (Cammelbeeck 2013, 1).

Konzeptionell in dieser Form wohl einmalig ist, dass nicht nur die Bewohnerzimmer mit persönlichen Gegenständen ausgestattet werden, sondern auch die Gemeinschaftsräume (D'Arrigo 2011, 59). Eine weitere Besonderheit ist es, dass die Appartements der demenzkranken Bewohner im Erdgeschoss liegen, im Obergeschoss aber weitere Wohnungen für Mitarbeiter und Angehörige zur Verfügung stehen (Cammelbeeck 2013, 1).

Folgende Prinzipien stehen für das Konzept der »warme zog«:
1. Schaffen einer vertrauten, häuslichen Umgebung
2. Demenzkranke werden in ihrem Personsein akzeptiert, es gibt nur wenige Ge- und Verbote
3. Keine psychologischen oder medizinischen Zwangsmaßnahmen
4. Betreuer und Angehörige müssen eine nichtprofessionelle Haltung entwickeln und manche vertrauten Arbeitsweisen ablegen
5. Einsatz einfacher Mittel an Stelle von High-Tech (D'Arrigo 2011, 59; Cammelbeeck 2013, 2)

Die Mehrzahl der derzeitigen Bewohner im Anton-Pieck-Hofje ist derzeit weiblich. Die Bewohnerinnen werden, so wie sie dies in ihrem Leben gewohnt waren und wenn sie dies möchten, weiterhin in die anfallenden hauswirtschaftlichen Tätigkeiten wie die Zubereitung der Mahlzeiten eingebunden.

Die Mitarbeiter arbeiten in der Regel autark in ihrem Haus und sind für die Belange der ihnen zugeordneten Bewohner zuständig. Bei Bedarf können sie sich Hilfe von außen holen, zum Beispiel einen mobilen Sozialen Dienst oder einen Psychologen anfordern. Die Arbeit der hier Beschäftigten erfordert viel Mut, Kreativität, Improvisationstalent sowie Organisationstalent. Des Weiteren müssen die einzelnen Kräfte viel Verantwortung übernehmen, da sie isoliert arbeiten (Cammelbeeck 2013, 3).

Ein weiterer Bestandteil des Konzeptes ist die Zusammenarbeit mit den Angehörigen. Sie sollen sich aktiv mit ihren Erfahrungen und Anliegen einbringen und so die Gesamtatmosphäre mitprägen. Ehrenamtliche Helfer unterstützen die hauptamtlich Tätigen ebenfalls, besonders bei Bewohnern, welche keine nahen Angehörigen haben (Cammelbeeck 2013, 4).

Besonderheiten im Anton-Pieck-Hofje
- Spezialeinrichtung für Menschen mit Demenz
- Bewohner leben in sechs zweistöckigen Häusern im Erdgeschoss, Wohnraum im Obergeschoss steht für Mitarbeiter und Angehörige zur Verfügung
- Bewegungsdrang wird im beschützten Raum ermöglicht durch einen Rundgang sowie innen liegenden Garten, aber eine elektronisch gesicherte Tür nach draußen
- Konzept akzeptiert die Menschen so, wie sie sind, und begegnet ihnen wertschätzend
- Besonderer Wert wird auf das Schaffen einer vertrauten Umgebung gelegt, so werden auch die Gemeinschaftsräume durch die Bewohner gestaltet
- Mitarbeiter arbeiten autark in ihrem Haus, tragen daher viel Verantwortung
- Intensive Einbindung der Angehörigen

4.4.5   Pflege in Osteuropa

Die Zahl der Pflegebedürftigen wird in Deutschland in den kommenden Jahren weiter ansteigen, während schon jetzt ein Mangel an Pflegekräften besteht. Gleichzeitig steigen die Eigenanteile bei der Unterbringung in einer vollstationären Pflegeeinrichtung immer weiter an. Hier ist es nicht weiter verwunderlich, dass nicht nur daran gedacht wird, osteuropäische Arbeitskräfte für die Pflege deutscher Senioren ins Land zu holen (Deutsche Gesundheitsnachrichten 2012).

Pflegeheime in den EU-Staaten Polen, Tschechien, der Slowakei und Ungarn stellen, wenn man den privaten Anbietern und Vermittlungsagenturen Glauben schenken möchte, insbesondere für grenznahe Interessenten eine preiswerte Alternative zu deutschen Pflegeheimen dar. Die monatlichen Kosten für Pflege, Unterkunft und Verpflegung variieren je nach Ausstattungsgrad und Betreuungsverhältnis zwischen 1000 und 1400 € monatlich. Dies liegt an den niedrigen Arbeits- und Lebenshaltungskosten in den Nachbarstaaten. Insbesondere grenznahe Heime haben sich mittlerweile auf die Betreuung deutscher Senioren spezialisiert (ViaNeo Ventures 2013).

Die Vorstellung, bei eingetretener Pflegebedürftigkeit ins nahe Ausland abgeschoben zu werden, ängstigt viele Senioren. Zudem wird so das Problem der zunehmenden Pflegebedürftigkeit sowie des Mangels an Pflegekräften nicht gelöst, sondern nur ins nahe Ausland verschoben.

Besonderheiten der Pflege in Osteuropa
- Kostengünstige Unterbringung deutscher Senioren in grenznahen Pflegeheimen
- Verschiebung des Problems fehlender Fachkräfte sowie zunehmender Zahl von Pflegebedürftigen in das osteuropäische Ausland

Literatur

Berlin-Institut für Bevölkerung und Entwicklung (Hrsg., 2011): Demenz-Report. ▶ http://www.berlin-institut.org/fileadmin/user_upload/Demenz/Demenz_online.pdf (letzte Einsicht 28.05.13)

Birschel, A. (2013): Bei Amsterdam: Weltweit erstes Demenzdorf eröffnet. ▶ http://www.rp-online.de/leben/gesundheit/medizin/demenz/weltweit-erstes-demenz-dorf-eroeffnet-aid-1.3877357 (letzte Einsicht 25.12.13)

Böhler, A., Böhmer, S., Guerra, V., Klie, T., Pfundstein, T. (2002): Versorgungssituation und Versorgungskonzepte. In: Klie, T. (Hrsg.): Wohngruppen für Menschen mit Demenz. Hannover, vincentz network: 71–91

Bruhns, A. (2010): Endstation Wellness. In: Der Spiegel Wissen: Die Reise ins Vergessen. Leben mit Demenz, 1: 98 -102

Cammelbeeck, B. (2013): Alternative Wohnformen in den Niederlanden. Im Anton-Pieck-Hofje leben Altersverwirrte in kleinen Wohngruppen. ► http://www.integra.at/files/integra%201998%20-%20Bella%20Cammelbeeck%20-%20Alternative%20Wohnformen%20in%20den%20Niederlanden.pdf (letzte Einsicht 16.3.2014)

D'Arrigo, F. (2011): Sinneswelten für Menschen mit Demenz in der stationären Altenhilfe – Eine Lokalstudie. Siegen, Witzenhausen. ► http://d-nb.info/1020745932/34 (letzte Einsicht 16.03.2014)

Deutsche Gesundheits Nachrichten (2012): Der »Greisen-Export« nach Osteuropa ist ein Armutszeugnis. ► http://www.deutsche-gesundheits-nachrichten.de/2012/11/11/der-%E2%80%9Egreisen-export%E2%80%9C-nach-osteuropa-ist-ein-armutszeugnis/ (letzte Einsicht 16.03.2014)

Dominguez, J. (2008): Demenzpflegetheorie. Ansätze für die Entwicklung einer Mikrotheorie für Menschen mit schwerer Demenz und Verhaltenssymptomen

Hans, B. (2013): Niederländisches Demenzdorf Hogewey: Alles für den Augenblick. ► http://www.spiegel.de/panorama/gesellschaft/demenzdorf-hogewey-in-den-niederlanden-a-823426.html (letzte Einsicht 25.12.13)

Heeg, S., Bäuerle, K. (2012): Heimat für Menschen mit Demenz – Aktuelle Entwicklungen im Pflegeheimbau. Frankfurt / Main, Mabuse.

Kaiser, G. (2012): Vom Pflegeheim zur Hausgemeinschaft. Empfehlungen zur Planung von Pflegeeinrichtungen. Köln, Kuratorium Altenhilfe (KDA).

Klie, T., Schuhmacher, B. (2006): Bürger- und Angehörigenbeteiligung in Wohngruppen für Menschen mit Demenz – Das »Freiburger Modell«. In: Deutsche Alzheimer Gesellschaft e.V. (Hrsg.):Demenz – eine Herausforderung für das 21. Jahrhundert. Berlin, 171–177.

Köster, G. (2005): Neuere Entwicklungen bei der Versorgung von Menschen mit Demenz in Aachen. ► http://www.aachen.de/BIS/FO/Neuere_Entwicklungen_Versorgung_beri_Demenz.pdf (letzte Einsicht 27.05.13)

Kronsteiner-Buschmann, C. (2006): Mensch-Umwelt-Passung als Grundlage zur Steigerung der Lebensqualität für Menschen mit Demenz in ambulant betreuten Wohngemeinschaften. In: Deutsche Alzheimer Gesellschaft e.V. (Hrsg.):Demenz – eine Herausforderung für das 21. Jahrhundert. Berlin, Eigenverlag: 179–183.

Ministerium für Arbeit, Soziales, Gesundheit, Familie und Frauen des Landes Rheinland-Pfalz (2007): Optimierung der Versorgung von Menschen mit Demenzerkrankungen in stationärem Pflegeeinrichtungen in Rheinland-Pfalz. ► http://www.rlp.de/fileadmin/masgff/menschenpflegen/Berichte_aus_der_Pflege/6_Berichte_aus_der_Pflege.pdf (letzte Einsicht 27.05.13)

Radzey, B. (2011a): Neue Versorgungskonzepte für Menschen mit Demenz: Hausgemeinschaften, Wohngruppen und Pflegeoasen. In: Deutsche Alzheimer Gesellschaft e.V. (Hrsg.): Stationäre Versorgung von Demenzkranken. Berlin, Eigenverlag: 87–96.

Radzey, B. (2011b): Alltagsnähe in Pflegeheimen: Demenz als Motor für Veränderungen. ► http://www.stmas.bayern.de/imperia/md/content/stmas/stmas_internet/pflege/dokumentation/efsn-radzey.pdf (letzte Einsicht 27.05.13)

Rutenkröger, A., Kuhn, C. (2010): »Da-Sein«. Pflegeoasen in Luxemburg. Stuttgart, Mabuse.

Schäufele, M., Teufel, S., Hendlmeier, I., Köhler, L., Weyerer, S. (2008): Demenzkranke in der stationären Altenhilfe. Aktuelle Inanspruchnahme, Versorgungskonzepte und Trends am Beispiel Baden-Württembergs. Stuttgart, Kohlhammer

Schleede-Gebert, M. (2006): Leben mit Demenz – Institutionelle Rahmenbedingungen zur Sicherung der Lebensqualität. Hamburger Ärzteblatt 12 / 06: 640–641.

Sonnweid AG (2013): Alzheimer und Demenz. Kompetenzzentrum Sonnweid. ► http://www.sonnweid.ch (letzte Einsicht: 26.12.13)

Thielke, T. (2010): Respekt für die Gäste. In: Der Spiegel Wissen: Die Reise ins Vergessen. Leben mit Demenz, 1: 68–69.

Tschainer, S. (2006): Rahmenbedingungen und Qualitätssicherung ambulant betreuter Wohngemeinschaften für Demenzkranke. In: Deutsche Alzheimer Gesellschaft e.V. (Hrsg.):Demenz – eine Herausforderung für das 21. Jahrhundert. Berlin, Eigenverlag: 163–169.

ViaNeo Ventures (2013): Bezahlbare Senioren und Pflegeheime im Ausland. ► http://www.pflegeheim-osteuropa.de/ (letzte Einsicht 28.12.13)

Weyerer, S., Schäufele, M., Hendlmeier, I., Kofahl, C., Sattel, H. (2006): Demenzkranke Menschen in Pflegeeinrichtungen. Besondere und traditionelle Versorgung im Vergleich. Stuttgart, Mabuse

Winkler, A. (2006): Menschen mit Demenz in Wohngemeinschaften. Qualitätssicherung durch Angehörige – eine Überforderung? In: Deutsche Alzheimer Gesellschaft e.V. (Hrsg.):Demenz – eine Herausforderung für das 21. Jahrhundert. Berlin, Eigenverlag: 157–162.

Woodtli, M. (2013): Kamlangchay. Ferien und Langzeitaufenthalte im Alzheimerzentrum in Chiang Mai Thailand. ► http://www.alzheimerthailand.com/AlzheimerThailand/Index.htm (letzte Einsicht 16.03.2014)

Zimmermann, J. (2009): Leben mit Demenz. Spezielle Wohnformen für dementiell erkrankte Menschen. Hamburg, Diplomioca

Beratung

Katja Sonntag, Kornelia Klare

Immer mehr Menschen sind direkt oder indirekt als Angehörige, Freunde oder Nachbarn von Demenz betroffen. Die Konfrontation mit der Diagnose »Demenz« schockiert den erkrankten Menschen. Die kognitive Leistungsfähigkeit ist die Grundvoraussetzung, um selbstbestimmt und eigenverantwortlich sein Leben zu gestalten. Die in unserer Gesellschaft so wichtige Autonomie des Einzelnen kann nur dann gelebt werden, wenn der Mensch die Konsequenzen seines Handelns absehen und zielgerichtet Entscheidungen für sich und sein Leben treffen kann. Im Laufe der Demenzerkrankung ist dies immer weniger möglich und der Erkrankte benötigt Hilfestellungen, um die Anforderungen des Lebens bewältigen zu können.

Für die Familienangehörigen ist die Diagnose »Demenz« ebenfalls ein Schock. Sie sehen sich mit einer Erkrankung konfrontiert, die den Erkrankten so verändert, dass er von einem selbstständig agierenden zu einem hilfsbedürftigen Menschen wird. Ein Großteil der an Demenz Erkrankten wird zu Hause versorgt. So entwickeln sich oft sehr intensive und zeitaufwendige Pflegebeziehungen, die für die Angehörigen und die sozialen Netze, die diese Pflegearbeit leisten, zu großen körperlichen, psychischen, emotionalen und sozialen Belastungen werden können. Die Übernahme von Pflegeaufgaben, die die persönlichen Freiräume der betroffenen Familienmitglieder einengen, wird als Einschränkung in die autonome Zeiteinteilung wahrgenommen.

- **Krisensituation für Betroffenen und Angehörige**

Für den Erkrankten und die Angehörigen bedeutet die Diagnosestellung eine Krisensituation. Dazu kommt noch die Stigmatisierung der Erkrankung durch die Gesellschaft. Der Umgang mit Demenzkranken konfrontiert die Menschen mit ihren eigenen Ängsten und Unsicherheiten, die durch das Beobachten und Erleben des geistigen und körperlichen Verfalls ausgelöst werden. Dieser Verfall und die zunehmende Abhängigkeit von Dritten stellt in der Wahrnehmung der Menschen eine der größten gesundheitlichen Bedrohungen dar.

Aufgrund dieser vielschichtigen Problematik wird die Notwendigkeit von Beratung deutlich. Damit aber die Beratung als hilfreich und nutzbar für den Ratsuchenden empfunden wird, müssen Konzepte genutzt werden, die den unterschiedlichen Beratungssituationen angemessen sind. Dazu bedarf es Beratern, die entsprechend ausgebildet und selbst in der Lage sind, sich Hilfen einzufordern, wenn sie an ihre eigenen Grenzen kommen.

Im nachfolgenden Kapitel werden die besondere Beziehungssituation und die daraus resultierende besondere Beratungssituation bei Menschen mit Demenz und ihren Angehörigen beleuchtet. Nach der Erörterung der Bedeutung der Angehörigenpflege für die an Demenz erkrankten Menschen werden die Anforderungen an eine professionelle Beratung dargestellt. Weiter werden unterschiedliche Beratungsansätze vorgestellt sowie die notwendigen Kompetenzen für eine qualifizierte Beratung bzw. für eine Fachberatung bei Demenz dargestellt.

Eine gute Beratung für Menschen mit Demenz und ihre Angehörigen muss nicht nur die passenden Informationen passgenau und sensibel vermitteln, sondern auch die Situation der Betroffenen sowie ihrer Angehörigen berücksichtigen. Dies bedeutet, sich sowohl in die Lage des an Demenz Erkrankten hineinzuversetzen, aber auch die Rollenverschiebungen im Familiensystem zu beachten.

5.1   Beratung bei Menschen mit Demenz

Viele Jahre lang wurde die eigentliche Hauptperson, der Mensch mit Demenz, sowohl bei der Beratung als auch bei der Versorgungsplanung kaum berücksichtigt. Der Schwerpunkt wurde vielmehr auf die (pflegenden) Angehörigen gelegt. Dabei erleben nicht nur die Angehörigen, sondern auch die Betroffenen selbst die Erkrankung als soziales Schicksal. Erst in den letzten Jahren wird in der Fachwelt zunehmend diskutiert, wie die Betroffenen selbst in die Versorgungsplanung einbezogen und wie sie gut beraten werden können (Zimmermann 2009, 71).

5.1.1   Versorgung aus der Sicht des Demenzkranken

Zu den schlimmen Erfahrungen der an Demenz Erkrankten gehört die häufige Reaktion des medizinischen Personals, welches nach der Diagnose nicht selten dazu übergeht, sie nur noch als Objekt zu behandeln. Oft wird auch in ihrer Gegenwart das Gespräch allein mit den Angehörigen und über die Köpfe der Betroffenen hinweg geführt (Merz 2012). Dies liegt daran, dass die Gesellschaft häufig kognitive Abbauprozesse schon im Frühstadium mit der Unfähigkeit zur Selbstreflexion und Verhaltenssteuerung gleichsetzt. So ist heute wesentlich mehr über das subjektive Belastungserleben der Angehörigen bekannt als über das Erleben der Demenzkranken selbst (Stechl et al. 2006, 223). Wer also zu seiner Demenz steht, wird häufig nicht mehr ernst genommen (Berlin-Institut 2011, 56).

Zusammenfassung
Da kognitive Abbauprozesse schon im Frühstadium mit der Unfähigkeit zur Selbstreflexion sowie Verhaltenssteuerung gleichgesetzt werden, wurden an Demenz erkrankte Menschen lange Zeit kaum in die Beratung und Versorgungsplanung einbezogen. Vielmehr wurde das Belastungserleben der Angehörigen in den Mittelpunkt gerückt.

Studienergebnisse weisen darauf hin, dass alle an Demenz erkrankten Menschen kognitive und funktionelle Defizite bei sich wahrnehmen, doch nicht alle führen diese auf die Demenz zurück, sondern zunächst eher auf normale Alterungsprozesse. Das Bild der Demenz in der Gesellschaft ist von Symptomen eines fortgeschrittenen Stadiums geprägt, sodass sich hier Betroffene im Frühstadium nicht wiederfinden können (Stechl et al 2006, 225f).

■ **Besonders schwere Zeit rund um die Diagnosestellung**

Der Beginn einer Demenz zeichnet sich meist durch zunehmende Vergesslichkeit, Konzentrationsstörungen, Gedächtnis- und Wortfindungsstörungen sowie Fehleinschätzungen aus. Diese Symptome erleben die Betroffenen sehr bewusst und schämen sich für ihr Verhalten. Unsicherheit und Verwirrung bestimmen den Alltag der Erkrankten, manche Betroffenen berichten auch von Versuchen des Herunterspielens, Ignorierens, Verleugnens oder Bagatellisierens der Vorfälle. Betroffene versuchen,

unangenehmen Situationen oder Gesprächen aus dem Weg zu gehen. Es kommt schließlich zu einem Abbruch von sozialen Kontakten und einem Rückzug in die gewohnte Umgebung. All dies löst Angst beim Betroffenen aus. Angst, die eigene Kontrolle zu verlieren und auch Angst, mit dem Verhalten aufzufallen (Zimmermann 2009, 73f; Deutscher Ethikrat 2012, 27).

Einige an Demenz erkrankte Menschen haben es durch Vorträge, Interviews oder Textbeiträge möglich gemacht, die Innenperspektive eines Betroffenen zu erfahren. Diese Selbstzeugnisse zeigen, wie es sehr vielen äußerst schwer fällt, sich eingestehen zu müssen, dass eine ärztliche Untersuchung notwendig ist. Schwer ist dann auch die Zeit des Wartens auf die Diagnose. Richard Taylor, amerikanischer Psychologe und selbst an Morbus Alzheimer erkrankt, nennt die Zeit zwischen der Vermutung, an einer Demenz zu leiden, und der Sicherheit, an Alzheimer erkrankt zu sein, daher treffenderweise die Zeit des Fegefeuers. Noch belastender wird aber häufig der Moment der Diagnosemitteilung erlebt, wenn die Befürchtung zur Gewissheit wird, beziehungsweise das für unwahrscheinlich Gehaltene plötzlich eintritt. Typische Reaktionen sind Schock und Erstarrung, aber auch Trauer und Verzweiflung (Deutscher Ethikrat 2012, 28). Insgesamt wird die Phase zwischen der Verarbeitung der ersten persönlichen Befürchtungen über das langsame Gewahr werden von Symptomen sowie der Entscheidung zur ärztlichen Abklärung und der Verarbeitung der Diagnose als eine sehr schwierige Lebensphase geschildert. Die Angst davor, anderen zukünftig zur Last zu fallen und von ihnen abhängig zu sein, aber auch die Angst vor einer möglichen Bevormundung stehen dabei im Vordergrund (Deutscher Ethikrat 2012, 17).

Zusammenfassung
Selbstzeugnisse von Menschen mit Demenz berichten darüber, wie schwer der Weg von den ersten eigenen Befürchtungen bis hin zur Gewissheit nach der Diagnosestellung ist. Die endgültige Gewissheit durch die feststehende Diagnose wird häufig als Schock erlebt, ermöglicht aber auch die Klärung der eigenen Zukunftsgestaltung.

- **Wunsch nach größtmöglicher Autonomie trotz Diagnose Demenz**

»Wer an Demenz erkrankt ist, will nichts anderes als alle anderen auch: Die Autonomie bewahren soweit es geht, ein weitgehend normales Leben führen und dazugehören.« (Berlin-Institut 2011, 56). Menschen mit Demenz wollen also für sich selbst sprechen, solange dies noch möglich ist, und ernst genommen werden. Aktuell sind die Betroffenen sich uneins, ob es besser ist, die Diagnose zu verschweigen oder offensiv damit umzugehen. Zu groß erscheint vielen das Risiko, auf Ablehnung zu stoßen oder bevormundet zu werden (Berlin-Institut 2011, 57).

Erst mit fortschreitendem Abbauprozess lässt auch das Vermögen nach, die eigenen Fähigkeiten richtig einzuschätzen, und das Risiko für eine Selbst- oder Fremdgefährdung steigt. Neuere wissenschaftliche Erkenntnisse zeigen aber, dass selbst an fortgeschrittener Demenz erkrankte Menschen zu individuellem Erleben und sensibler sozialer Wahrnehmung fähig sind und persönliche Wünsche haben. Sie können daher sehr wohl noch als empfindsame Subjekte handeln und von anderen auch so wahrgenommen werden. Je nach den Möglichkeiten, die der Krankheitsverlauf dem Betroffenen lässt, kann er sein Leben weiterleben und Freude empfinden Der Balanceakt besteht dabei darin, den Menschen mit Demenz nicht zu bevormunden oder ihm in bester Absicht alles abnehmen zu wollen, ihn aber gleichzeitig vor eventuellem Schaden zu bewahren (Berlin-Institut 2011, 58).

Als wichtig für ihr Leben bezeichnen Menschen mit Demenz immer wieder:
- die Bindung an die Familie oder an Freunde,
- das Bewusstsein, dazuzugehören,
- das Gefühl, gebraucht zu werden und
- die Möglichkeit zu freien Entscheidungen und zur Selbstbestimmung (Deutscher Ethikrat 2012, 31).

Beachtet man diese Äußerungen von Betroffenen, so wird deutlich, dass diese bei der Beratung die wichtigsten Akteure sind. Versuchte man lange Zeit, die Beratung nach den Bedürfnissen der Angehörigen auszurichten, steht nun fest, dass vielmehr der Mensch mit Demenz selbst im Zentrum der Bemühungen stehen muss. Für eine einfühlsa-

me professionelle Beratung heißt das, der Betroffene muss direkt angesprochen und die Äußerungen seinen Fähigkeiten angepasst werden, um so lange wie möglich Selbstbestimmung zu ermöglichen und Bevormundung zu vermeiden.

> **Zusammenfassung**
> Menschen mit Demenz lehnen Bevormundung ab und möchten so lange wie möglich für sich selbst sprechen. Selbst in einem fortgeschrittenen Krankheitsstadium sollten individuelle Wünsche so weit wie möglich erfüllt werden. Die Beratung sollte die Betroffenen als Hauptpersonen ansehen und sich nicht rein nach den Wünschen und Bedürfnissen der Angehörigen ausrichten. Vielmehr sollten die Betroffenen selbst im Mittelpunkt der Bemühungen stehen.

5.1.2 Rollenwechsel in der Eltern-Kind-Beziehung

Die Mehrzahl der an Demenz erkrankten Menschen wird in Deutschland durch Familienangehörige betreut. Wenn kein Ehepartner mehr vorhanden ist oder dieser selbst Hilfe benötigt, übernehmen in der Regel die Töchter oder Schwiegertöchter die Pflege und Betreuung, dies ist in mehr als der Hälfte der Fall. Erfahrungen haben gezeigt, dass pflegende (Schwieger-)Töchter mit besonderen Faktoren zu kämpfen haben. Es fehlt nicht nur die Anerkennung und Wertschätzung im gesellschaftlichen sowie im privaten Bereich. Oft fällt auch die Suche nach der eigenen neuen Rolle im Spannungsfeld zwischen den demenzkranken Eltern, den Bedürfnissen der Familie und dem eigenen Wunsch nach persönlicher Freiheit sehr schwer. Von pflegenden Töchtern sind 40% weiterhin berufstätig, andere erziehen gleichzeitig ihre Kinder. Das bedeutet für diese Frauen eine erhebliche Doppelbelastung, bei der kaum Zeit für eigene Interessen bleibt (Lischka 2012, 123ff; Lange et al. 2006, 642). Doch auch Kinder, welche nicht in die direkte Pflege und Betreuung des Elternteils eingebunden sind, müssen mit der sich verändernden Rolle sowie den durch die Krankheit ausgelösten Veränderungen leben lernen.

»Wenn ein alter Mensch erkrankt, ist es klar, dass nicht nur er allein, sondern ebenfalls die eng mit ihm verbundenen Personen seines Bezugssystems stark von seiner Krankheit betroffen sind.« (Handel 2003, 5). Gleichzeitig benötigt ein alter Mensch – ob gesund oder pflegebedürftig – das Unterstützungssystem Familie, um so lange als möglich in der gewohnten Umgebung leben zu können (Handel 2003, 5).

- **Angehörige übernehmen Pflege mit hoher Motivation**

Es kann von einer hohen Motivation ausgegangen werden, die sich über die individuelle Lebensplanung hinweg setzt und Angehörige dazu führt, auf andere ihrer Interessen zu verzichten und die Pflege eines Angehörigen zu übernehmen. Eine starke moralische Verpflichtung wurde in Untersuchungen als Hauptmotivation deutlich. Daneben tauchen Aspekte der eigenen Ökonomie, die der Reziprozität, das gegebene Versprechen und die emotionale Bindung als mögliche Motivation auf, einen älteren Menschen in seiner Alltagsgestaltung zu Hause zu begleiten, zu unterstützen und wo nötig, pflegerische Aufgaben zu übernehmen (Böhmer 2002, 93). Die individuell zugrunde liegende Motivation entscheidet darüber, ob die Pflege als positive Herausforderung oder als negative Pflicht empfunden wird: Steht ein fremder oder selbst auferlegter Zwang hinter der Aufgabe, wird sie meist als belastender empfunden (Lange et al. 2006, 642).

Zusammenfassung

Neben den Ehepartnern übernehmen heute (Schwieger-)Töchter mehrheitlich die Rolle der pflegenden Angehörigen und sind damit häufig durch gleichzeitige Berufstätigkeit oder Kindererziehung einer Doppelbelastung ausgesetzt. Dass dennoch so viele pflegebedürftige Angehörige durch Familienangehörige betreut werden, hängt mit der hohen Motivation der Pflegenden zusammen.

- **Große Belastung der Pflegenden durch die Pflege**

Welche Belastungen im Laufe der Pflege und Betreuung auf die Angehörigen zukommen, ist häufig kaum absehbar. So ist es nicht selten, dass die Pflege sich über mehr als zehn Jahre erstreckt und sich für pflegende Angehörige die Zeit der Betreuung und Versorgung zunehmend als eine eigenständige Lebensphase zeigt. Besonders die Begleitung von Menschen mit Demenz verläuft in der Regel über einen längeren Zeitraum als die von somatisch erkrankten Senioren, da auch die Pflegebedürftigkeit bei einer Demenz über einen längeren Zeitraum besteht (Böhmer 2002, 92). Zudem nimmt im Verlauf der Begleitung in der Regel die Pflegebedürftigkeit zu, ebenso wie der zeitliche Aufwand für die Pflegeperson.

Mittlerweile ist gut untersucht, unter welchen Belastungen pflegende Angehörige leiden:

- Körperliche Anstrengungen
- Nicht mehr Abschalten können
- Verlust der eigenen Lebensperspektive
- Wenig Zeit und Platz für sich selbst
- Rund-um-die-Uhr-Verfügbarkeit
- Verstärktes Angebundensein an zu Hause
- Einschränkungen im Alltag, z. B. bei Freizeit- und Urlaubsgestaltung
- Ungewissheit über die Dauer der Pflege und Betreuung

Die Folgen dieser Belastungen sind unter anderem eine Verschlechterung des eigenen Gesundheitszustandes, eine gestiegene Infektanfälligkeit, Rückenbeschwerden oder eine Zunahme von Suchtkrankheiten. Neben den körperlichen Auswirkungen leben pflegende Angehörige häufig sozial isoliert und beklagen finanzielle Einbußen, auch seelische Belastungen treten auf. Selbst wenn pflegende Angehörige sich Unterstützung durch professionelle Pflegedienste oder eine Tagespflege suchen, liegt dennoch ein wesentlicher, nicht zu unterschätzender Teil vor allem der psychosozialen Betreuung und Begleitung weiterhin bei den Angehörigen (Zegelin et al. 2013, 14; Handel 2003, 8). Je enger pflegende Angehörige mit dem zu betreuenden Familienmitglied emotional verbunden sind, umso größer kann die Herausforderung, sich selbst in der Pflege und Betreuung nicht zu vergessen und Hilfe durch andere zuzulassen, sein (Böhmer 2002, 95). Je mehr sich die Pflegenden über die Pflegerolle identifizieren und diese die bevorzugte Quelle von Selbstbestätigung und Machtgefühlen ist, kann der Einbezug anderer Helfer (professionell oder aus dem sozialen Umfeld) mit der Angst vor Macht- und Kontrollverlust verknüpft sein, vor allem wenn die Rollen nicht klar definiert sind (Richter 2002, 102).

Eine weitere Belastung entsteht durch den langsamen Abschied von der pflegebedürftigen Person, der sich über Jahre ankündigt und durch Schwankungen im Krankheitsverlauf immer wieder bewusst werden kann. Viele pflegende Familienangehörige sind mit der fortlaufenden Auseinandersetzung mit dem Thema Sterben und Tod überfordert (Böhmer 2002, 95f).

Zusammenfassung
Die Übernahme der Pflege und Betreuung eines Angehörigen geht mit erheblichen Belastungen für die Pflegeperson einher. Diese Belastungen wirken sich auf die physische und psychische Gesundheit der Pflegeperson aus und schränken ihre Lebensqualität oft erheblich ein. Dennoch fällt es häufig schwer, Entlastung durch andere Helfer anzunehmen.

■ **Persönlichkeitsveränderungen erschweren Übernahme der Pflege**
Die Begleitung eines an Demenz erkrankten Angehörigen ist besonders belastend aufgrund der auftretenden Persönlichkeitsveränderungen. Im Verlauf der Erkrankung müssen die Angehörigen erfahren, wie ein geliebter Mensch mit der Zeit alles verliert, was ihn einst ausmachte. Dies ist eine schmerzliche und zum Teil kaum ertragbare Erfahrung, welche die Pflegenden häufig überfordert (Zimmermann 2009, 77f).

Im Laufe der Demenzerkrankung werden auch zuvor intakte Beziehungen durch auftretende herausfordernde Verhaltensweisen oder eine hinzukommende Inkontinenz belastet. Der Tabubruch, jetzt auch die intime Körperpflege übernehmen zu müssen, ist ein hochgradiger Stressor. Erschwert wird dies zusätzlich dadurch, dass Menschen mit

Demenz die Notwendigkeit der Hilfe häufig nicht einsehen und die Hilfestellungen daher verweigern. Nicht ohne Grund sind Inkontinenz und herausfordernde Verhaltensweisen die häufigsten Gründe für Heimeinweisungen von Demenzkranken (Lange et al. 2006, 643).

Zusammenfassung
Die Betreuung eines demenzkranken Familienangehörigen bedeutet eine besondere psychische Belastung, da dieser im Laufe der Erkrankung viele der Eigenschaften verliert, die ihn einst als Person ausgemacht haben. Zusätzlich werden notwendige Hilfeleistungen durch die Menschen mit Demenz häufig verweigert, was die Beziehung zur Pflegeperson stark belastet.

Die Begleitung eines Familienangehörigen mit Demenz geht mit einem schleichenden Rollenwechsel einher, welcher dennoch gravierend und für die Angehörigen nur schwer verkraftbar ist. War zum Beispiel die Mutter früher immer diejenige, die für alle Probleme eine Lösung kannte, fällt ihr nun der Name ihrer Tochter nicht mehr ein. Diese Erfahrungen sind überaus schmerzlich und erfordern eine Neudefinition der eigenen Rolle (Lange et al. 2006, 643). Man nennt diesen fortschreitenden Verlust eines nahestehenden Menschen »uneindeutiger Verlust«, wenn dieser zwar körperlich anwesend ist, dessen Geist und Persönlichkeit aber allmählich dahinschwinden. Der Prozess dieses immerwährenden Abschiednehmens lässt die Angehörigen gefühlsmäßig versteinern, weil die ehemals vertraute Person nun fremd erscheint, ohne dass man sich emotional endgültig von ihr lösen kann. So bleibt also die Bindung an die erkrankte Person bestehen, aber die Beziehung muss grundsätzlich revidiert werden, da die früher existierende Verbindung nicht mehr möglich ist (Meindl 2012, 35ff).

■ **Rollenumkehr in der Familie**
Wenn sich die Pflegebedürftigkeit schleichend entwickelt wie bei einer Demenz, ist einerseits die Chance gegeben, langsam in die Rolle des betreuenden und pflegenden Angehörigen hinein-

zuwachsen. Andererseits ist es nachgewiesen, dass pflegende Angehörige gerade in der Anfangsphase am stärksten belastet sind. Nicht nur der pflegebedürftige Mensch muss seine Rolle, nun auf Hilfe angewiesen zu sein, akzeptieren. Eltern, die bisher die Gebenden waren, können und wollen die Rollenumkehr häufig zunächst nicht hinnehmen (Unegg 2013). Auch der Angehörige muss oftmals eine neue Rolle annehmen, d. h. bereit und in der Lage sein, Hilfe zu leisten, auch wenn eventuell gespannte Beziehungen vorhanden sind. Er muss von nun an die oder der »Starke« sein, was vielleicht in der Beziehung zum jetzt Pflegebedürftigen nicht der bisherigen Rolle entsprach (Handel 2003, 6). Pflegende Kinder und pflegende Ehepartner können die Rolle der Eltern einnehmen, die sich nun vermehrt sorgen sowie Aufgaben organisieren und abnehmen. Diese Verschiebung kann bis hin zur Rollenübernahme einer »Pflegekraft« gehen, die sich fast ausschließlich um die Versorgung kümmert, und bisherige Rollen verdrängt (Böhmer 2002, 95).

Wird die Pflege durch die Kinder übernommen, fordern die Eltern, dass ihre Wünsche nach Eigenständigkeit und das Recht auf eigene Entscheidungen weiterhin akzeptiert werden. Auf der anderen Seite führt aber der körperliche und geistige Abbau unweigerlich dazu, dass die erwachsenen Kinder mehr und mehr Verantwortung für ihre Eltern übernehmen. So können sich auch scheinbar unüberwindbare Fronten bilden, wenn die Jüngeren Defizite ansprechen, den Älteren aber nicht selten jegliche Einsicht in die Notwendigkeit von Hilfsmaßnahmen und Veränderungen fehlt.

»Verkehrte Welt also, denn als die Eltern noch jünger waren, lief dieser gleiche Konflikt mit ihren Kindern gerade umgekehrt. Mit einem solchen Rollenwechsel tun sich nun aber alle Beteiligten besonders schwer – vor allem dann, wenn altersbedingte Verwirrtheit oder Vergesslichkeit zunehmen oder eine Demenzerkrankung vorliegt.« (Seigel 2009).

Der Rollenwechsel beziehungsweise die Rollenumkehr im Laufe der Entwicklung von Pflegebedürftigkeit sind also schwierig, aber unausweichlich. Es gilt, sich auf einen langen Lernprozess einzulassen und sich dem ständigen Wechsel des Krankheitsbildes anzupassen, indem neue Rollen übernommen werden (Meindl 2012, 30). Gerade durch eine Demenz wird das Gleichgewicht von Geben und Nehmen erheblich gestört, es entsteht eine asymmetrische Beziehung.

■ **Begleitung Demenzkranker erfordert teilweise rasche Rollenwechsel**

Des Weiteren können im Falle einer demenziellen Veränderung pflegende Angehörige in Situationen geraten, durch das Verhalten des Erkrankten im überraschenden Wechsel mal die Kind-, Enkel-, Mutter-, Schwestern-, Bruderrolle und andere übernehmen zu müssen. Dieser häufige Wechsel zwischen den Rollenerwartungen erfordert von pflegenden Angehörigen eine hohe Flexibilität und erschwert die Begleitung der zu Betreuenden (Böhmer 2002, 95).

Der Umgang mit der Rolle als pflegender Angehöriger wird von folgenden Faktoren geprägt:

- Eigene Belastbarkeit und Leistungsfähigkeit
- Belastungen über die Pflegearbeit hinaus (z. B. Mehrfachbelastung durch Berufstätigkeit, eigene Familie, Kindererziehung und die Pflegetätigkeit)
- Art der Beziehung zum Pflegebedürftigen
- Wissen über die Erkrankung, ihre Symptome und ihren Verlauf
- Wissen über spezifische Pflegehandlungen sowie Möglichkeiten der Pflege
- Kenntnis und Inanspruchnahme von Entlastungsmöglichkeiten (z. B. Gesprächskreis für pflegende Angehörige, Tageskliniken und Ferienaufenthalte, Organisationen wie Alzheimer-Vereinigung, Tages- und Kurzzeitpflege) (Handel 2003, 6f)

Zusammenfassung

Die Pflege eines Familienangehörigen geht unweigerlich mit einem Rollenwechsel einher, denn der Pflegende übernimmt zunehmend die Rolle der Eltern oder des Kümmerers. Die veränderten Rollen erfordern sowohl seitens des Pflegebedürftigen als auch des Angehörigen ein Umdenken sowie die gegenseitige Akzeptanz. Besonders in der Begleitung von Menschen mit Demenz resultiert eine große Belastung daraus, dass die Person zwar noch körperlich anwesend ist, ihr Geist und ihre

Persönlichkeit aber im Laufe der Erkrankung schwinden. Wie ein pflegender Angehöriger mit seiner neuen Rolle zurecht kommt, hängt von der eigenen Belastbarkeit, zusätzlichen Aufgaben sowie dem vorhandenen Wissen über die Situation sowie Entlastungsmöglichkeiten ab.

5.2 Die Familie und das soziale Umfeld als Ressource

Die Familie stellt für die Menschen häufig das engste und oft langanhaltendste soziale Netz dar, in dem sie leben. Der Spruch »Blut ist dicker als Wasser« macht deutlich, dass die Familienbande oft über die Verbindungen zu Freunden oder anderen, nicht zur Familie gehörenden Personen hinausgehen. Die Familie wird als ein Schutzraum wahrgenommen, in dem man so sein kann, wie man will, in dem man nicht »öffentlich«, sondern »privat« ist.

Für viele Menschen ist es ein Trost, wenn sie auch im Falle von Pflegebedürftigkeit ihr Zuhause nicht verlassen müssen, sondern in ihrer gewohnten Umgebung, bei ihren Familienangehörigen bleiben können. Das Zuhause wird sowohl von den dort lebenden Menschen geprägt, als auch von umgebenden Dingen. Liebgewonnene Gegenstände und die damit verbundenen Erinnerungen machen sie wertvoll und sind Teil des bisherigen Lebens. Besonders für Menschen mit Demenz sind diese Erinnerungsstücke wichtig, weil sie eine Orientierung im eigenen Lebenskontext geben und Erinnerungen an früher aufleben lassen.

- **Vertraute Umgebung gibt Menschen mit Demenz Sicherheit**

Ein weiterer Grund für den Wunsch nach Pflege in der eigenen Häuslichkeit ist in dem Satz »einen alten Baum verpflanzt man nicht« enthalten. Nicht nur die Erinnerungen sind hier von Bedeutung, sondern auch die Sicherheit und Orientierung gebende Gewissheit, dass alles an seinem gewohnten Platz ist. Gerade für Menschen mit Demenz ist dies wichtig. Seit Jahren und Jahrzehnten beibehaltene

Rituale können ihnen helfen, kognitive Einschränkungen zu kompensieren und einen geregelten Tagesablauf aufrecht zu erhalten. Mit der Versorgung in der eigenen Häuslichkeit können oft noch viele Dinge des täglichen Lebens eigenständig durchgeführt werden. Die an Demenz erkrankte Person kennt sich zu Beginn der Erkrankung noch in der Wohnung aus und kann z. B. eigenständig die Körperpflege und Toilettengänge durchführen. Mit kleinen Hilfsmitteln wie Zetteln mit Inhaltsangabe an den Küchenschränken kann der Tisch gedeckt werden. Der Weg zum Bäcker ist bekannt, weil man ihn schon seit Jahren täglich geht. All diese Gewohnheiten ermöglichen ein recht eigenständiges Leben, was sowohl für die erkrankte Person als auch für die Angehörigen gut akzeptierbar ist. Mit zunehmender Krankheitsdauer wird der Unterstützungsbedarf immer größer und die Eigenständigkeit der erkrankten Person immer eingeschränkter. Dies führt häufig zu Konflikten in der Familie, weil der Unterstützungsbedarf von der erkrankten Person oft nicht anerkannt wird (▶ Abschn. 5.1) Außerdem verändern sich die Konstellationen im gemeinschaftlichen Gefüge. Wie im vorangegangenen Kapitel verdeutlicht, verschieben sich die Rollen der einzelnen Personen im Familiensystem.

- **Vielschichtige Gründe führen zur Übernahme der Pflege**

Die Gründe für die Familien, die Pflege zu übernehmen, sind vielschichtig. Es kann an der familiären Bindung, an gemeinsamen Vereinbarungen, traditionellen Vorstellungen oder wirtschaftlichen Faktoren liegen. Häufig wird für die Pflege und den Umgang mit dem pflegebedürftigen Menschen ein Mitglied der Familie ausgewählt, welches diese Aufgabe teilweise über Jahre ausführt. Oft fällt die Entscheidung auf das Mitglied der Familie, das am nächsten bei der erkrankten Person wohnt oder sogar im gleichen Haushalt lebt.

Der Vorteil dieser Angehörigenpflege liegt darin, dass die erkrankte Person von einer ihr bekannten Person gepflegt wird und die Vorlieben oder Besonderheiten des Erkrankten bekannt sind. Die Versorgung ist individuell und kann das frühere soziale Netz möglicherweise einbeziehen. Die erkrankte Person fühlt sich ggf. noch zugehörig, wenn z. B. ein Nachbarschaftstreffen stattfindet. Jahrelang gelebte Rituale können weiter durchgeführt werden und geben dem an Demenz erkrankten Menschen Sicherheit und Geborgenheit. Die immer gleiche Tagesstruktur minimiert den Stress beim Erkrankten. Die Liebe und Wertschätzung, die eine an Demenz erkrankte Person durch die Pflege einer nahen Bezugsperson erhält, kann dazu beitragen, dass die gepflegte Person eine relative Zufriedenheit im Leben empfindet. Dies trifft im besonderen Maße auf an Demenz erkrankte Personen zu, die ihre Bedürfnisse häufig nicht adäquat artikulieren können und oft durch für sie unbekannte Situationen überfordert sind. Besonders wenn ein Krankenhausaufenthalt ansteht, bewirkt die bloße Präsenz des Angehörigen eine Minimierung des Stresses und dadurch die Möglichkeit einer besseren Versorgung des dementen Menschen.

- **Betreuung im Spannungsfeld zwischen Autonomie und Schutzbedürftigkeit**

Für die Angehörigen besteht die Belastung in der Pflege neben der veränderten Rolle auch darin, die Autonomie der erkrankten Person zu respektieren und andererseits vor Gefahren zu schützen. Die Pflege findet überwiegend in diesem Spannungsfeld statt und die pflegenden Angehörigen müssen den Unwillen des demenzkranken Menschen ertragen, weil die Einsicht durch die Krankheit verloren geht. Ähnlich ist es mit Wünschen oder Verhaltensweisen, die in der Öffentlichkeit wenig Akzeptanz finden, z. B. wenn eine erkrankte Person sich eine Unterhose auf den Kopf setzt und glaubt, es sei der Hut. Hier stellt sich die Frage, ob die erkrankte Person vor Verunglimpfung geschützt werden muss oder ob genügend Toleranz von der Umwelt erwartet werden kann. Da demente Menschen ihre Bedürfnisse sofort befriedigt haben wollen, führt auch das zu Spannungen im alltäglichen Miteinander. Eine weitere Problematik ist der veränderte Tag-Nacht-Rhythmus der Erkrankten. Diese Eigenart kann die pflegenden Angehörigen an die Grenzen ihrer Belastbarkeit bringen, wenn sie kontinuierlich an einem Schlafdefizit leiden. Trotz aller Bemühungen der pflegenden Angehörigen kommt es aber auch immer wieder zu schwierigen Pflegesituationen, weil die erkrankte Person selbst ihre kognitiven Leistungsverluste bemerkt. Sie reagiert mit Scham, Angst und Verzweiflung, was sich auch

in herausforderndem Verhalten bemerkbar macht. Diese Situationen machen die Pflege eines dementen Menschen für die Angehörigen besonders schwer und lassen sie oft an ihren (Pflege)Fähigkeiten zweifeln. Die Belastung der Pflegearbeit konzentriert sich auf diese Person, die sich oft über Jahre kümmert und sich eventuell alleingelassen fühlt. Hinzu kommen der Mangel an Zeit für persönliche Interessen, die Vereinsamung und das Aufgeben beruflicher Ziele.

- **Weibliche und männliche pflegende Angehörige**

Die Mehrzahl der pflegenden Angehörigen sind Ehefrauen, Töchter, Schwiegertöchter, Enkelinnen oder Mütter (George und George 2003, 153). Es wird allerdings der männliche Anteil der Angehörigenpflege unterschätzt. Denn ca. 35% der Hauptpflegepersonen in der Angehörigenpflege sind Männer. In der Studie »Männliche Angehörigenpflege – Wie Männer ihre Sorgearbeit gestalten und erleben« wird beschrieben, wie Männer im eigenen Rentenalter die Partnerinnenpflege übernehmen. Zu diesem Zeitpunkt sind sie selbst zwischen 80 und 85 Jahre alt, während die Frauen oft im Alter von 50–55 Jahren die Elternpflege übernehmen. Es stellte sich heraus, dass sich die Männer, trotz emotionaler Beteiligung, mit der Pflege als Arbeit identifizieren und die notwendigen Aufgaben managen. Aus diesem Grund sind sie schneller bereit, sich Hilfe und Beratung einzufordern. Sie nutzen dabei die Problemlösungsstrategien, die ihnen schon in ihrem Berufsleben geholfen haben, wie z. B. sich Fachinformationen einzuholen, Pflegetechniken zu erlernen und technische Hilfsmittel zur Arbeitserleichterung zu bauen. Männer nehmen Hilfen von außen gezielt und planvoll in Anspruch. Emotional erleben die Männer der Studie zufolge die Erfahrungen aus der Pflegesituation als Erweiterung ihrer Kompetenzen und als eine Bereicherung. Männer pflegen anders, weil sie durch kontinuierliche Berufstätigkeit andere Problemlösungsstrategien entwickeln mussten. Sie können Pflegetätigkeiten auch gesellschaftlich akzeptiert eher ablehnen als Frauen. Frauen empfinden die Pflegetätigkeit häufig als traditionell weibliche Aufgabe. Männer pflegen ihre Frauen aus Liebe, Frauen fühlen sich zur Pflege verpflichtet. Daraus resultiert eine höhere Lebenszufriedenheit der pflegenden Männer im Vergleich zu den pflegenden Frauen.

- **Angehörige als Ressource für die professionelle Pflege**

Aus Sicht der professionell Pflegenden bilden die pflegenden Angehörigen eine wichtige Ressource für die Versorgung eines demenzkranken Menschen. Es ist notwendig, sie früh in das Behandlungskonzept mit einzubeziehen, da sie wichtige Koordinations- und Steuerungsfunktionen für die alltäglichen Erfordernisse der erkrankten Person übernehmen. Sie organisieren Termine, beachten therapeutische Maßnahmen, führen pflegerische Tätigkeiten durch, erkennen frühzeitig problematische Entwicklungen und Veränderungen und überwachen den Gesundheitszustand. Außerdem sind sie wichtige Informationsgeber über die Biografie und Lebensgeschichte der erkrankten Person, aus der sich häufig Rückschlüsse auf die Verhaltensweisen des dementen Menschen ziehen lassen (George und George, 2003, 25).

Aufgrund dieser unterschiedlichen Problemsituationen ist es wichtig, individuelle Beratung anzubieten und die passenden Unterstützungsmöglichkeiten herauszufinden. Wenn die Pflege von Familienangehörigen keine Unterstützung erfährt, kommt es auf Dauer zur Überlastung der Pflegeperson, was sich in Krankheiten niederschlagen kann. Eine weitere Gefahr der Überbelastung ist das Entstehen von Gewalt in der Pflege (George und George, 2003,149ff).

Für die Zukunft ist zu erwarten, dass durch den Fortschritt im medizinischen Bereich die familiäre Pflege immer längere Zeitintervalle einnehmen wird. Pflegende Angehörige müssen sich auf eine langfristige Änderung ihrer zukünftigen Biografie einlassen. Sie sind oft nicht vorbereitet auf die Vielzahl von Anforderungen und können häufig nur schwer Hilfe und Unterstützung für sich organisieren. Familien, die von Pflegebedürftigkeit betroffen sind, befinden sich in einer krisenhaften Ausnahmesituation. Pflegekräfte müssen das verstehen und daraus resultierende Verhaltensweisen tolerieren. Es bedarf kompetenter Ansprechpartner, die ihre Rolle als Vermittler im integrierten Versorgungssystem übernehmen und sowohl ehrliche Informationen als auch realistische Einschät-

zungen geben (George und George, 2003,150f). Um diese Aufgaben erfüllen zu können, benötigen Pflegekräfte, die beratend tätig sind, eine fundierte kommunikative Ausbildung und müssen sich immer wieder an pflegewissenschaflichen Studien zum Thema orientieren.

Im Nachfolgenden wird die Bedeutung einer qualifizierten Beratung beleuchtet.

> **Zusammenfassung**
> Die Familie und das soziale Netz sind für die Pflege von dementen Menschen von großer Bedeutung. Durch die bekannte Umgebung und die individuelle Betreuung können die Ressourcen der Erkrankten lange erhalten bleiben. Die pflegenden Angehörigen kennen die Wünsche und Bedürfnisse der Erkrankten und können dementsprechend im Sinne der zu Pflegenden handeln. Sie müssen sich aber immer wieder mit den zum Teil nicht passenden Wünschen und Handlungen der Erkrankten auseinandersetzten und dadurch den Unwillen der dementen Menschen ertragen. Durch die langjährige Pflege fühlen sich die Angehörigen oft sehr beansprucht und benötigen Unterstützung und Anerkennung für ihre Tätigkeit

5.3 Qualifizierte Beratung als Grundlage eines passenden Versorgungskonzepts

Beratung ist eine Kommunikationsart, die im zwischenmenschlichen Miteinander des täglichen Lebens stattfindet. Dann geschieht sie oft ungeplant und intuitiv. Jemand hat ein Problem und eine andere Person wird um seinen Rat gefragt. Man nennt diese Beratung »informell« oder »nicht professionell«. Die »halboffene« oder »semi-professionelle« Beratungsform bezeichnet Beratungssituationen, die sich aus der professionellen Arbeit ergeben, z. B. bei der Pflege eines Patienten, im stationären oder ambulanten Bereich, egal ob es sich um eine integrierte oder eigenständige Beratungstätigkeit handelt.

Man spricht von »professioneller« oder »formaler Beratung«, wenn der Berater über eine ausgewiesene Qualifikation verfügt und die Beratungskompetenz nachgewiesen wurde. Die professionelle Beratung findet häufig in Beratungsstellen statt (Unterricht Pflege, Beratung 3/2008, 3).

Professionelle Beratung ist immer dann erforderlich, wenn die aktuelle Lebenssituation sich so darstellt, dass die eigenen Bewältigungsstrategien und Kompetenzen nicht mehr ausreichen, um eine befriedigende Lösung zu finden (Koch-Straube 2011, 66).

Beratung beschäftigt sich mit Entwicklungsprozessen und kann spezifische Probleme ansprechen und lösen. Sie kann Klienten darin unterstützen

- Entscheidungen zu treffen,
- Krisen zu bewältigen,
- Einsichten und Wissen zu gewinnen,
- innere Konflikte zu bearbeiten,
- Beziehungen zu anderen zu verbessern (Tschudin 1998 zitiert in Koch-Straube 2011,66).

■ Beratungsbedürfnis und Beratungsbedarf

Um professionelle Beratung möglich zu machen, ist es wichtig, zwischen den Begriffen »Beratungsbedarf« und »Beratungsbedürfnis« zu unterscheiden. Das Beratungsbedürfnis des Klienten ist der Grund dafür, dass Beratung eingefordert wird. Nach Belardi handelt es sich um lebenspraktische, soziale, seelische, körperliche und wirtschaftliche Schwierigkeiten, die als Auslöser für den Wunsch nach Beratung in Frage kommen (Koch-Straube 2011, 70).

In Bezug auf den Umgang mit der Erkrankung »Demenz« handelt es sich oft um mehrere der oben beschriebenen Aspekte, die den Beratungswunsch begründen. Ein guter Berater kann den Klienten dazu befähigen, seine Gefühle und Gedanken bezüglich seiner Situation und seiner Erfahrungen zu erkunden und zu verstehen. Um den Klienten dazu befähigen zu können, braucht es ein der Situation angemessenes Beratungskonzept und kommunikative Kompetenzen.

■ Beratung muss ganzheitlich sein

Die gängigen Pflegetheorien sehen den Menschen als Einheit von Körper, Geist und Seele und gehen davon aus, dass die Umwelt, die sozialen Kontakte, die ökonomischen Gegebenheiten, die Spiritua-

lität usw. Einfluss auf das Entstehen und Erleben von Krankheit und Gesundheit haben. Aus diesem Grund muss Pflegeberatung die Verbindung zwischen praktischen Erfordernissen in der Pflege eines Menschen und der bio-psycho-sozialen Situation des Patienten und seinen Bedürfnissen herstellen. Dies ist möglich, wenn Pflegende und Gepflegte sich darin unterstützen, das Problem (Krankheit, Behinderung) nicht isoliert zu betrachten, sondern in den Kontext der bisherigen Erfahrungen und Perspektiven, der sozialen und ökologischen Umwelt und der situativen Gegebenheiten zu stellen (Koch-Straube 2011, 118).

Daraus resultiert die Notwendigkeit der Schulung und Ausbildung von Personen, die in Beratungseinrichtungen tätig sind oder aufgrund ihrer Pflegetätigkeit beratend arbeiten. Beratung in der Pflege und Versorgung von Menschen mit Demenz muss professionell durchgeführt werden, damit diese für alle Beteiligten schwierige Lebenssituation lebbar wird. »Das übergeordnete Ziel der Beratung ist es, dem Klienten eine befriedigende und erfüllte Lebensweise zu ermöglichen.« (Koch-Straube 2011, 66). Dieses Ziel ist nur erreichbar, wenn Beratung ergebnisoffen an den Bedürfnissen des Klienten orientiert stattfindet. Aus diesem Grund sind die Bedürfnisse und Wünsche des Erkrankten ebenso in die Beratungssituation einzubinden wie die der pflegenden Angehörigen.

■ Feststellung des Beratungsbedarfs

Ein Beratungsbedarf ist dann erkennbar, wenn eine Pflegekraft oder der Hausarzt bemerken, dass z. B. die zu pflegende Person sich nicht wohl fühlt und dies eventuell auch verbalisiert oder die pflegenden Angehörigen mit der körperlichen oder psychischen Belastung durch die Pflegetätigkeiten überfordert wirken und an dieser Überforderung zu erkranken drohen. Oder es kommt zu Pflegefehlern aufgrund fehlender pflegerischer Fachkompetenz. Auch hier ist Beratung und Schulung notwendig.

Vom Gesetzgeber ist ein grundsätzlicher Beratungsbedarf im Rahmen des Pflegeversicherungsgesetzes § 37 SGB XI festgelegt. Dazu kommt der ambulante Pflegedienst halbjährlich oder alle drei Monate zur Beratung ins Haus (▶ Abschn. 3.2). Die Intention des Gesetzgebers ist es, zur Verbesserung der häuslichen Pflege und zum Wohle aller Beteiligten durch eine fachkompetente Beratung beizutragen.

Wenn dieser Besuch allein als Kontrolle der häuslichen Pflege wahrgenommen wird und es der beratenden Person nicht gelingt, durch eine wertschätzende Grundhaltung und personenzentrierte Gesprächsführung (▶ Abschn. 4.1.2) eine Atmosphäre zu schaffen, in der der Klient zum Gespräch bereit ist, wird eine wichtige Chance zur Optimierung der häuslichen Pflege vertan.

Um die Beratungsarten besser darstellen zu können, wird anhand des Beispiels vom pensionierten Realschullehrer Herrn Arnold und seiner Familie die Beratung durch eine Pflegeberaterin beschrieben.

Beispiel

Herr Arnold ist dement und wird von seiner Schwiegertochter im Haus des Sohnes gepflegt. Die Schwiegertochter scheint massiv psychisch belastet zu sein, da sie mit dem herausfordernden Verhalten des dementen alten Mannes überfordert wirkt und in ihrer Hilflosigkeit den Schwiegervater in der Wohnung festsetzt, damit sein unkontrolliertes Verhalten nicht in der Öffentlichkeit auftritt. Trotz dieser Maßnahme fühlt sich die Schwiegertochter nicht wohl, weil sie bemerkt, dass der alte Mann gern spazieren gehen würde. Der Ehemann der Pflegenden unterstützt sie in ihrer Vorgehensweise, indem er sie dahingehend bestätigt, dass er es für den Vater entwürdigend empfindet, wenn dieser laut schimpfend durch den Ort gehen würde. Schließlich war der Vater als Realschullehrer eine Person des öffentlichen Lebens.

Der Beratungsbedarf des dementen Herrn Arnold bezieht seine Befindlichkeit und seine Wünsche bezüglich seiner Lebenssituation ein. In wieweit er Informationen über seine Erkrankung benötigt oder haben will, muss in der Gesprächssituation erfasst werden.

Der durch Fachleute festgestellte Beratungsbedarf der Angehörigen könnte Informationen über das Krankheitsbild Demenz beinhalten sowie auch über den Umgang mit dem herausfordernden Verhalten des Pflegebedürftigen. Inwieweit die pflegenden Angehörigen ein Beratungsbedürfnis haben, zeigt sich hier nicht eindeutig, könnte man

aber aus der psychischen Belastung der Schwiegertochter ableiten.

Zusammenfassung

Professionelle Beratung hilft Menschen in schwierigen Lebenssituationen, ihre eigenen Lösungen zu finden. Für den Berater ist es wichtig, den erkennbaren Beratungsbedarf und das Beratungsbedürfnis des Klienten anzugleichen, damit es zu einem Beratungsgespräch kommen kann.

Definitionen verschiedener Beratungsinterventionen:

– **Informieren**

Mit Informieren ist die Weitergabe von Fachwissen gemeint. Es gibt eine Seite, die Informationen haben möchte, und die andere Seite, die Informationen hat und weitergeben kann. Durch die Weitergabe soll es zu einer Wissenserweiterung des Empfängers kommen. Für die Informationsweitergabe gibt es unterschiedliche Methoden. Es kann mündlich, aber auch mit Medien wie Buch, Film oder Internet erfolgen. Die Aneignung des Wissens bleibt dem Ratsuchenden überlassen (Pflegiothek 2011, Beratung, 14).

– **Schulen**

Mit einer Schulung sollen Techniken oder Handlungen erworben werden, die dann im Alltagsleben eigenständig angewendet werden können. Sie kann vom Klient nachgefragt oder vom Experten angeboten werden. Die Schulungen können sich an Einzelpersonen oder Kleingruppen wenden. Der Experte gibt Ratschläge, Anweisungen und Tipps und macht die Handlung vor (Poser und Schneider 2005, 400f). Am Ende steht eine Ergebnissicherung, indem die gelernte Handlung dem Experten vorgeführt wird und das Gelernte reflektiert wird.

– **Anleiten**

Das Anleiten ist immer dann nötig, wenn ein Klient noch nicht völlig eigenständig in der Lage ist, einen Handlungsablauf folgerichtig durchzuführen oder bestimmtes Wissen anzuwenden (Poser und Schneider 2005, 401).

Bei einer Anleitung werden oft komplexe Handlungsabläufe bearbeitet, bei denen die einzelnen Handlungsschritte ggf. mehrfach wiederholt und gezeigt werden, bis der Klient in der Lage ist, sie fachlich richtig durchzuführen. Am Ende der Anleitung wird ebenfalls die Anleitungssequenz reflektiert.

Coachen

Das Coachen wird in Deutschland häufig in der professionellen Managementberatung genutzt. Es ist ein Beratungs- und Betreuungsprozess mit dem Ziel, für den Klienten selbstständig Lösungen für berufliche und private Probleme zu finden. Coaching versteht sich als handlungsorientierte Prozessarbeit, wobei der Klient die Lösungen selbst findet.

Edukation

Im Wittener Konzept der Patienten- und Familienedukation wird der Begriff im Sinne von »Bildung« genutzt. Unter der Annahme, dass jede Krankheit eine Veränderung der Lebenssituation des Betroffenen und seiner Umwelt zur Folge hat, benötigen Patienten und ihre Angehörigen verschiedene Unterstützungsangebote. Sie bestehen aus Information, Schulung und Beratung (Pflegiothek, Beratung, 20). Das Ziel der Edukation ist es, die Betroffenen in die Lage zu versetzen, ihre Situation unabhängig von den Profis zu bewältigen und neue Strategien zu finden, um die Erkrankung in den Lebensalltag zu integrieren (Zeglin-Abt 2002).

Zusammenfassung

Je nach Beratungssituation wird ein Beratungsgespräch gestaltet. Häufig werden unterschiedliche Beratungsinterventionen kombiniert, um den Bedürfnissen der Ratsuchenden gerecht zu werden. Die Weitergabe von Informationen kann mit einer Handlung kombiniert werden und so zur Schulung oder Anleitung werden. Im Coaching wird der Ratsuchende unterstützt, die Lösung für ein Problem zu finden. Bei der Edukation wird ein Patient darin unterstützt, mit einer sein Leben verändernden Krankheit umgehen zu lernen.

5.4 Unterschiedliche Beratungsarten

Es gibt unterschiedliche Beratungsarten, die ihren Ursprung in der Psychologie, Sozialpädagogik oder Sozialarbeit haben, wo die Beratung schon immer zur Profession gehörte. Für die Tätigkeit in der Pflege ist die Beratung erstmals im Altenpflegegesetz von 2000 und im Krankenpflegegesetz von 2003 als eigenständige Aufgabe beschrieben worden.

In der dreijährigen Erstausbildung sollen Grundlagen der Gesprächsführung vermittelt werden, die je nach Arbeitsfeld und Aufgabenspektrum weiterentwickelt werden müssen. Es ist zu erwarten, dass Beratung einen immer größeren Raum in der Pflege einnehmen wird und sich daraus neue Handlungsfelder für die Pflegetätigen entwickeln werden. Ein Beispiel ist das Case Management, das sich aus den Erfordernissen einer älter werdenden Gesellschaft mit einem erhöhten Pflege- und Betreuungsbedarf entwickelt hat (▶ Abschn. 3.3.1). Nachfolgend werden unterschiedliche Beratungsarten mit der Fokussierung auf die Pflegeberatung vorgestellt.

5.4.1 Personenzentrierte Beratung

Der humanistisch-personenzentrierte Beratungsansatz bezieht sich auf die personenzentrierte Gesprächsführung nach C. Rogers. Dieser Beratungsansatz beruht auf einem Menschenbild, das den Menschen als selbstbestimmt und entscheidungsfähig sieht. Jeder Mensch hat hiernach ein Weiterentwicklungspotenzial. Als Grundhaltung des Beraters ist die unbedingte Wertschätzung des Klienten wichtig sowie die Empathie als einfühlendes Verstehen. Außerdem muss der Berater authentisch sein, als Haltung einer unverfälschten Kommunikation (Pflegiothek, Beratung, 46).

Eine Grundhaltung aus Echtheit, Akzeptanz und einfühlendem Verstehen fördert die Beziehung zwischen den Gesprächspartnern, sodass das Gespräch in einer vertrauensvollen Atmosphäre stattfinden kann. Der Beratungsfokus liegt auf der Problem- bzw. Fragestellung einer einzelnen Person (Poser und Schneider 2005, 393). Diese Form der Beratung findet oft im Zusammenhang mit Pflegetätigkeiten statt. Sie kann aber auch institutionalisiert, z. B. bei einem geplanten Beratungsgespräch stattfinden.

Schwäbisch und Siems (1974, 111ff; zitiert in Poser und Schneider, 409) haben für das personenzentrierte Gespräch drei Gesprächstechniken bzw. -methoden formuliert, deren Merkmale auch bei Rogers (Rogers 1999,117; zitiert in Poser und Schneider, 409) zu finden sind.

Gesprächstechniken eines personenzentrierten Gespräches
- **Das verständnisvolle Zuhören**
  - Durch Gesten wie Kopfnicken, gezieltes Anschauen und Äußerungen wie »hm«, »ja«, »aha« wird die Basis für einen akzeptierenden und verständnisvollen Umgang gelegt.
  - Die Aktivitäten gehen vom Klienten aus. Er soll über seine Gefühle sprechen und ermutigt werden, seine Gefühle und Einstellungen frei äußern zu können.
- **Das Paraphrasieren**
  - Aussagen des Klienten werden ihm noch einmal gespiegelt, indem der Berater sie entweder noch einmal wiederholt oder versucht, sie mit eigenen Worten wiederzugeben. So kann sich der Berater vergewissern, ob er den Ratsuchenden richtig verstanden hat.
  - Der Klient kann erkennen, ob der Berater seine Äußerungen aktiv und engagiert verfolgt hat.
- **Das Verbalisieren emotionaler Erlebnisinhalte**
  - Gefühle des Klienten, die hinter einer Aussage stehen, werden wiederholt. Das ist besonders dann wichtig, wenn der Klient seine Gefühle als indirekte Botschaften von sich gibt.
  - Durch das Verbalisieren können Gefühle, die dem Klienten bislang nicht bewusst waren, zum Ausdruck gebracht werden.

Das Beispiel der Familie Arnold und der Pflegeberaterin Frau Schneider zeigt, wie eine optimale Gesprächssituation sein könnte.

Beispiel

Die Pflegeberaterin kommt zum halbjährlich vorgesehenen Beratungsgespräch. Da Frau Arnold die Pflege ihres dementen Schwiegervaters vollständig allein durchführt, kennt sie die Pflegeberaterin Frau Schneider nicht. Es ist das erste Mal, dass solch ein Gespräch stattfindet. Entsprechend aufgeregt ist die pflegende Schwiegertochter. Auch Herr Arnold ist an diesem Nachmittag sehr unruhig und versucht ständig, die verschlossene Haustür zu öffnen. Frau Schneider bemerkt kurz nach Betreten der Wohnung, wie angespannt die Situation ist und auch, wie unruhig Herr Arnold ist. Nachdem sie sich beiden Personen vorgestellt hat, erfragt sie die Befindlichkeit von Herrn Arnold. Er fragt sie, was sie das anginge, und Frau Schneider nimmt diese Frage als Anlass, Herrn Arnold in einfachen, kurzen Sätzen zu erklären, dass sie gekommen sei, um zu erfahren, ob er Wünsche oder Bedürfnisse habe. Herr Arnold wundert sich, dass deshalb eine fremde Frau ins Haus kommt, beantwortet die weiteren Fragen von Frau Schneider aber bereitwillig. Einige Augenblicke später sitzen die drei Personen am Tisch bei einem Getränk und Herr Arnold sagt, dass er gern spazieren geht. Es entwickelt sich ein Gespräch, aus dem für Frau Schneider deutlich wird, dass die Bedürfnisse des dementen alten Mannes andere sind als die der pflegenden Schwiegertochter. Frau Schneider erfragt aber auch die Befindlichkeit von Frau Arnold und lässt einfließen, dass es eine anstrengende und anspruchsvolle Aufgabe sei, die sie mit der Pflege ihres Schwiegervaters übernommen habe. Nebenbei erklärt sie der Schwiegertochter, dass sie gern mit Rat und Tat zur Seite stehe, damit die pflegenden Angehörigen nicht selbst krank werden. Da Herr Arnold unruhig wird, beschließen die beiden Frauen, das Gespräch beim gemeinsamen Anschauen von Familienfotos fortzusetzen. Auf diese Weise ist Herr Arnold am Gespräch beteiligt und es entwickelt sich eine vertrauensvolle Gesprächsatmosphäre, in der Frau Schneider einen ersten Einblick in die Familiengeschichte der Arnolds bekommt. Frau Schneider erkennt einen Beratungsbedarf, der aber an diesem Tag nicht mehr bearbeitet werden kann. Sie macht mit Frau Arnold einen weiteren Gesprächstermin aus und verabschiedet sich nach ca. einer Stunde von beiden Personen.

Durch diese Vorgehensweise ist die Basis für ein wertschätzendes Gespräch gelegt. Herr Arnold fühlt sich angenommen, wertgeschätzt und ins Gespräch integriert. Frau Schneider wirkt empathisch, da sie Verständnis für die schwierige Pflegesituation zeigt. Sie ist kongruent, weil sie nicht unendlich viel Zeit bei Familie Arnold verbringt, sondern einen nächsten Gesprächstermin mit Frau Arnold vereinbart. Sie lässt Frau Arnold Zeit, sich auf das nächste Gespräch vorzubereiten und auch sie selbst hat Zeit, die Situation zu überdenken.

Frau Arnold fühlte sich nach dem Gespräch ebenfalls wohl. Ihre Ängste, kontrolliert zu werden, sind verschwunden. Sie hat Frau Schneider als fachkompetente Pflegekraft kennengelernt, die mit den unruhigen Phasen ihres Schwiegervaters gut umgehen konnte und im Umgang mit ihm eine solche Ruhe ausstrahlte, dass es auch ihr gut getan hat. Sie freut sich schon ein bisschen auf das nächste Treffen in einer Woche. Endlich hat sich einmal jemand für ihre Befindlichkeit interessiert.

Zusammenfassung
Die personenzentrierte Gesprächsführung zeichnet sich dadurch aus, dass der Klient wertschätzend und verständnisvoll behandelt wird, was durch entsprechende Gesprächstechniken zum Ausdruck kommt. Das verständnisvolle Zuhören signalisiert das Interesse am Klienten, durch das Paraphrasieren wird das Problem deutlich herausgestellt. Das Verbalisieren emotionaler Erlebnisinhalte ermöglicht die Einsicht in zuvor unbewusste Gefühlslagen. So kann eine vertrauensvolle Gesprächssituation geschaffen werden.

5.4.2 Expertenberatung

Die Expertenberatung, die auch als »aufgabenorientierte« oder »direktive Beratung« bezeichnet wird, ist dadurch gekennzeichnet, dass der Ratsuchende selbst sein Problem diagnostiziert und vom Berater entweder fertige Lösungen oder Lösungsvorschläge erwartet (König und Vollmer 2000,47; Fatzer 1993, 63f.).

Die klientenorientierte Vermittlung ist hier das wesentliche Qualitätskriterium. Die Expertenberatung ist somit weit mehr als reine Informationsweitergabe. Das Fachwissen muss für den Klienten verständlich formuliert sein und einen solchen Umfang haben, dass es zu keiner Überforderung kommt, damit neue Handlungsmöglichkeiten entwickelt werden können. Der Einsatz von lernfördernden Medien unterstützt die Beratung (Unterricht Pflege, Beratung 3/2008, 4).

Ein Problem dieser Beratungsart könnte darin liegen, dass der Klient sein Problem nicht korrekt diagnostizieren kann. Ein weiteres Problem könnte im Anspruch des Klienten liegen, der möchte, dass ihm das Problem vom Berater »von den Schultern genommen werden soll und die Lösung des Problems gebracht werden soll« (Fatzer 2005, 63).

Eine Sonderform der Expertenberatung stellt das Care- und Case-Management dar. Es soll Menschen mit einem komplexen Versorgungsbedarf und ihre Angehörigen unterstützen (▶ Abschn. 3.3.1).

Das Beratungsgespräch zwischen Frau Arnold und der Pflegeberaterin Frau Schneider könnte wie folgt stattfinden.

Beispiel
Für das zweite Gespräch mit Frau Schneider hat sich Frau Arnold vorbereitet. Sie hat sich gemeinsam mit ihrem Ehemann Fragen aufgeschrieben, die sie Frau Schneider stellen will. Sie möchte wissen, was sie sagen muss, damit ihr Schwiegervater nicht so unruhig in der Wohnung hin und her läuft. Außerdem möchte sie erfragen, wie sie den dementen alten Mann davon abbringen kann, dass er ständig nach draußen will.

Frau Schneider gibt Frau Arnold Informationen über die Erkrankung Alzheimer Demenz und eine Broschüre, wo sie und ihr Ehemann die Dinge nochmals nachlesen können. Es gibt in der Broschüre auch Informationen über validierende Gesprächsführung. Wie auch im Erstgespräch zeigt Frau Schneider ihre Fachkompetenz im Umgang mit dementen Menschen, indem sie ein validierendes Gespräch mit Herrn Arnold führt. Dabei erfährt die Schwiegertochter, dass sich der Vater in der Wohnung eingesperrt fühlt »wie im Gefängnis«.

Frau Arnold profitiert von der Fachkompetenz der Pflegeberaterin, da sie praktische Beispiele für den Umgang mit ihrem dementen Schwiegervater kennenlernt. Durch die eigenen Aussagen des Schwiegervaters erkennt sie, wie dieser sich fühlt und warum er oft so ungehalten seiner Schwiegertochter gegenüber ist. All diese Informationen sind hilfreich und ein erster Schritt, die schwierige Pflegesituation zu verändern.

5.4.3 Prozessberatung

In der Prozessberatung hat der Klient ein Problem, welches von Klient und Berater gemeinsam im Prozess diagnostiziert wird. Anschließend werden gemeinsam Lösungen für das Problem gefunden (Poser und Schneider 2005, 394). Diese Beratung wird als »nicht-direktiv« bezeichnet (Lippitt und Lippitt 1999, 81ff).

Durch geeignete Fragestellungen und Gesprächstechniken kann der Berater die Ressourcen des Klienten als Bewältigungsstrategien in den Problemlösungsprozess integrieren. Die charakteristischen Handlungsmerkmale der Prozessberatung sind:

- Exploration (es werden Gefühle und Gedanken zum Problem frei geäußert)
- Hilfestellung bei der Lösungssuche (es werden verschiedene Lösungsmöglichkeiten erarbeitet und auf ihre Realisierbarkeit überprüft)
- Ausprobieren von Handlungsalternativen (festgelegte Interventionen sollen auf ihre Brauchbarkeit im realen Leben untersucht werden) (Unterricht Pflege, Beratung 3/2008, 3)

In der Praxis kommt es häufig vor, dass die beiden Formen Experten- und Prozessberatung fließend ineinander übergehen und innerhalb der personenorientierten Beratung in unterschiedlichen Phasen des Beratungsprozesses zum Tragen kommen (Poser und Schneider, 2005, 394).

Die begonnene Expertenberatung zwischen Frau Schneider und Frau Arnold ist ein Anfang für die Beratung der pflegenden Angehörigen von Herrn Arnold. Es bedarf aber auch der Prozessberatung, weil die Eheleute gemeinsam mit dem dementen Vater klären müssen, wie sie die Pflegesituation auf Dauer handhaben wollen. Mit Hilfe von Frau Schneider könnten die Eheleute Lösungen erarbeiten und durchspielen, um deren Alltagstauglichkeit zu prüfen, z. B. die Hilfe eines Alltagsbegleiters, der mit dem dementen Vater regelmäßig spazieren geht.

> **Zusammenfassung**
> Ein erfolgreiches Beratungskonzept zeichnet sich dadurch aus, dass es für die jeweilige Problemsituation passend ist. In der Expertenberatung bietet der Berater durch das Expertenwissen die Lösung des Problems, während in der Prozessberatung die Lösung mit dem Klienten gemeinsam erarbeitet wird

5.4.4 Psychosoziale Beratung

»Die psycho-soziale Beratung soll eine Unterstützung zur Lösung von Problemen sein, die im Leben wahrnehmbar sind und emotional erlebt werden.« (Großmaß 1997, 67).

In diesem Beratungsansatz soll die Diskrepanz zwischen gesellschaftlich-sozialen Bedingungen und Anforderungen einerseits und den subjektiven Fähigkeiten und Bedürfnissen des Ratsuchenden andererseits bearbeitet werden. Dieser Beratungsansatz zielt darauf ab, das Individuum zu befähigen, sein Leben im interaktiven Austausch mit seiner Umwelt zu gestalten und ggf. zu verbessern. Er betrachtet die individuellen Probleme nicht als Persönlichkeitsdefizit, sondern eingebunden in den Alltag und die Lebensumwelt des Einzelnen. Diese Art der Beratung kann dazu führen, dass der Klient seine Lebensumwelt so verändert, dass die Probleme gelöst werden (Großmaß 1997, 67f).

Die Situation von Herrn Arnold, dem Realschullehrer:

Beispiel

Schwiegertochter und Sohn von Herrn Arnold empfinden das herausfordernde Verhalten des dementen Vaters zu Hause als sehr belastend. Für das Leben außerhalb der Wohnung empfinden sie sein Verhalten allerdings so unpassend, dass sie den dementen Mann vor evtl. entstehenden Konfliktsituationen schützen wollen und sich selbst peinliche Situationen ersparen wollen. Daraus resultiert eine belastende Pflegesituation, die durch das herausfordernde Verhalten des dementen Vaters vermutlich noch verstärkt wird.

Mit der Idee, dass ein Klient seine Lebensumwelt so verändern kann, dass die Probleme gelöst werden, könnte das Ziel der psycho-sozialen Beratung sein, dass die Eheleute die Erkrankung von Herrn Arnold annehmen und sein Verhalten als typische Verhaltensweisen der Demenz annehmen lernen. Sie könnten lernen, mit ihm über seine Befindlichkeiten und Wünsche zu sprechen, statt über ihn hinweg zu handeln. Vielleicht könnten die Eheleute dann im sozialen Umfeld über die Erkrankung sprechen und um Verständnis für das sonderbare Verhalten des Vaters bei den Nachbarn bitten. Die Isolation des Erkrankten müsste nicht mehr aufrechterhalten werden und durch Bewegungsmöglichkeiten und mehr Autonomie von Herrn Arnold würde sich vermutlich das herausfordernde Verhalten verbessern. Der demente Herr Arnold könnte sich angenommen fühlen.

5.4.5 Familienberatung: Beratung mit systemischem Ansatz

Bei diesem Beratungsansatz wird die Krankheit des einzelnen nicht als isolierte Störung betrachtet, sondern das Verhalten des »auffälligen« Mitglieds einer Familie wird durch das Beziehungsgefüge des sozialen Systems erklärt (Koch-Straube 2011, 109). Die Krankheit eines Familienmitglieds kann dafür sorgen, dass Konflikte nicht ausbrechen, weil die Sorge um das kranke Mitglied die Familie zusammenhält. Es kann aber auch sein, dass die Krankheit die Familienbeziehung so belastet, dass es zum Ausbruch des Konfliktes kommt.

Dieser Beratungsansatz kann durch die Analyse der Pflegesituation in der Familie die Gestaltung der beratenden Intervention bereichern. In der systemischen Arbeit geht man immer davon aus, dass kein Verhalten ohne das System, den sozialen Kontext, zu verstehen und schon gar nicht zu verändern ist. (Schwing und Fryszer 2013, 9).

Bei diesem Beratungskonzept müssen die Familienmitglieder am Gespräch teilnehmen, damit der Berater die Art der Kommunikation in der Familie erleben kann, um zu verstehen, wie der Lebenszusammenhang aussieht, in dem der Klient steht. Symptome und Probleme werden nicht als Defizite oder Fehlverhalten gesehen, sondern als misslungene Lösungsversuche für eine schwierige Situation, aktuell oder früher. Bei der Familienberatung geht es darum, Lösungen für Probleme zu finden, statt »endlos Probleme zu besprechen«. (Schwing und Fryszer 2013, 11f).

In Krisensituationen, in die Familien durch die Pflege von an Demenz erkrankten Angehörigen geraten sind, ist gerade diese Fokussierung auf die aktuellen Probleme ein guter Ansatz. Oft ist der Leidensdruck einzelner Mitglieder der Familie so hoch, dass sie sich nach schneller Hilfe sehnen. Ein weiterer Grund für die Auseinandersetzung mit dem Sozialsystem Familie ist die Erkenntnis, dass Menschen mit einem tragfähigen sozialen Netz Krisen besser bewältigen können, bei Krankheit schneller gesund werden und leistungsfähiger sind (Schwing und Fryszer 2013, 21).

Die Wichtigkeit von Beziehungen für die Menschen ist wissenschaftlich nachgewiesen. In einer Überblicksstudie aus dem Jahr 2010, die 148 Forschungsarbeiten mit über 300.000 Menschen auswertete, zeigte sich, dass gute soziale Beziehungen sogar das Leben verlängern (Schwing und Fryszer, 104).

■ **Wirkfaktoren der systemischen Beratung**
Im Folgenden werden die Wirkfaktoren der systemischen Beratung erörtert.

▬ **Beziehung**
Um eine gute Beziehung zwischen Klient und Berater erreichen zu können, muss der Berater respektvoll und interessiert auf die Ressourcen des Klienten achten, diese erfragen und erkunden und hierfür mindestens genausoviel Zeit aufwenden wie für die Besprechung der Probleme. So bekommt der Klient das Gefühl, ernst genommen zu werden und empfindet seine Aussagen als wichtig. Das allein hat schon eine stärkende Wirkung (Schwing und Fryszer 2013, 24).

— **Kontextualisierung**

Die Kontextualisierung ist das Herzstück der systemischen Sichtweise. Es geht darum, die Lebenszusammenhänge des Klienten zu erforschen und zu verstehen, warum das Problem in diesem Zusammenhang Sinn ergibt. Die Fähigkeit des systemischen Beraters liegt darin, erkennbar zu machen, wie das »problematische« Verhalten gut zu dem Verhalten der anderen passt, warum es gut in das Beziehungsgeflecht passt. Dies erfolgt durch Fragetechniken, die die Beziehungsstrukturen erkennbar machen, aber auch durch Erstellen einer Beziehungslandkarte oder dem Aufstellen von »Skulpturen« (Schwing und Fryszer 2013, 30ff.).

— **Perspektivwechsel**

Die Grundannahme des systemischen Denkens ist, dass jeder Mensch eine subjektive Wahrnehmung hat, also jeder eine Situation aus seiner Perspektive sieht und diese durch frühere Erfahrungen geprägt ist. So begründet sich der Aspekt des Perspektivwechsels als hauptsächliches Arbeitsmittel, um Systeme zu befähigen, bessere Lösungen für ihr Miteinander zu entwickeln (Schwing und Fryszer 2013, 36f).

Die Aufgabe des Beraters besteht darin, eine Gesprächsatmosphäre zu schaffen, in der die unterschiedlichen Sichtweisen der Beteiligten zur Sprache kommen können. Es muss möglich sein, mehrere »Wahrheiten« nebeneinander stehen zu lassen. So können sich die Gesprächspartner ernst genommen und verstanden fühlen. Um dieses Ziel zu erreichen, ist unter anderem eine gute Fragetechnik nötig (Schwing und Fryszer 2013, 38ff).

— **Reframing**

Beim Reframing geht es darum, eine Gegebenheit/eine Wahrheit aus unterschiedlichen Perspektiven zu erzählen. Reframing oder auch »Umdeutung« heißt, dem Gesagten oder Erlebten eine neue Bedeutung zuzuweisen, es in einen anderen Rahmen zu stellen, »um dadurch neue Sicht- und Handlungsweisen zu erschließen« (Schwing und Fryszer 2013, 44). Durch diese Umdeutung von Verhalten versucht der systemische Berater, die Botschaft hinter dem Verhalten zu erkennen. Das Verhalten wird als Ausdruck guter Absicht gesehen und es wird versucht, das dahinterstehende Motiv zu erkennen.

— **Ressourcenorientierung**

Um den Blick von den Problemen abzulenken und die Perspektive zu erweitern, werden die Ressourcen in der Familienbeziehung betrachtet. Es wird erfragt, was gut funktioniert, womit die Gesprächsteilnehmer zufrieden sind. Die Klienten sollen aus ihrer »Problemtrance« herauskommen und durch den Blick auf Bewältigtes, auf Fähigkeiten und auf Erfolgserlebnisse motiviert werden, die anstehenden Lernaufgaben und Veränderungen anzugehen (Schwing und Fryszer 2013, 50f).

— **Lösungsorientierung**

Die Lösungsorientierung geht von einem optimistischen Menschenbild aus. Systemische Berater treten nicht als Experten auf, die die Lösung bereits kennen, sondern sie befähigen ihre Klienten dazu, eigene Lösungen zu finden, indem sie den Klienten ermutigen, sein Selbstwertgefühl steigern und ihm zutrauen, Probleme zu lösen. Dem Klienten wird die Entscheidung, sich zur Beratung entschlossen zu haben, als erster Schritt zur eigenen Problemlösung dargestellt. Im weiteren Verlauf werden auch kleine Veränderungen, die zu Lösungsansätzen führen, dem Klienten vor Augen geführt, um sie sichtbar zu machen. Als Klassiker unter den lösungsorientierten Fragen gelten Wunderfragen: »Wenn über Nacht ein Wunder passieren würde und das Problem würde wie weggezaubert aus Ihrem Leben verschwinden: Was wäre morgen anders?« (Schwing und Fryszer 2013, 58f).

Grundannahmen der systemischen Beratung

- Jede Beschreibung eines Problems enthält schon eine Lösung.
- Jeder Mensch trägt viele Ressourcen und Fähigkeiten in sich, die er zur Lösung seiner Probleme braucht.

- Probleme können entstehen und sich verstärken, wenn Menschen ihre Ressourcen aus den Augen verlieren.
- Wir müssen herausfinden, unter welchen Umständen ein Problem nicht auftritt. Hier liegt der Keim der Lösung.
- Veränderungen gelingen leichter, wenn Menschen sich als kompetent und erfolgreich erleben.
- Der Erfolg führt zur Motivation, auch Schwieriges anzupacken (Schwing und Fryszer 2013, 57).

Die systemische Beratung von Herrn Arnold und seinen Kindern könnte wie folgt aussehen:

Beispiel

Herr Arnold hatte durch seinen Beruf als Lehrer im Ort ein hohes Ansehen und ist in einigen Vereinen aktiv gewesen. Er hat diese Aufgaben mit einer intellektuellen Herangehensweise gemeistert und diese Fähigkeit als erstrebenswert an seinen Sohn weitergegeben. Auch der Sohn ist als Bankdirektor in der benachbarten Kleinstadt für seine überlegte, sachliche Herangehensweise bekannt. Die Schwiegertochter hat ihre Ausbildung zur Frisörin vor der Geburt des ersten Kindes abgebrochen und hat sich in den vergangenen Jahren der Versorgung der Familie gewidmet. Nachdem die zwei Kinder erwachsen sind und zum Studium ausgezogen sind, hatte Frau Arnold mit dem Gedanken gespielt, eine Arbeit anzunehmen, »um nicht den ganzen Tag auf ihren Mann zu warten«. Sie hatte diese Gedanken nur mit der Tochter besprochen und wollte erst mit ihrem Mann sprechen, wenn sie eine Arbeit gefunden hätte. Dann starb ganz plötzlich die Schwiegermutter an einem Herzinfarkt und schon nach einigen Tagen wurde deutlich, dass etwas mit den kognitiven Fähigkeiten des Schwiegervaters nicht stimmte. Der Sohn führte dieses Phänomen auf den Schock zurück, den der Vater durch den plötzlichen Tod der Ehefrau erlitten hatte. Da es aber offenkundig war, dass Herr Arnold in dieser Situation nicht allein leben konnte, veranlasste der Sohn den Umzug in sein Haus. Dort kümmerte sich seine Frau um den Schwiegervater, der auch nach einigen Wochen seine Fähigkeit zum selbstständigen Leben nicht wiedererlangte. Es stellte sich stattdessen heraus, dass er an einer Demenz litt, die vom Hausarzt vermutet und vom Neurologen bestätigt wurde. Recht schnell bekam Herr Arnold die Pflegestufe 1 zugesprochen. Der Sohn überlegte lange, wie es sein konnte, dass sein so intelligenter Vater an dieser Erkrankung litt und wieso es bis zum Todeszeitpunkt der Mutter niemandem aufgefallen war. Er kam zu der Überzeugung, dass seine Mutter ihren Ehemann geschützt hat, um ihm diese Schmach vor der Familie und den Mitmenschen zu ersparen.

In der Beziehung zwischen den Eheleuten Arnold gibt es unausgesprochene Vorstellungen über die Aufgaben, die Frau Arnold für die Familie und den Schwiegervater übernehmen will beziehungsweise soll. Ein weiteres Problem könnte das Gefühl von Scham sein, was der Sohn für die Erkrankung seines Vaters empfindet. Inwieweit die Schwiegertochter die Erkrankung auch als peinlich empfindet, ist nicht klar erkennbar. Möglicherweise schließt sie sich der Meinung ihres Mannes an, weil sie in dessen Familie erlebt hat, dass eine hohe Intelligenz ein sehr hohes Ansehen hat.

Herr Arnold senior ist als Lehrer ein eigenständiges, selbstbestimmtes Leben gewohnt. Für ihn ist es normal, anderen Menschen zu sagen, wie etwas zu tun ist. Er fühlt sich durch die Pflege in seiner Autonomie beschnitten, was ihn unwillig werden lässt. Die Pflegesituation wird durch das herausfordernde Verhalten des dementen Vaters für die gesamte Familie sehr anstrengend. Dieses Verhalten wird durch den Umgang mit dem Erkrankten noch verstärkt, sodass die Situation möglicherweise irgendwann eskaliert und zur Zerreißprobe für das System Familie werden kann. In die Pflegesituation spielen auch die gemeinsame Biografie von Vater und Sohn sowie die vermittelten Wertevorstellungen hinein.

Das Beratungsgespräch sollte mit den Eheleuten Arnold geführt werden und eventuell auch die beiden Kindern einbeziehen, je nachdem, wie sehr die beiden in die Familien- und Pflegesituation involviert sind. Sowohl Frau Arnold als auch ihr Ehemann sollten im Gespräch ihre Befindlichkeit bezüglich der Pflegesituation mit dem dementen Vater darstellen können und Raum haben, ihre Gefühle in Bezug auf die Demenzerkrankung äußern zu können. Auch der plötzliche Tod der Mutter muss Raum haben, da dieses Ereignis möglicherweise noch nicht bearbeitet ist. Es kann sinnvoll sein, nicht alle Gespräche in Anwesenheit des dementen Vaters zu führen, damit sich die pflegenden Angehörigen offen aussprechen können, ohne Schuldgefühle gegenüber dem Vater zu entwickeln.

Die Aufgabe der Beraterin Frau Schneider besteht darin, im Laufe von weiteren Gesprächen die Zusammenhänge von übernommenen Wertvorstellungen und deren Auswirkungen auf die Familien- und Pflegesituation herauszuarbeiten. Hier könnte mit entsprechenden Fragestellungen beispielsweise herauskommen, dass Frau Arnold die Demenz als eine Erkrankung ansieht, für die sie sich nicht schämt, weil sie als Kind die Demenz einer Nachbarin erlebt hat, die von deren Familie ganz selbstverständlich versorgt wurde. Diese alte Frau wurde nicht isoliert. Durch die Erfahrungen von Frau Arnold könnte ihr Ehemann erkennen, dass eine andere Sichtweise auf die Erkrankung möglich ist, ohne dass der Respekt vor dem Erkrankten abnimmt. Im Reframing könnte die Beraterin die Intention des Sohnes, die hinter dem Verhalten gegenüber seinem Vater steht, positiv darstellen (liebender Sohn möchte Vater die Peinlichkeiten durch fehlende Affektkontrolle ersparen). Dies ist der Grund, dass er dem Wunsch seiner Ehefrau auf Entlastung in der Pflege, z. B. durch die Unterstützung durch eine fremde Pflegekraft, nicht entsprechen kann.

Die Ehefrau könnte das Gefühl, durch ihren Ehemann in die Pflegesituation gedrängt worden zu sein, positiv sehen, wenn ihr durch die Beraterin eine veränderte Sichtweise ermöglicht wird (der Ehemann traut ihr diese Arbeit zu, weil sie so gut und viel gelassener als er mit dem Vater umgehen kann). Beide Ehepartner müssen sich über ihre Wünsche bezüglich ihres gemeinsamen Lebens klar werden und in welcher Art und Weise die Versorgung des dementen Vaters organisiert werden soll. Hier sollten auch die Wünsche und Bedürfnisse des Vaters erfragt und einbezogen werden.

Die Lösungen müssen vom Ehepaar in Gesprächen erarbeitet werden. Die Beraterin Frau Schneider kann mit ihrem Fachwissen Informationen über die Erkrankung und ihren Verlauf, über Hilfsangebote und auch über Unterstützungsmöglichkeiten einfließen lassen, sodass ein Konzept für die Versorgung von Herrn Arnold entsteht, das bis zur Veränderung der Lebens- und Pflegesituation seine Gültigkeit haben kann. Wenn sich die Familie Arnold in dieser Beratung angenommen fühlt, ist die Chance recht groß, dass es bei erneut auftretenden Problemen wieder zur Kontaktaufnahme mit der Beraterin kommen wird. So kann im besten Fall eine optimierte Versorgung des dementen Mannes gewährleistet sein und alle fühlen sich mit der Lösung wohl, egal ob die Angehörigen selbst in die Pflege involviert sind oder ob diese Aufgabe an professionell Pflegende abgegeben wird.

> **Zusammenfassung**
> In der Beratung in sozialen Konstellationen werden die Probleme im Kontext mit den Lebensbeziehungen gesehen. Ein lösungsorientierter Ansatz soll die Perspektiven der Gesprächsteilnehmer auf die Ressourcen der Gemeinschaft lenken und so eine positiv motivierte Haltung zur Veränderung schaffen. Im Klienten selbst liegen die Lösungen für die Probleme. Der Berater hilft nur, diese herauszuarbeiten.

5.5   Beratungsangebote

Im Demografie-Strategiepapier der Bundesregierung »Jedes Alter zählt« wird darauf hingewiesen, dass die Zahl der hochbetagten und pflegebedürftigen Menschen, die auf Hilfe und Unterstützung angewiesen sind, in den nächsten Jahren steigen wird. Die Bundesregierung will im Rahmen ihrer Demografiepolitik die Teilhabe Älterer am gesellschaftlichen und wirtschaftlichen Leben und die Selbstbestimmtheit bis ins hohe Alter – auch bei Hilfe- und Pflegebedürftigkeit – fördern (Jedes Alter zählt, Die Demografiestudie der Bundesregierung, 3). Ein wichtiger Bestandteil ist daher die Beratung der Betroffenen, ihrer Angehörigen sowie der Gesellschaft insgesamt.

Die Bundesregierung und die Bundesländer haben die Probleme des Demografiewandels im Allgemeinen und die Probleme mit der Demenzerkrankung im Besonderen erkannt und Konzepte entwickelt, mit denen Betroffenen und ihren Angehörigen geholfen werden soll. Neben einer umfangreichen Informationspolitik, um das Thema Demenz zu enttabuisieren, geht es auch darum, ehrenamtliches Engagement zu fördern und den Betroffenen die Möglichkeit zu geben, so lange wie möglich in der eigenen Häuslichkeit zu bleiben und die pflegenden Angehörigen zu entlasten und zu unterstützen.

5.5.1 Pflegestützpunkte

Im Pflegeweiterentwicklungsgesetz vom 01.07.2008 ist festgeschrieben, dass die Pflege- und Krankenkassen in Zusammenarbeit mit den Bundesländern Pflegestützpunkte einzurichten haben, die die wohnortnahe Beratung, Versorgung und Betreuung der Versicherten zu gewährleisten haben. Inzwischen gibt es bundesweit 935 Pflegestützpunkte, die im Idealfall schon bei Bekanntwerden eines Pflegebedarfs von Betroffenen oder ihren Angehörigen bzw. den Case Managern angesprochen werden.

Allgemeine Informationen zum Thema Pflegestützpunkte sind unter ▶ www.wegweiser-demenz. de nachlesbar.

Die Pflegeberatung nach § 7 SGB XI ist eine individuelle Beratung und Hilfestellung bei Auswahl und Inanspruchnahme von bundes- oder landesrechtlich vorgesehenen Sozialleistungen sowie sonstigen Hilfsangeboten, die auf die Unterstützung von Menschen mit Pflege-, Versorgungs- oder Betreuungsbedarf ausgerichtet sind. Die Beratung strukturiert sich wie folgt:

- Sondierung der nötigen Hilfeleistung, telefonisch oder persönlich
- Einzelinformationen (z. B. Adressen)
- Art der Basisberatung (zu verschieden Themengebieten)
- Spezialberatung (z. B. zum Thema Demenz)
- Fallklärung und -steuerung (zur optimalen Versorgungssicherung des Ratsuchenden) (Mückschel 2010, 183) (▶ Abschn. 3.3)

Durch persönliche oder telefonische Anfrage bei der Kommune oder durch Recherche im Internet sind die Kontaktdaten von kommunalen Pflegestützpunkten zu finden.

- **Demenz-Servicezentren**

Die Pflegestützpunkte kooperieren mit den **11 Demenz-Servicezentren** in NRW, die flächendeckend für die Regionen des Bundeslandes zuständig sind und sich dem Thema Demenz widmen. Außerdem gibt es ein Demenz-Servicezentrum, welches sich überregional um Menschen mit Zuwanderungsgeschichte kümmert. Die Arbeit der Zentren wird koordiniert durch die Informations- und Koordinierungsstelle der Landesinitiative Demenz-Service NRW.

Die Demenz-Servicezentren bieten unter anderem Beratung und Informationen für Menschen mit Demenz und ihre Angehörigen vor Ort. Sie unterstützen in ihrem Einzugsgebiet die Vernetzung und Kooperation von Dienstleistern, Initiativen und Institutionen sowie den Ausbau demenzspezifischer Angebote. Sie fördern die Verbreitung von Kenntnissen zum Umgang mit der Erkrankung bei beruflichen, freiwilligen und familiären Helfern. Im Gegensatz zu den Pflegestützpunkten liegt der Aufgabenschwerpunkt der Demenz-Servicezentren also nicht in der direkten Beratung der Betroffenen sowie ihrer Angehörigen, sondern in der Schaffung einer demenzfreundlichen Infrastruktur und Vernetzung bestehender Angebote (▶ www. demenz-service-nrw.de/demenz-servicezentren. html, zuletzt gelesen 05.12.13).

Zusammenfassung

Pflegestützpunkte helfen Pflegebedürftigen und ihren Angehörigen, wohnortnahe Informationen und Beratung zu bekommen. Sie sind über die Kommunen oder entsprechende Landesinitiativen erreichbar und bieten ggf. auch die Möglichkeit, in der eigenen Häuslichkeit beraten zu werden. Demenz-Servicezentren ergänzen die Hilfsangebote der Pflegestützpunkte in NRW und sind durch ihre Spezialisierung besonders gut geeignet, das Thema Demenz in die breite Öffentlichkeit zu bringen. Informationen bezüglich Hilfsmöglichkeiten und finanzielle Unterstützungen bieten die gesetzlichen Krankenkassen und auch die Pflegeberatung COMPASS der privaten Krankenkassen für ihre Mitglieder.

5.5.2 Beratung im Patienten-Informationszentrum (PIZ)

Die Idee des Patienten-Informationszentrums stammt aus den USA und wurde 1998 erstmals in Zusammenarbeit der Universität Witten-Herdecke, dem Kreiskrankenhaus Lüdenscheid und einer Seniorenwohnanlage in Lippstadt in Deutschland durchgeführt. Das Konzept beruht auf der Patienten- und Familienedukation (► Abschn. 5.3).

In der Regel werden die PIZ an Kliniken angesiedelt. Die dort tätigen Berater sind speziell ausgebildete Pflegekräfte, die eine moderierende und vermittelnde Rolle haben. Sie organisieren gesundheitsbezogene Informationen, halten z. B. Fachvorträge oder bieten Schulungen zum Erlernen und Einüben von Fertigkeiten und Pflegetechniken für zu Hause an. Außerdem finden Beratungen statt, um mit chronischer Krankheit leben zu lernen. Die Beratung soll dabei unterstützen, dass der Alltag nicht durch die Krankheit bestimmt wird, sondern wieder durch den Betroffenen selbst (Pflegiothek, Beratung, 93f).

Es gibt mittlerweile einige PIZ für Menschen mit Demenz, unter anderem in der Klinik Bad Herzberg. Dort bietet die Alzheimer Gesellschaft Harz e.V. einmal wöchentlich Beratungsstunden an. Die Angebote des Projektes sind:
- Niedrigschwellige Beratung
- Persönliche Gespräche ohne Hemmschwellen
- Unbürokratische, schnelle Aufklärung und Hilfe bei Anträgen
- Informationen über entlastende Angebote (auch Kur- und Urlaubsangebote)

Weitere Ziele, die mit dem Projekt verbunden sind:
- Anschließende Begleitung durch andere Angebote der Alzheimer Gesellschaft
- Kontakt zwischen den betroffenen Familien knüpfen

- Durch die Präsenz im Krankenhaus Hilfsangebote im Landkreis vorstellen

Es gibt kostenloses Infomaterial, kostenlose Vorträge und alle zwei Wochen ein leichtes Gedächtnistraining mit Bewegungsübungen und Musik, an dem neben den Erkrankten auch die Partner teilnehmen können. Kontakt: Alzheimer Gesellschaft Harz e.V. Mail: mail@demharz.de (Alzheimer Gesellschaft Niedersachsen, Menschen mit Demenz im Krankenhaus, Beispiele guter Praxis).

> **Zusammenfassung**
> Patienteninformationszentren sind an Krankenhäusern angesiedelt und haben oft einen speziellen Beratungsschwerpunkt, der dem therapeutischen Angebot des Krankenhauses entspricht. Angebote für an Demenz erkrankte Menschen bieten die Möglichkeit, dass Angehörige Beratung und Unterstützung bekommen und Kontakt zu anderen Betroffenen knüpfen können. Das Angebot ist wohnortnah angesiedelt.

5.5.3 Seniorenservicebüros

Seniorenservicebüros sind örtliche Anlauf-, Beratungs- und Koordinierungsstellen für ältere Menschen. Es können sich alle älteren Menschen mit ihren Fragen der Alltagsbewältigung und alle Anbieter von Unterstützungsangeboten an die Büros wenden. Als zentrale Ansprechstelle soll das Büro Information und Dienstleistungen aus einer Hand anbieten, um so älteren Menschen unnötigen Aufwand zu ersparen. Die Büros sollen aber auch Anlaufstelle für die älteren Menschen sein, die sich ehrenamtlich engagieren möchten. Träger der Büros können sowohl freie Träger (z. B. Kirchen oder Wohlfahrtverbände) als auch die öffentliche Hand sein.

Die Aufgaben der Seniorenservicebüros sind:
- Erschließung, Koordinierung und Vermittlung wohnungs- und haushaltsnaher Hilfen für alle älteren Menschen und ihre Angehörigen

- Kooperation und Vernetzung der örtlichen und regionalen Dienstleister unter Einbeziehung von Selbst- und Nachbarschaftshilfe
- Auf- und Ausbau eines lebensraumbezogenen Unterstützungssystems für hilfebedürftige ältere Menschen
- Informationsstelle für alle Fragen der Lebens- und Alltagsbewältigung älterer Menschen
- Anlaufstelle für Senioren zur Vermittlung von Ehrenamtlichen bei geeigneten Angeboten
- Wohnberatung (Wohnraumanpassung, neue Wohnformen)
- Vermittlung, Organisation und Koordination von Partnerschaften zwischen den Generationen
- Informationen über präventive Hilfen, geriatrische Rehabilitation und Pflege für ältere Menschen
- Informationen über und Vermittlung von kulturellen, sportlichen und gesundheitlichen Angeboten (Veranstaltungsservice)
- Vermittlung von Handwerkerservice, Einkaufsservice (Rahmenpapier zum Landesprogramm »Leben und Wohnen im Alter – Förderung von Seniorenservicebüros, freiwilliges Jahr für Seniorinnen und Senioren, Seniorenbegleiter und Wohnberatung im Alter, 2ff)

Die Bezahlung der Seniorenbegleiter entspricht einer Aufwandsentschädigung und liegt zwischen 6,00–8,00 € pro Stunde.

5.5.4 Beratung durch ambulante Pflegedienste

Eine weitere Aufgabe neben der pflegerischen Versorgung zu Hause ist die Beratung und Anleitung der pflegenden Angehörigen, die von ambulanten Pflegediensten geleistet wird. Die dort professionell Pflegenden sind wichtige Ansprechpartner der Angehörigen und stehen ihnen beratend zur Seite. Dies ist bei der Versorgung von an Demenz erkrankten Personen besonders wichtig.

Es ist wichtig, dass Mitarbeiter für die Zielgruppe Menschen mit Demenz sensibilisiert werden. Die Entwicklung von Angeboten, speziell auf die Bedürfnisse von Menschen mit Demenz abgestimmt, wird als wichtig erachtet, ebenso die aktive Angehörigenarbeit sowie die Integration von geschulten bürgerschaftlich Engagierten (Demenz-Strategie Bayern, 39f) (▶ Abschn. 3.5, ◨ Tab. 5.1).

5.6 Notwendige Kompetenzen für die Beratung

Um eine qualitativ gute Beratung durchführen zu können, benötigt ein Berater Kompetenzen aus unterschiedlichen Bereichen. Nach Engel, Nestmann, Sickendiek (2007, 35; zitiert in Unterricht Pflege, Beratung 3/2008, 7) müssen Berater über zwei Arten von Kompetenzen verfügen:

1. **Die handlungsspezifische Wissensbasis**
   Sie wird auch allgemein als Fachwissen bezeichnet und meint das spezielle Wissen aus dem jeweiligen Arbeitsfeld, in dem sich das Problem der Pflegesituation befindet
2. **Die feldunspezifische Kompetenzbasis**
   Dazu gehören beratungsbezogene Grundlagen aus der Psychologie, Soziologie, der Gruppendynamik, des Rechts und der ethischen Fähigkeit, individuelle Lebenssituationen zu würdigen und einzuschätzen, sowie der Fähigkeit zur Reflexion und Evaluation der eigenen Arbeit (Koch-Straube 2011,194)

Diese Kompetenzbasis wird von Dimensionen der Personal-, Sozial- und Methodenkompetenz gebildet (Unterricht Pflege, Beratung 3/2008, 8).

Für die pflegerische Beratung von Menschen mit Demenz und ihre Angehörigen bedeutet das, es geht nicht ausschließlich darum, Pflegetechniken zu vermitteln oder medizinische Zusammenhänge zu erklären, sondern die Komplexität der Pflegesituation wahrzunehmen und durch die feldunspezifischen Kompetenzen eine an den Bedürfnissen des Erkrankten und seiner Angehörigen orientierte Gesprächssituation zu schaffen, in der Probleme zur Sprache kommen können. Des Weiteren bedarf es des Wissens um die Rollenverschiebung im Familiensystem bei der Demenzerkrankung und der Fähigkeit des sensiblen Umgangs mit den Erkrankten (◨ Abb. 5.1).

◘ Tab. 5.1 Hilfreiche Webseiten zum Thema Demenz

▶ www.wegweiser-demenz.de	Seite des Bundesministeriums für Familie, Senioren, Frauen und Jugend
▶ www.deutsche-alzheimer.de	Seite der Deutschen Alzheimer Gesellschaft e.V.
▶ www.demenz-anders-sehen.de/mitmachen	Projekt »Demas – Demenz anders sehen«, internetbasierte Schulung und Beratung für pflegende Angehörige von Menschen mit Demenz
▶ www.johanniter.de/dienstleistungen/betreuung/demenzbetreuung	Seite des Johanniterorden mit Informationen zur Demenz
▶ www.demenz-service-nrw.de	Seite der Demenz-Servicezentren NRW, kostenlose Informationsbroschüren können bestellt werden
▶ www.paritaetischer.de/kreisgruppen	Projekt »Hilfe bei Demenz – HilDe«
▶ www.zukunftsforum-demenz.de	Kostenlose Informationsbroschüren
▶ www.sport-bewegung-demenz.de	Projekt »Was geht!?«, rund um Sport und Bewegung für Menschen mit Demenz
▶ www.aktion-demenz.de	Gemeinsam für ein besseres Leben mit Demenz
▶ www.demenz-support.de	Demenz Support Stuttgart, Zentrum zum Wissenstransfer von der Theorie in die Praxis
▶ www.dzne.de	Deutsches Zentrum für Neurodegenerative Erkrankungen; Forschung zum Thema Demenz

▪ Fachliche Kompetenz

Für die Beratung bedeutet die Fachkompetenz das fundierte Fachwissen für den beratungsrelevanten Bereich und Berufserfahrung im entsprechenden Arbeitsfeld (Pflegiothek, Beratung, 23). So sollte beispielsweise der Berater Kompetenzen im Umgang mit dementen Patienten haben, wie im Beispiel der Beratung von Frau Schneider im Haus der Familie Arnold dargestellt. Durch den fachkompetenten Umgang der Pflegeberaterin mit dem dementen Schwiegervater entspannt sich die häusliche Gesprächssituation.

▪ Soziale Kompetenz

Neben der Fähigkeit eine vertrauensvolle Gesprächsbasis mit den Prinzipien nach Rogers (▶ Abschn. 5.5.1) aufzubauen, gehört auch die Fähigkeit, die Perspektive des Gesprächspartners einnehmen zu können und durch aufmerksames Zuhören das Erzählen anzuregen. Die notwendige Kooperationsfähigkeit bezieht sich sowohl auf die Kooperation mit dem Klienten, um ihn in alle Handlungen der Beratung einzubinden und so seine Autonomie zu fördern, als auch die Zusammenarbeit des

Beraters mit dem interprofessionellen Team, z. B. Pflegekräfte, Ärzte, Therapeuten (Pflegiothek, Beratung, 24f).

Am Beispiel der Beratung von Frau Schneider und Frau Arnold zeigt sich, dass die positive Gesprächssituation die Ängste von Frau Arnold mindert und sie bereit ist, einen weiteren Gesprächstermin zu vereinbaren, auf den sie sich sogar freut. Sie fühlt sich in ihrem Befinden ernst genommen.

▪ Personale Kompetenz

Die personale Kompetenz bezieht sich auf die Persönlichkeit des Beraters. Die Flexibilität bedeutet in diesem Zusammenhang die Fähigkeit, den Gedanken und Lösungsideen des Klienten zu folgen und nicht an eigenen Vorstellungen zu hängen. Jedes Beratungsgespräch ist individuell und findet in einer ganz bestimmten Situation statt.

Im Beratungsbeispiel von Frau Schneider und Frau Arnold reagiert Frau Schneider flexibel auf die unruhige Gesprächssituation, indem sie Frau Arnold anbietet, beim Anschauen von Familienfotos das erste Beratungsgespräch zu führen. Sie hätte das

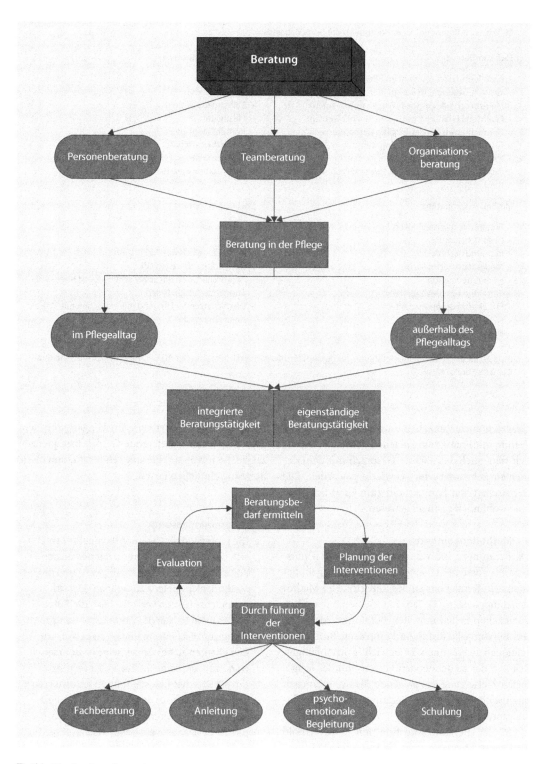

◘ Abb. 5.1   Beratungskompetenzen

◻ **Tab. 5.2**   Besondere Kompetenzen für die Demenzberatung

Fachkompetenz	Personale Kompetenz
– Ausbildung oder Studium im Pflegebereich oder im sozialen Gesundheitswesen – Medizinisch/pflegerisches Wissen über Demenz – Praktische Erfahrung mit Menschen mit Demenz – Grundlagenwissen der sozialen Gerontologie – Grundwissen über Versorgungsstrukturen – Rechtliche Grundkenntnisse – Grundlagen der Sturzprophylaxe und Wohnraumberatung	– Empathie – Selbstreflexion – Selbstmanagement – Flexibilität – Kontaktfähigkeit – Einsatzbereitschaft – Belastbarkeit – Organisationsgeschick
Methodenkompetenz	**Soziale Kompetenz**
– Kommunikationstechniken – Gesprächsführung – Beratungstechniken – Moderationstechniken – Krisenintervention – Care- und Case-Management – Einzel- und Gruppenarbeit – Netzwerkarbeit – Dokumentation	– Aktives Zuhören – Teamfähigkeit – Professionelle Nähe und Distanz – Kooperationsbereitschaft – Bereitschaft, sich mit sozial schwierigen Lebenssituationen zu beschäftigen – Wertschätzender Umgang mit Menschen mit Migrationshintergrund

(Angelehnt an die Rahmenempfehlung zur demenzspezifischen Fachberatung der AG Beratung der Landesinitiative–Demenz-Service NRW)

Gespräch auch abbrechen und sofort einen neuen Termin mit Frau Arnold machen können. Vermutlich wäre auch das nächste Gespräch mit dem dementen Schwiegervater schwierig geworden. Die Bereitschaft von Frau Arnold zum Gespräch wäre aber wohl noch geringer gewesen.

■ **Methodenkompetenz**

Da Beratungen individuell gestaltet werden müssen, um passende Lösungen hervorzubringen, benötigt ein Berater ein großes Repertoire an Methodenkompetenzen (◻ Tab. 5.2). Seine analytischen Fähigkeiten helfen ihm, den Beratungsbedarf und das Beratungsbedürfnis in komplexen Problemsituationen zu erkennen. Es ist wichtig, in Abhängigkeit von der zu beratenden Person und der festgelegten Zielsetzung das passende Beratungskonzept auszuwählen sowie die Beratung als Problemlösungsprozess zu sehen.

In der Beratungssituation mit Frau Arnold und ihrem Ehemann steht die Wissensvermittlung zum Thema Demenz im Vordergrund, da die vorbereiteten Fragen der Eheleute in diese Richtung gehen. Frau Schneider hat sich darauf vorbereitet

und könnte möglicherweise im Umgang mit dem dementen Vater validierende Gesprächssequenzen zeigen. So würde sie eine anleitende Situation in die Beratung einfließen lassen.

Zusammenfassung

Die professionelle Beratungskompetenz setzt sich aus der Fachkompetenz, der personalen Kompetenz, der sozialen Kompetenz und der Methodenkompetenz zusammen. Je nach Gesprächssituation verändert sich die Aufgabe des Beraters, um das Gespräch in Gang zu halten, um Fachinformationen zu geben, um den Klienten zu bestärken, seine Ressourcen zu nutzen, um seine Interessen zu vertreten, um die Entscheidungsfindung zu unterstützen und um den Verlauf der Beratung im Blick zu haben. Das bedeutet für die Beratungskompetenz bei Demenz ein hohes Maß an allgemeinem und speziellem Fachwissen und eine hohe personale und soziale Kompetenz sowie eine umfangreiche Methodenkompetenz

5.7   Die Rollen des Beraters

Je nach Gesprächssituation hat ein Berater unterschiedliche Rollen, die er einnehmen muss, um das Beratungsgespräch zu begleiten und zum Erfolg zu führen.

1. **Die Rolle des Gesprächsführers**
   - Schaffen von Gesprächsanlässen, damit es dem Klienten gelingt, seine Sichtweise der Probleme darzustellen
   - Interesse zeigen und motiviert sein für das Gespräch
   - Offene Fragen stellen, um das Gespräch in Gang zu halten
   - Sich während des Gespräches eher im Hintergrund halten
   - Das Wohlbefinden des Klienten in der Gesprächssituation fördern
2. **Die Rolle des Erziehers**
   - Den Klienten bestärken, seine Fähigkeiten und Ressourcen zu nutzen
   - Aufzeigen von noch zu erwerbenden Wissensständen
   - Den Klienten dazu anleiten, seine Fähigkeiten und sein Wissen einzusetzen
3. **Die Rolle des Experten**
   - Hat das Fachwissen und kennt die technische Handhabung
   - Nimmt eine aktive Rolle ein
   - Ist in der Beratung sehr präsent
   - Besitzt hohe Fachkompetenz
4. **Die Rolle des Advokats**
   - Fürsprecher oder Anwalt für den Klienten
   - Vertritt die Interessen des Klienten
   - Beeinflusst bewusst oder unbewusst den Inhalt der Beratung
   - Handelt direktiv und gibt Verhaltensregeln vor
5. **Die Rolle des Unterstützers**
   - Unterstützt den Klienten in der Entscheidungsfindung
   - Unterstützt den Klienten, sein Wissen in die Praxis umzusetzen
   - Gibt konstruktive Kritik, Lob und Anerkennung
6. **Die Rolle des Pfadfinders**
   - Besitzt eine gute Beobachtungs- und Wahrnehmungskompetenz

- Stellt gezielte Fragen, um seine Vorahnungen zu bestätigen oder zu widerlegen
- Besitzt ein feines Gespür

(Unterricht Pflege, beraten lernen, 2013, 19)

5.8   Phasen des Beratungsprozesses

Der Beratungsprozess wird von verschiedenen Autoren in der Literatur unterschiedlich beschrieben, aber das Beratungsgespräch ist immer in den Beratungsprozess eingebettet. Der nachfolgend beschriebene Beratungsprozess hat fünf Phasen, die eine Problemlösungsstruktur haben, ähnlich dem Pflegeprozess.

- **Phase 1: Erstgespräch**

Mit dieser Phase beginnt der Beratungsprozess. Sie dient der Klärung nachfolgender Inhalte:
- Klären der verschiedenen Vorstellungen der beteiligten Personen
- Klären der Beraterrolle und der Funktion des Beraters (Experte oder Prozessberater)
- Klären des Themas und des Zieles
- Festlegen der Erfolgsindikatoren für den Beratungsprozess
- Klären der Rahmenbedingungen
- Festlegen der Zeit und des Kostenaufwands
- Klären der Vertraulichkeit (Poser und Schneider 2005, 395f)

Ziel des Erstgespräches ist es, zu klären, ob ein Gespräch zustande kommt oder nicht. In dieser ersten Kontaktaufnahme sind alle Techniken der personenzentrierten Beratung hilfreich, um eine gute Vertrauensbasis zwischen Klient und Berater zu schaffen (▶ Abschn. 5.4.1).

Beim Erstgespräch zwischen Frau Arnold und der Pflegeberaterin Frau Schneider gelingt es Frau Schneider, eine positive Gesprächsatmosphäre zu schaffen, indem sie sich nach der Befindlichkeit des dementen alten Mannes erkundigt und beruhigend auf ihn einwirken kann. Außerdem erkundigt sie sich bei der pflegenden Angehörigen nach deren Befinden und zeigt Verständnis für die schwierige Pflegesituation mit dem dementen Schwiegervater.

■ **Phase 2: Orientierungsphase**

Es ist essenziell, einen guten Kontakt zwischen Berater und Klient herzustellen, sodass in dieser Atmosphäre der Klient bereit ist, sein Problem bzw. sein Beratungsbedürfnis darzustellen. Damit die Beratung stattfinden kann, müssen das Beratungsbedürfnis und der vom Berater festgestellte Beratungsbedarf in Einklang gebracht werden.

Hilfreich sind in dieser Phase die nicht-direktiven Gesprächstechniken (Fragen, Zuhören, Verbalisieren). Außerdem sind auch Wahrnehmen und Beobachten hilfreich, um die Situation des Klienten zu erfassen. Am Ende dieser Phase sollten die Informationen strukturiert und die Probleme aus fachlicher Sicht benannt werden (Pflegiothek, Beratung, 122).

Für den zweiten Gesprächstermin haben die Eheleute Arnold Fragen bezüglich des Umgangs mit dem dementen Vater formuliert. Die Aufgabe von Frau Schneider besteht in dieser Phase darin, Frau Arnold und auch ihren Mann dazu zu bewegen, über die Erkrankung des Vaters und die daraus resultierenden Veränderungen für ihr eigenes Leben sowie über bestehende Ängste zu sprechen, denn schon im ersten Gespräch hat Frau Schneider festgestellt, dass Frau Arnold sehr angespannt wirkt.

■ **Phase 3: Klärungsphase**

In dieser Phase soll der Klient das Problem frei erzählen können, um es mit Hilfe des Beraters zu konkretisieren. Dies soll dem Klienten helfen, seine Probleme klarer zu sehen und so selbst Entscheidungen zu treffen bzw. Lösungen zu finden und diese auch umzusetzen (Poser und Schneider 2005, 397). Der Berater zeigt dem Klienten Optionen auf und gemeinsam legen sie fest, was realistisch erreicht werden kann.

In dieser Phase muss der Berater bei der Analyse der Probleme helfen, indem er Fragen stellt, die der Konkretisierung des Problems dienen (aktiv Zuhören, Paraphrasieren, Gefühle spiegeln, Zusammenfassen und Fokussieren).

In dieser Gesprächsphase könnte Frau Schneider dem Ehepaar Arnold helfen, die Probleme konkret zu formulieren. Dabei könnte deutlich werden, dass das Problem von Frau Arnold darin liegt, dass sie sich der Pflege des dementen alten Mannes nicht

gewachsen fühlt und sie sich für ihr eigenes Leben eine außerhäusliche Berufstätigkeit wünscht.

Für Herrn Arnold könnte das Problem darin liegen, dass er sich damit auseinander setzen muss, dass er seinen Vater als gleichwertigen Gesprächspartner verliert und sich seine Rolle zum Vater verändern wird. Ihn belastet vermutlich zusätzlich der plötzliche Tod der Mutter, sodass er sich in doppelter Hinsicht in einer Trauerphase befindet.

■ **Phase 4: Veränderungsphase**

In dieser Phase werden Lösungsmöglichkeiten entwickelt. Im Sinne der Prozessberatung sollte der Klient möglichst viele eigene Lösungsalternativen einbringen. Gelingt dies nicht, kann der Berater Lösungsalternativen vorstellen (Poser und Schneider 2005, 398f). Es werden vorhandene Ressourcen in den Blick genommen, die der Lösung des Problems dienlich sein können und bereits bekannte Lösungsstrategien werden überprüft. Es kann zu Veränderungen beim Klienten kommen, die der Berater begleitend unterstützt. Der Berater kann notwendiges Hintergrundwissen vermitteln und gemeinsam mit dem Klienten die erforderlichen Interventionen planen.

In dieser Phase wechseln sich direktive und nicht-direktive Gesprächsführung ab. Die Vor- und Nachteile gefundener Lösungen kann nur der Klient selbst einschätzen. Der Berater gibt keine Ratschläge, sondern ist offen und ermutigend, um die Lösungsentwicklung zu fördern.

Nachdem die Probleme klar dargestellt sind, können nun Lösungen erarbeitet werden. Hier ist die Aufgabe von Frau Schneider, nach Ressourcen zu forschen und frühere Lösungsansätze herauszuarbeiten und das Ehepaar zu ermuntern, zu überlegen, ob diese Ansätze auch jetzt passen könnten. In dieser Phase können auch Informationen bezüglich finanzieller Unterstützung, z. B. durch die Pflegekasse oder Möglichkeiten der Unterstützung bei der häuslichen Pflege durch Pflegefachkräfte oder Ehrenamtliche, hilfreich sein. Des Weiteren könnte es speziell für Herrn Arnold gut tun, Kontakt zu einer Selbsthilfegruppe für pflegende Angehörige bei Demenz aufzunehmen. Dort wird man Menschen begegnen, die ähnliche psychische Belastungen erleben.

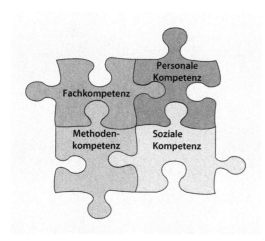

Abb. 5.2 Schematische Darstellung des Beratungsprozesses (adaptiert nach Poser und Schneider 2005)

- **Phase 5: Abschlussphase**

Jedes Beratungsgespräch sollte am Schluss zu einem Ergebnis führen, d. h., dass der Klient eine für ihn passende Lösung gefunden hat. Das Spektrum reicht vom Überdenken einer Lösungsvariante bis zur kleinschrittigen Umsetzung eines Handlungsplanes. Aus dieser Phase kann sich ein weiterer Anleitungs- oder Schulungsbedarf ergeben, der in weiteren Terminen bearbeitet wird. Es sollte aber auf jeden Fall ein Kontrakt geschlossen werden, der das weitere Vorgehen festlegt.

Wenn der Beratungsprozess beendet erscheint, muss dies für Berater und Klient eindeutig erkennbar sein. Es geht darum, Abschied zu nehmen und der Klient soll sich vom Berater lösen können. Dazu gehört die Bitte um ein Feedback für den Berater und seine Institution (Poser und Schneider 2005, 399f).

In dieser Phase wird der Beratungsprozess überdacht, die Ergebnisse werden zusammengefasst, das weitere Vorgehen wird verhandelt, ggf. Angebote zur weiteren Unterstützung gemacht, festgelegt, wann mit der Unterstützung begonnen werden soll, offene Fragen aufgegriffen und vor der Verabschiedung weitere Termine vereinbart (Pflegiothek, Beratung, 124) (■ Abb. 5.2).

Frau Schneider sollte nun konkret die nächsten Schritte des Ehepaars Arnold erfragen und zusammenfassen. Möglicherweise entscheiden sie sich für einen ambulanten Pflegedienst, der sich täglich um die Körperpflege des Vaters kümmert. Es könnte der Kontakt zur Selbsthilfegruppe aufgenommen werden und vielleicht gehen die Eheleute gemeinsam dort hin, um im Kreise von Betroffenen sich besser verstanden zu fühlen. Vielleicht könnte der Vater in der Zeit von einem Familienmitglied betreut werden. Frau Schneider könnte sich dann von Familie Arnold verabschieden, mit dem Hinweis, sie sei über die Pflegeberatung jeder Zeit erreichbar.

Literatur

Alzheimer Europe (1999): Handbuch der Betreuung und Pflege von Alzheimer-Patienten, ed. A. Kurz. Vol. 1., Stuttgart, Thieme:128

Berlin-Institut für Bevölkerung und Entwicklung (Hrsg., 2011): Demenz-Report. ▶ http://www.berlin-institut.org/fileadmin/user_upload/Demenz/Demenz_online.pdf (letzte Einsicht 28.05.13)

Böhmer, Susanne (2002): Pflegende Angehörige. In: Thomas Klie (Hrsg.): Wohngruppen für Menschen mit Demenz. Hannover, 92–98

Deutscher Ethikrat (2012): Demenz und Selbstbestimmung

Fatzer G.: (2005). Supervision und Beratung, EHP- Verlag Andreas Kohllage, Bergisch Gladbach, 11. Auflage

Fatzer, G.: (Hrsg. 1993): Organisationsentwicklung für die Zukunft. Ein Handbuch. Edition Humanistische Psychologie.

George, W, George U. (2003): Angehörigenintegration in der Pflege, Ernst Reinhard Verlag München Basel

Großmaß, R. (1997): Paradoxien und Möglichkeiten psychosozialer Beratung. In: Nestmann, F. (Hrsg.): Beratung. Bausteine für eine interdisziplinäre Wissenschaft und Praxis.

Handel, E. (2003): Das Beziehungsgeflecht Patientin/ Patient, Angehörige und Betreuungsteam. Eine systemische Betrachtungsweise. ▶ http://www.zfg.uzh.ch/static/2003/handel_beziehungsgeflecht.pdf

Koch- Straube U.(2008): Beratung in der Pflege, Verlag Hans Huber

König, E., Volmer, G. (2000): Systemische Organisationsberatung. Deutscher Studienverlag

Lange, J., Maaßen, A., Stigler, H. (2006): Pflegende Angehörige – die vergessenen Opfer der Demenz. Hamburger Ärzteblatt 12/06: 642–643.

Lippitt, G., Lippitt, R. (1999): Beratung als Prozess: Was Berater und ihre Kunden wissen sollten. Rosenberger Fachverlag.

Lischka, B. (2012): Zur »Mutter der eigenen Eltern« zu werden ist nicht leicht. Die spezifische Situation von Töchtern demenzkranker Menschen – Bildungsangebote der Angehörigenberatung e. V. Nürnberg für Töchter. In: Deutsche Alzheimer Gesellschaft e.V. (Hrsg.): »Zusammen leben – voneinander lernen«. Referate auf dem 7.

Kongress der Deutschen Alzheimer Gesellschaft. Berlin, Eigenverlag: 119–126.

Meindl, U. (2012): Psychosoziale Begleitung und Coaching von Angehörigen von Menschen mit Demenz. ► http://www.alzheimer-sh.de/wp-content/uploads/psychoso-ziale-Begleitung-und-Coaching-von-Angeh%C3%B6ri-gen-von-MmD-Meindel.pdf (letzte Einsicht 5.01.14)

Merz (Hrsg., 2012): Wie erleben Betroffene die Demenz-Er-krankung? ► http://www.alzheimerinfo.de/aktuelles/monatsspecial/archiv/ms_06_12/pflegende_angehori-ge/ (letzte Einsicht: 11.01.14)

Mückschel, H.-D. (2010): Pflegestützpunkte und beratung für Menschen mit Demenz und ihre »Angehörigen«, S. 183–186

Pflegiothek, Beratung in der Pflege für Aus-, Fort- und Wei-terbildung, Cornelsen Verlag Berlin 2011

Poser, M., Schneider, K. (2005): Leiten, Lehren und Beraten, S.395f. Huber-Verlag, Bern.

Richter, M. (2002): Exkurs: In der Pflege spiegeln sich Frauen-themen wider. In: Thomas Klie (Hrsg.): Wohngruppen für Menschen mit Demenz. Hannover, Vincentz network: 101–106

Schwing, R., Fryszer, A. (2013): Systemisches Handwerk. Werkzeug für die Praxis. Göttingen.

Seigel, M. (2009): Rollentausch. Wenn Eltern alt und dement werden. ► http://suite101.de/article/rollentausch-wenn-eltern-alt-und-dement-werden-a64413 (letzte Einsicht 5.01.14)

Stechl, E., Lämmler, G., Steinhagen-Thiessen, E., Flick, U. (2006): Subjektive Wahrnehmung und Bewältigung der Demenz im Frühstadium – SUWADEM. In: Tagungsreihe der Deutschen Alzheimer Gesellschaft e.V.: Demenz – eine Herausforderung für das 21. Jahrhundert. Berlin, Eigenverlag: 223–229

Unegg, M. (2013): Alte Eltern als Herausforderung. Rollen-wechsel. ► http://www.forumgesundheit.at/portal27/portal/forumgesundheitportal/channel_content/cmsWindow?p_pubid=662845&action=2&p_menu-id=63339 & p_tabid=3 (letzte Einsicht 5.01.14)

Unterricht Pflege, "Beratung", Prodos Verlag, 13. Jahrgang, Heft 3 Juli 2008

Zeglin-Abt, Angelika, Institut für Pflegewissenschaften, Universität Witten- Herdecke, "Patienten- und Familien-edukation in der Pflege, Vortrag vom 28.02.2002 Berlin, erschienen Ende 2002 im Tagungsband "Das originäre der Pflege entdecken" Deutscher Verein für Pflegewiss-ebschaften e.V. ► www.patientenedukation.de/down-loads/patienten-undfamilienedukation.pdf, (zuletzt gelesen 07.11.13)

Zimmermann, J. (2009): Leben mit Demenz. Spezielle Wohn-formen für dementiell erkrankte Menschen. Hamburg, Diplomica

Praxisbeispiele

Katja Sonntag

6.1   1. Fallbeispiel

- **Von der häuslichen Versorgung über die ambulante Betreuung bis in die vollstationäre Versorgung**

Frau J. ist 84 Jahre alt und lebt schon seit über 50 Jahren in ihrer Wohnung am Rande einer Großstadt. Sie war 57 Jahre mit ihrem Ehemann verheiratet, bevor dieser vor einem halben Jahr plötzlich an einem Herzinfarkt verstarb. Das Rentnerehepaar war vorher recht rüstig gewesen und hatte den Ruhestand mit vielen Reisen genossen. Zudem waren beide in der Kirchengemeinde ehrenamtlich aktiv, Frau J. betreut dort auch nach dem Tod ihres Ehemannes zweimal in der Woche die Pfarrbibliothek. Das Ehepaar J. hat drei Kinder, zwei Söhne und eine Tochter, zu denen ein guter Kontakt besteht. Besonders nach dem Versterben von Herrn J. besucht Frau M., die Tochter von Frau J., ihre Mutter mindestens zweimal in der Woche. Frau M. lebt nur eine Viertelstunde Autofahrt von Frau J. entfernt in der gleichen Großstadt. Sie ist selbst wieder in Vollzeit berufstätig, nachdem ihre beiden Kinder eigene Familien gegründet haben. Zudem kümmert sie sich regelmäßig stundenweise um die Betreuung ihrer drei Enkelkinder, welche ihre Oma und auch ihre Uroma, Frau J., sehr mögen.

Die beiden Söhne von Frau J. sind aus beruflichen Gründen weggezogen. Der ältere Sohn ist alleinstehend und lebt 400 km entfernt. Aufgrund seines Berufslebens ist es ihm nur ca. sechsmal im Jahr möglich, seine Mutter und seine Schwester in seiner alten Heimat zu besuchen. Frau J. telefoniert aber mindestens einmal pro Woche mit ihrem ältesten Sohn und ist sehr stolz auf seine berufliche Karriere. Den jüngeren Sohn sieht Frau J. leider noch seltener, da er mit seiner Frau in den USA lebt. Nur zu besonderen Anlässen wie Familienfeiern sehen sich Mutter und Sohn. Auch der telefonische Kontakt gestaltet sich aufgrund der Zeitverschiebung schwieriger, doch einmal im Monat verabreden sich Frau J. und ihr jüngster Sohn zu einem längeren Telefonat. Außerdem freut sich Frau J. immer über Briefe und Postkarten ihres Sohnes und seiner Familie aus den USA oder von einer seiner vielen Reisen.

Frau J. leidet natürlich unter dem Verlust ihres Ehemannes, mit dem sie so viele Jahre ihres Lebens geteilt hat. Dennoch weiß sie die lange gemeinsame Zeit zu schätzen, die vielen anderen Ehepaaren nicht vergönnt ist. Trost findet sie in ihrem Glauben sowie in der Unterstützung durch ihre Tochter Frau M. mit ihrer Familie.

Erste Verdachtsmomente lassen auf Demenz schließen

Frau M. ist auch die erste Person, der eine Veränderung an ihrer Mutter auffällt. Zunächst schiebt sie diese auf die Trauer um Herrn J., doch im Laufe der Wochen häuft sich bei ihr der Verdacht, dass mit ihrer Mutter etwas nicht stimmt. Sie kann diesen Verdacht zunächst gar nicht näher fassen, doch immer mehr Hinweise treffen aufeinander. Zum einen scheint sich Frau J. immer mehr zurückzuziehen. Obwohl sie doch gerade in der Trauer um ihren Ehemann Trost in der Kirchengemeinde gefunden hat, scheint sie den Kontakt dort immer mehr zu vermeiden. Frau M., welche selbst dort Gemeindemitglied ist, wurde von der Pfarrsekretärin angesprochen, dass Frau J. die Pfarrbibliothek nicht mehr betreuen wolle. Vorher habe die Sekretärin Frau J. angesprochen, da diese zweimal nicht zu den vereinbarten Zeiten erschienen war und die Bibliothek so leider geschlossen bleiben musste. Außerdem habe Frau S., welche schon seit Jahren die Bibliothek gemeinsam mit Frau J. betreue, immer größere Schwierigkeiten, die Aufzeichnungen und die Ordnung von Frau J. zu verstehen. Dies verwundere sie besonders, da die beiden Damen das System gemeinsam entwickelt hatten und die Zusammenarbeit bislang bestens funktionierte. Als die Pfarrsekretärin Frau J. vorsichtig auf das Thema ansprach, habe diese sehr ungehalten reagiert und keine Fehler in ihrer Arbeit erkennen können. Sie sei es aber nun endgültig leid, dass man ihre schließlich freiwillige und unentgeltliche Tätigkeit nun so schlecht reden würde, da würde sie freiwillig auf eine Weiterarbeit in der Pfarrbibliothek verzichten. Frau M. ist sehr verwundert, als ihr diese Situation geschildert wird. So kennt sie ihre Mutter nicht. Außerdem hat Frau J. ihrer Tochter gegenüber den Vorfall nicht erwähnt und auf Nachfrage immer nur geäußert, dass alles wie immer bestens ablaufe.

Bei einigen ihrer Besuche bemerkt Frau M. weitere Auffälligkeiten. Einmal war mit Frau J. vereinbart worden, dass diese zum Mittagessen bei der

Familie von Frau M. abgeholt werden sollte. Dies waren immer besonders nette Familienessen am Wochenende, bei denen auch die Enkel und Urenkel von Frau M. anwesend waren. Als Frau M. sie nun eines Sonntags abholen wollte, wirkte Frau J. völlig überrascht. Warum habe ihr denn niemand etwas von der Einladung erzählt? Nun habe sie sich schon Linseneintopf gekocht und diesen gegessen. Zum Familientreffen weigerte sie sich, »so spontan« mitzufahren.

Bei einem anderen Besuch brachte Frau M. ihrer Mutter frische Erdbeeren mit, die sie gerade auf dem Markt gekauft hatte. Als sie in den Kühlschrank ihrer Mutter sah, bemerkte sie verwundert, dass dieser so gar nicht entsprechend den Gewohnheiten ihrer Mutter gefüllt war. Sie fand sechs Packungen Butter sowie fünf Milchtüten, aber keinerlei Aufschnitt, Gemüse oder Joghurt. Als sie ihre Mutter darauf ansprach, meinte diese nur barsch, sie wäre in einem Supermarkt gewesen, bei dem gerade Butter und Milch im Angebot gewesen seien. Alles andere würde sie sich heute noch einkaufen. Außerdem solle ihre Tochter aufhören, sie zu kontrollieren.

Frau M. macht sich aufgrund der geschilderten Vorfälle zunehmend Sorgen um ihre Mutter. Sie versucht, diese Ängste mit ihrem Mann und ihren Kindern zu besprechen. Hier bekommt sie aber immer nur zu hören, dass Frau J. es nach dem Tod ihres Mannes nun einmal nicht einfach habe und auch nicht mehr die Jüngste sei. Vielleicht werde ihr eben manches zu viel, außerdem vergesse doch jeder einmal ein Familienessen. Frau M. spricht ihre Sorgen auch in Telefonaten mit ihren beiden Brüdern an, doch auch diese können die Sorgen um die Mutter nicht nachvollziehen. Sie haben in den Telefonaten mit Frau J. keinerlei Veränderungen bemerken können, vielmehr scheine sie sich vielleicht nun ihr Leben als Witwe neu zu gestalten.

Sorgen der nächsten Angehörigen werden nicht ernst genommen

Obwohl Frau M. von so vielen Verwandten gehört hat, sie mache sich zu viele Gedanken, ist sie nicht beruhigt. Als Frau J. ihr dann drei Wochen später am Telefon berichtet, ihr Hausarzt habe sie einfach zu einem Blutabnahmetermin bestellt, dann sei aber die Praxis geschlossen gewesen, läuten erneut alle Alarmglocken bei Frau M. Frau J.

suchte an einem Sonntag die Praxis auf, die Blutabnahme hatte zwei Tage vorher am vereinbarten Termin stattgefunden.

Frau M. berichtet ihrer Freundin von ihren Sorgen und Ängsten um ihre Mutter. Die Freundin hört ihr ruhig zu und bestätigt ihr, dass sie sich an Frau M.s Stelle auch sorgen würde. Es müsse ja nichts Schlimmes sein, aber vielleicht sollte Frau M. ihre Mutter offen auf ihre Sorgen hinweisen? Vielleicht würde sich ja in einem offenen Gespräch vieles klären lassen. Außerdem könnte man ja eventuell einige Tests beim Arzt durchführen lassen, um zum Beispiel einen Vitaminmangel oder Ähnliches ausschließen zu können.

Durch das Gespräch mit ihrer Freundin bestärkt beschließt Frau M., ihrer Mutter bei ihrem nächsten Besuch auf ihre Sorgen und Ängste anzusprechen. Sie nutzt dabei einen ruhigen Moment nach dem gemeinsamen Mittagessen und spricht Frau J. auf die kleinen Vorfälle an, die in den letzten Wochen von ihr beobachtet wurden. Sie wolle doch nur, dass es ihrer Mutter gut gehe, besonders seit sie nach dem Tod von Herrn J. allein zu Recht kommen müsse. Leider eskaliert dieses Gespräch schon nach wenigen Minuten. Frau J. wird ihrer Tochter gegenüber sehr laut. Sie sei eine erwachsene, gestandene Frau, die schon Zeiten durchgemacht habe, die sich andere überhaupt nicht vorstellen können. Sie könne für sich selbst sorgen, sei schließlich schon immer eine selbstständige Frau gewesen und nicht nur das Anhängsel ihres Mannes. Ihre Tochter solle sich lieber einmal um ihre Ehe und ihre Kinder sorgen anstatt um ihre Mutter. Danach warf Frau J. ihre Tochter aus der Wohnung und der Kontakt riss für zwei Wochen komplett ab.

Frau M. bespricht den Vorfall mit ihrer Mutter aus Scham nur mit ihrer Freundin, welche ihr zu dem Gespräch geraten hatte. Diese beruhigt sie ein wenig und meint, sie solle ihrer Mutter einfach etwas Zeit geben, dann würde sich alles wieder einrenken.

Frau J. offenbart, dass sie bei sich selbst Defizite bemerkt

Frau M. fällt das Abwarten sehr schwer, da ihr schlechtes Gewissen sie bedrückt. Umso erleichterter ist sie, als ihre Mutter sie nach 14 Tagen anruft und zu einem persönlichen Gespräch am nächsten Tag bittet. Frau J. empfängt ihre Tochter in ihrer

Wohnung und wirkt insgesamt sehr bedrückt. Bei einer Tasse Kaffee erzählt sie Frau M., dass sie sich in den letzten Wochen auch hin und wieder gefragt habe, was bloß mit ihr los wäre. Oft falle ihr der Name von guten Bekannten oder Nachbarn nicht ein, wenn sie diese auf der Straße treffe. In der Pfarrbibliothek habe sie sich einfach überfordert gefühlt, alles richtig zu katalogisieren, zu erfassen und aufzuräumen. Als Frau S. und die Pfarrsekretärin sie dann darauf angesprochen hätten, dass viele Bücher oder Ausleihnachweise nicht aufzufinden seien, schämte sie sich sehr und habe daher ihre Tätigkeit dort aufgegeben. Manchmal erwische sie sich auch dabei, dass sie den Tisch ganz selbstverständlich für sich und ihren Mann decke. Erst später würde ihr dann bewusst, dass Herr J. ja verstorben ist und sie nun alleine lebe. Als ihre Tochter sie nun auch noch wegen ihrer Sorgen und Ängste angesprochen habe, habe Frau J. Panik bekommen, dass andere Personen ihr verändertes Verhalten nun auch bemerken würden. Dabei habe sie sich doch so sehr bemüht, nirgendwo aufzufallen und es allen Recht zu machen. Zum Beispiel habe sie sich extra einen Abreißkalender gekauft und in die Küche gehängt, um nicht wieder die Wochentage durcheinander zu bringen. Frau J. fließen mittlerweile die Tränen und sie entschuldigt sich für ihr Verhalten vor zwei Wochen. Frau M. und Frau J. umarmen sich und beschließen, gemeinsam eine Lösung zu finden. Frau J. meint, sie wäre eigentlich auch sehr erleichtert, dass sie nun zumindest gegenüber einer Person offen und ehrlich über ihre Ängste sprechen kann. Ihre Tochter solle aber bitte noch mit niemand anderem darüber sprechen. Dieses Versprechen gibt Frau M. ihrer Mutter gern. Gemeinsam beschließen sie, den langjährigen Hausarzt von Frau J. aufzusuchen und die Situation mit ihm zu besprechen.

Eine Woche später begleitet Frau M. ihre Mutter zu ihrem Hausarzt. Dieser betreut Frau J. schon seit über 20 Jahren. Seit 4 Jahren ist sie wegen ihrer Gelenkschmerzen und ihres erhöhten Blutdrucks regelmäßig zu ihm in die Sprechstunde gekommen. Der Hausarzt, Herr W., nimmt sich Zeit für das Gespräch mit Frau J. und ihrer Tochter. Er bietet an, zunächst einmal eine umfassende Blutuntersuchung vorzunehmen, da eventuell eine Mangelerscheinung vorliegen könnte. Außerdem könne er

gern einen umfassenden Ultraschall der Bauchorgane vornehmen sowie mit einem Langzeit-EKG sowie einer Langzeit-Blutdruckmessung das Herz kontrollieren. Die Ergebnisse könne er den beiden Damen dann in 10 Tagen mitteilen. Bis dahin rät er Frau J., auch immer auf eine ausreichende Flüssigkeitszufuhr zu achten. Viele ältere Menschen trinken zu wenig, was sich negativ auf die Gedächtnisleistung auswirke.

Auf dem Weg zur Diagnose

10 Tage später, nachdem Frau J. gründlich untersucht wurde, teilt der Hausarzt Mutter und Tochter mit, dass er bei seinen Untersuchungen keinerlei auffällige Befunde feststellen konnte. Vielmehr erfreue sich Frau J. angesichts ihrer 84 Jahre einer überaus guten Gesundheit. Der Bluthochdruck sei sehr gut eingestellt, alle Organe im Bauchraum seien in einem guten Zustand, es lägen keinerlei Auffälligkeiten im Blutbild vor und auch kein Altersdiabetes zeichne sich ab. Er selbst könne nun keine weiteren Untersuchungen mehr durchführen. Vorsichtig spricht der Hausarzt aber an, dass es in der benachbarten Großstadt eine so genannte Memory Klinik gebe. Dort könne man gezielt auch die kognitiven Fähigkeiten und das Gehirn untersuchen lassen, wenn man sich sorge. Bei vielen Betroffenen zeigten sich bei den dort durchgeführten Tests keinerlei Auffälligkeiten, so dass sie später beruhigt seien. Manchmal würde auch eine Depression im Alter zu einer schlechteren Gedächtnisleistung führen, was nach dem Verlust ihres Ehepartners eine völlig verständliche Reaktion von Frau J. auf die Trauer wäre. Gern könne er Frau J. ein leichtes Antidepressivum verordnen, um zu sehen, ob es ihr damit besser gehe. Nebenwirkungen wären kaum zu erwarten.

Frau J. und Frau M. verlassen die Hausarztpraxis mit gemischten Gefühlen. Das Rezept für das Antidepressivum lösen sie direkt in der nahegelegenen Apotheke ein, damit Frau J. es nun regelmäßig einnehmen kann. Die Adresse der Memory Klinik haben sie ebenfalls mitgenommen. Frau J. ist enttäuscht, dass kein einfacher Grund für ihre Vergesslichkeit gefunden wurde. Sie bespricht mit ihrer Tochter, ob sie sich in der Memory Klinik untersuchen lassen solle oder nicht. Beide kommen aber zu der Entscheidung, dass alles besser sei als die bisherige Ungewissheit. Allerdings wollen die beiden mit dem Besuch noch drei Wochen warten. Bis dahin wollen sie sehen, ob das Antidepressivum wirkt, außerdem verspricht Frau J. ihrer Tochter, fortan mindestens 1,5 Liter pro Tag zu trinken, um auch hier den Ratschlägen des Hausarztes zu folgen.

Drei Wochen später vereinbart Frau M. einen Termin in der Memory Klinik. Leider waren die Gedächtnisprobleme ihrer Mutter nicht besser geworden. Ihr war unter anderem aufgefallen, dass ihre Mutter ihre Medikamente nicht regelmäßig einnimmt. So besorgte sie ihr ein Wochendosett und stellte die Tabletten selbst. Außerdem erinnerte sie ihre Mutter häufig telefonisch an die Medikamenteneinnahme. Was die Tochter von Frau J. zunehmend belastete, war zudem die Tatsache, dass sie ihrer Mutter versprochen hatte, vorerst mit niemand anderem über die Situation zu sprechen. Durch die Untersuchung in der Memory Klinik erhoffte sie sich endlich Antworten.

Frau M. begleitet Frau J. zum Termin in der Memory Klinik, welche sich in der benachbarten Großstadt ca. 30 km entfernt befindet. Dort werden beide sehr freundlich empfangen und schildern ihr Anliegen. Auch die Untersuchungsergebnisse des Hausarztes hat Frau M. mitgenommen. Bei diesem und drei weiteren Besuchen werden umfangreiche Untersuchungen und Tests mit Frau J. durchgeführt. Zum einen werden ihre kognitiven Fähigkeiten in zahlreichen Tests überprüft, auch eine Computertomografie des Kopfes wird durchgeführt. Drei Wochen später bittet der behandelnde Neurologe Mutter und Tochter zum Gespräch. Er teilt ihnen mit, dass leider sowohl bei den Tests als auch bei der Computertomografie Auffälligkeiten gefunden wurden. Im Gehirn von Frau J. gebe es mehr Ablagerungen als in diesem Alter üblich, auch in den Tests zu den kognitiven Fähigkeiten habe es einige Auffälligkeiten gegeben, vor allem beim Kurzzeitgedächtnis sowie bei den räumlich-visuellen Fähigkeiten. Alles deute darauf hin, dass Frau J. unter einer beginnenden Demenz vom Alzheimer Typ leide. Frau J. und ihre Tochter wirken wie versteinert, als der Neurologe ihnen diese Ergebnisse mitteilt. Er weist sie zusätzlich darauf hin, dass es zwar noch keine endgültige Heilung, aber durchaus Behandlungsmöglichkeiten für eine Alzheimer-Krankheit gebe. Er werde Frau J. ein so

genanntes Antidementivum verordnen, welches sie mit langsam steigender Dosis einnehmen solle. Vielen Erkrankten helfe dieses Medikament, die aktuelle Leistungsfähigkeit über einen längeren Zeitraum zu erhalten oder sogar leicht zu steigern. Außerdem reicht er Frau J. und ihrer Tochter eine Reihe von Adressen und Ansprechpartnern aus ihrer Stadt, bei denen sie zum Thema Demenz und Alzheimer Rat und Hilfe finden können. Ähnliche Angebote gebe es zwar auch angegliedert an die Memory Klinik, doch den weiten Fahrweg müssten die beiden nicht immer auf sich nehmen.

Auseinandersetzung mit der Diagnose Demenz

In den nächsten Tagen und Wochen sprechen Frau J. und ihre Tochter nur selten über das Abschlussgespräch mit dem Neurologen. Frau J. meint immer wieder, sie sei doch nicht verrückt, das könne alles gar nicht stimmen. Sie kenne einige Menschen, welche wirklich an Alzheimer erkrankt seien, weil sie diese früher mal von der Kirchengemeinde aus im Pflegeheim besucht habe. Die wüssten ja gar nichts mehr, würden nur in ihren Rollstühlen vor sich hinstarren, sabbern und in die Hose machen. Frau M. versuchte, eine Diskussion mit ihrer Mutter zu diesem Thema zu vermeiden. Sie hatte sich über das Internet zum Thema Alzheimer-Demenz erkundigt und bemerkt, dass ihre Mutter durchaus die typischen Symptome zu Beginn dieser Krankheit zeigte. Daraufhin hatte sie mit Hilfe der Kontaktdaten aus der Memory Klinik bei der örtlichen Alzheimer-Gesellschaft angerufen und sich dort am Telefon beraten lassen. Die nette Dame dort hatte ihr versichert, dass die Reaktion ihrer Mutter auf die Diagnose völlig nachvollziehbar sei. Frau M. solle einfach für sie da sein, ihr Zeit lassen und könne dann gern zu gegebener Zeit einmal persönlich mit ihrer Mutter vorbei kommen, um sich beraten zu lassen. Es gebe glücklicherweise mittlerweile viele Hilfs- und Unterstützungsangebote, um mit dieser Krankheit fertig zu werden.

Fast einen Monat nach dem Abschlussgespräch in der Memory Klinik erhielt Frau M. einen Anruf ihrer völlig aufgelösten Mutter. Diese rief sie auf ihrem Handy an und meinte nur, sie habe sich nach dem Einkaufen verlaufen und finde nun nicht mehr in ihre Wohnung zurück. Frau M. versuchte ihre Mutter zu beruhigen und ließ sie beschreiben, was sie um sich herum sah. Zum Glück erkannte Frau M. diese Ecke und fuhr so schnell wie möglich zu ihrer weinenden Mutter. Diese war nur 400 Meter von ihrer Wohnung entfernt, schien aber nach dem Einkauf im vertrauten Supermarkt eine Straßenecke zu früh abgebogen zu sein, um dann die Orientierung vollständig zu verlieren.

Einen Tag nach diesem Vorfall war Frau J. dann bereit, mit ihrer Tochter über ihre Demenzdiagnose zu sprechen. Sie äußerte große Ängste, nun sofort für unzurechnungsfähig und verrückt erklärt zu werden. Sie wolle ja durchaus Hilfe von anderen annehmen, aber auch nur so weit, wie sie diese auch wirklich benötige. Frau M. berichtete ihrer Mutter, dass sie sich aus Sorge um sie schon im Internet und bei der örtlichen Alzheimer-Gesellschaft erkundigt habe, aber sonst noch mit keinem über die Krankheit gesprochen habe. Gemeinsam entschieden die zwei, sich bei der Alzheimer-Gesellschaft ausführlich beraten zu lassen und dann weiter zu sehen.

Unterstützung durch professionelle Beratung

Das Beratungsgespräch fand in einer ruhigen und freundlichen Atmosphäre im Büro der Alzheimer-Gesellschaft statt. Frau J. hatte es abgelehnt, dass die Dame zu ihr in die Wohnung kommen würde, das ging ihr dann doch etwas zu weit. Frau J. und Frau M. fühlten sich gut verstanden, da die Dame immer wieder Beispiele von anderen Betroffenen nannte, die ihnen sehr bekannt vorkamen. Auch die möglichen Gefühle beschrieb sie sehr treffend. Als besonders bedeutsam wurde den beiden genannt, dass Frau J. nun in naher Zukunft festlegen sollte, wie sie sich ihre Zukunft wünsche. Sie könne schauen, welche Hilfen sie gern in Anspruch nehmen würde, wenn sie diese brauchte, oder wo sie vielleicht einmal wohnen wolle. Außerdem könne sie festlegen, ob und wer ihrer Verwandten einmal im Rahmen einer Vorsorgevollmacht oder Betreuung für sie handeln solle, falls sie selbst nicht mehr alle Entscheidungen treffen könne. Vielen Erkrankten und ihren nahen Angehörigen helfe auch der Austausch mit anderen Betroffenen, hier wären die beiden herzlich zur Teilnahme an einer Selbsthilfegruppe eingeladen.

Frau J. und Frau M. beschließen, den in drei Wochen anstehenden 85. Geburtstag von Frau J. zu nutzen, um die beiden Söhne von Frau J. sowie die

Familie von Frau M. über die Alzheimer-Krankheit von Frau J. zu informieren. Veränderungen schienen ihnen bislang keine aufgefallen zu sein, zumindest hatte niemand Frau J. oder Frau M. darauf angesprochen. Am Vorabend der Geburtstagsfeier, als schon alle angereist waren, erzählt Frau J. mit gefasster Stimme von ihrer Krankheit. Besonders ihre beiden Söhne wollen ihr zunächst überhaupt nicht glauben. Sie solle sich von so einem seltsamen Neurologen nichts einreden lassen, der wolle sicher auch nur Geld verdienen. Ob sie denn auch schon eine andere Meinung eingeholt habe? Ihre Mutter, an Alzheimer erkrankt? Das sei doch im Moment nur wieder so eine Modeerscheinung, so heute jeder Zweite meine, er leide unter Burnout. Als Frau M. versucht, ihre Mutter zu unterstützen, indem sie einige der Vorfälle der letzten Wochen schildert, in denen Frau J. nicht mehr allein zu Recht kam, verstummen ihre beiden Brüder langsam. Frau J. bringt zum Schluss noch an, dass sie gern selbst bestimmen möchte, wie ihre Zukunft aussieht und wer einmal für sie entscheiden solle, wenn sie dies nicht mehr könne. Sie würde gern ihre Tochter als Generalbevollmächtigte einsetzen, da diese sie in den letzten Wochen und Monaten schon so gut unterstützt habe und außerdem ganz in ihrer Nähe wohne. Sie möchte aber verhindern, dass ihre Söhne sich durch diese Entscheidung benachteiligt fühlen und eventuell Streit innerhalb der Geschwister entstehe. Sie hoffe, dass wichtige Entscheidungen trotzdem gemeinsam durch die drei Kinder getroffen und sie sich regelmäßig austauschen werden. Aufgrund der räumlichen Entfernung sowie der engen Bindung zwischen Mutter und Tochter stimmen die beiden Brüder der Entscheidung von Frau J. zu. Der 85. Geburtstag am kommenden Tag fällt ruhiger und bedrückter aus, doch Frau J. und Frau M. sind erleichtert, nun keine Geheimnisse mehr vor den Familienangehörigen bewahren zu müssen und die Krankheit angesprochen zu haben (◙ Abb. 6.1).

Persönliche Angelegenheiten regeln: Vorsorgevollmacht und Patientenverfügung

In den kommenden Wochen und Monaten lassen die geistigen Fähigkeiten von Frau J. langsam immer weiter nach. Schon kurz nach ihrem 85. Geburtstag hatte Frau J. in einer notariell beglaubigten Vorsorgevollmacht ihre Tochter mit allen Befugnissen

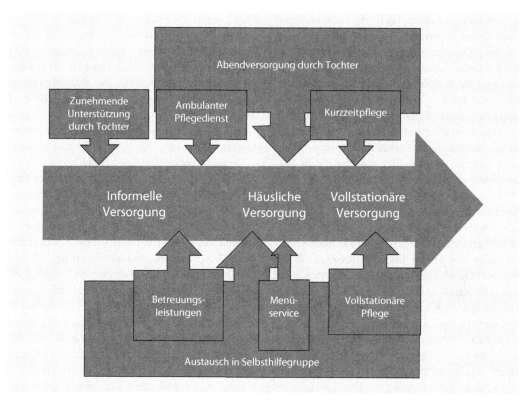

Abb. 6.1 Grafik Fallbeispiel Frau J.

ausgestattet. Nach intensiver Beratung durch die Alzheimer-Gesellschaft und ihren langjährigen Hausarzt hatte sich Frau J. auch zur Niederschrift einer Patientenverfügung entschieden, in der sie lebensverlängernde Maßnahmen in bestimmten Situationen ablehnte. Ihr Erbe war in einem Testament geregelt, sodass sie nun etwas beruhigter war, trotz der Krankheit auch ihre Zukunft etwas beeinflussen zu können.

Zunehmende Belastung der Hauptpflegeperson Frau M.

Frau M. stieß dagegen zunehmend an ihre Belastungsgrenzen, da ihre Mutter zunehmend Hilfe benötigte. Die erforderliche Zeit konnte sie neben ihrer Vollzeitberufstätigkeit sowie der Betreuung der Enkelkinder kaum mehr erübrigen und hatte das Gefühl, ihre Kraftreserven zunehmend schwinden zu sehen. So war ihre Mutter nicht mehr in der Lage, einkaufen zu gehen oder sich eine warme Mahlzeit zu kochen. Bei Arztbesuchen benötigte sie Begleitung, die Medikamente mussten ihr ge-

stellt und sie an die Einnahme erinnert werden. Überhaupt verließ Frau J. aus Sorge, den Weg nicht zurückzufinden, ihre Wohnung nicht mehr ohne Begleitung. Finanzielle Angelegenheiten regelte Frau M. schon seit Längerem für ihre Mutter, da diese mit Bankangelegenheiten, Überweisungen, Rechnungen und so weiter völlig überfordert wirkte. Frau M. entschied sich, den Kontakt zur Selbsthilfegruppe der Alzheimer-Gesellschaft aufzunehmen, um sich dort mit anderen Angehörigen auszutauschen. Ihre Mutter lehnte die Teilnahme an einer Gruppe für Betroffene ab, wie sie überhaupt den Kontakt zu anderen Personen außer den engsten Familienangehörigen ablehnte und sich immer weiter zurückzog.

Austausch in der Selbsthilfegruppe

In der Selbsthilfegruppe für Angehörige fand Frau M. schnell Anschluss und fühlte sich dort im Austausch mit anderen unterstützenden Töchtern und Schwiegertöchtern sehr gut aufgehoben. Sie konnte dort auch offen über den zunehmenden

Zeitaufwand berichten, den die Unterstützung ihrer Mutter in Anspruch nahm. Andere schilderten ihr, dass es bei ihnen ähnlich gewesen sei, da einfach immer eines zum anderen gekommen sei und man die Aufgabe eben übernommen habe. Irgendwann sei aber der Zeitpunkt gekommen, wo man es alleine nicht mehr schaffen konnte. Manche konnten dann auf die Hilfe anderer Familienangehöriger zurückgreifen, bei anderen gab es solche nicht oder sie waren nicht bereit dazu. Eine Frau berichtete sogar, dass sie erst selbst aufgrund des Verdachts auf einen Herzinfarkt ins Krankenhaus kommen musste, bevor sie Hilfe bei der Unterstützung ihrer Mutter in Anspruch nehmen konnte und gemerkt habe, dass durchaus auch andere Personen ihre Mutter begleiten konnten. Soweit möchte Frau M. es natürlich nicht kommen lassen und erkundigt sich in der Gruppe nach möglichen Hilfsangeboten sowie nach Erfahrungen mit den unterschiedlichen Anbietern.

Durch die Angehörigengruppe bestärkt unterrichtet Frau M. zunächst ihre Brüder und ihre eigene Familie darüber, dass sie sich mit der alleinigen Pflege und Betreuung von Frau J. überfordert fühlt. Sie schildert, wie sehr der zeitliche Aufwand in den letzten Wochen und Monaten angestiegen ist. Trotz aller ihrer Hilfen habe sie zudem den Verdacht, dass Frau J. nicht ausreichend und regelmäßig isst und trinkt. Zwar kaufe Frau M. ihr alles ein und stelle ein vorbereitetes Mittagessen zum Aufwärmen bereit, doch würde ihre Mutter dies an vielen Tagen trotzdem nicht essen. Ihrer Meinung nach habe Frau J. auch schon einige Kilogramm abgenommen. Frau M. ist erleichtert, dass auch ihre Geschwister und ihre Familie sie darin unterstützen, professionelle Hilfeleistungen in Anspruch zu nehmen. Gleichzeitig informiert Frau M. ihre Mutter und die Familie darüber, dass sie bei der Pflegekasse einen Leistungsantrag für ihre Mutter stellen wird, um zumindest einen Teil der entstehenden Kosten davon bezahlen zu können. Ihre Geschwister beruhigen sie hier zusätzlich und bestärken sie darin, nicht allein nach finanziellen Gesichtspunkten eine Entscheidung zu treffen. Die Renten ihrer Mutter seien schließlich nicht zu klein, außerdem hätten ihre Eltern einiges an Vermögen zur Seite gelegt und ihren Kindern durch deren Ausbildung ebenfalls ein gutes Auskommen ermöglicht. Auch

Frau J. reagiert nicht wie erwartet negativ, als ihre Tochter ihr eröffnet, dass in Zukunft auch andere Personen zu ihr kommen würden, um ihr zu helfen, da ihre Tochter dies allein nicht mehr schaffe. Sie wirkte eher gleichgültig, was Frau M. aber in ihrem Entschluss bestärkte, nun schnell Hilfe in Anspruch zu nehmen.

Inanspruchnahme professioneller Dienstleistungen für Frau J.

Frau M. engagiert einen ambulanten Pflegedienst für ihre Mutter, der ab sofort zweimal täglich die Medikamenteneinnahme kontrollieren soll sowie sich um das Besorgen und Stellen der Tabletten kümmert. Morgens sollen die Mitarbeiter außerdem das Frühstück für Frau J. herrichten, damit Frau J. ausreichend isst und trinkt. Mittags bekommt Frau J. ihr Mittagessen heiß angeliefert, damit sie es direkt essen kann. Die Mitarbeiter des ambulanten Dienstes sollen bei der Medikamentengabe mit darauf achten, dass Frau J. die Mahlzeit nicht vergisst. Abends kommt Frau M. nach der Arbeit bei ihrer Mutter vorbei, isst mit ihr gemeinsam zu Abend und hilft ihr beim Einschalten des Fernsehers. Frau M. denkt auch über die Anschaffung eines Hausnotrufgerätes nach, entscheidet sich dann aber dagegen, da sie befürchtet, dass ihre Mutter mit der Technik nicht mehr umgehen kann. Frau M. will aber ausprobieren, wie Frau J. auf ein Betreuungsangebot reagieren wird und bestellt einmal in der Woche eine Betreuungskraft über den ambulanten Pflegedienst, welche sich nachmittags zwei Stunden lang mit ihrer Mutter beschäftigen soll. Frau M. hofft so, die Einsamkeit ihrer Mutter ein wenig zu verringern.

Frau J. reagiert auf die unterschiedlichen Helfer je nach Tagesform völlig unterschiedlich. Alle haben für den Notfall einen Wohnungsschlüssel, falls Frau J. ihnen die Tür nicht öffnet. An manchen Tagen beschimpft sie die »fremden Leute, die alle in ihre Wohnung einbrechen und eine alte Frau ausrauben wollen«. An anderen Tagen empfängt sie die gleichen Personen mit einem Lächeln an der Tür und freut sich über den Besuch. Frau M. ist aber insgesamt erleichtert, dass ihre Mutter nicht zu negativ auf die neuen Betreuungspersonen reagiert. Die geregelten Mahlzeiten scheinen ihr gut zu tun, besonders das gemeinsame Abendessen von Frau J. mit ihrer Tochter wird zu einem schönen gemeinsamen Ritual. Außerdem scheint Frau J. die Studentin Frau B. besonders ins Herz geschlossen zu haben, welche für das Betreuungsangebot zu ihr kommt. Die beiden scheinen sich trotz des großen Altersunterschieds sehr gut zu verstehen, gemeinsam werden alte Fotos angesehen, mal ein Kuchen gebacken, ein Spaziergang unternommen oder ein kleines Sprichworträtsel gelöst. An den Abenden nach diesem Angebot wirkt Frau J. wesentlich wacher und gesprächiger als an den sonstigen Tagen, wo sie leider immer wortkarger zu werden scheint.

Frau J. wird Pflegebedürftigkeit sowie eingeschränkte Alltagskompetenz durch den MDK bescheinigt

Knapp vier Wochen nach der Antragstellung steht die Begutachtung durch den Medizinischen Dienst der Krankenversicherung an, bei der sowohl die Pflegedienstleitung des ambulanten Pflegedienstes als auch die Tochter von Frau J. anwesend sind. Frau J. scheint den Sinn des Termins nicht zu verstehen und wundert sich, warum denn ein anderer Arzt und nicht ihr vertrauter Hausarzt zu ihr komme. Sie berichtet dem Gutachter, dass sie eben eine ältere Dame sei, bei der alles nicht mehr so schnell gehe. Aber sie habe ja drei wundervolle Kinder großgezogen, die sie unterstützen würden, vor allem ihre Tochter. Frau M. steigen die Tränen in die Augen, als ihrer Mutter die Namen ihrer beiden Söhne nicht einfallen und sie auch nicht sagen kann, wo diese wohnen oder als was sie arbeiten. Frau M. war gar nicht bewusst, wie viele Dinge ihre Mutter anscheinend schon vergessen hat. Nachdem der Gutachter sich ein umfassendes Bild von Frau J. gemacht hat, bitten Frau M. und die Pflegedienstleitung ihn, ihm noch einige Dinge nennen zu dürfen, wenn Frau J. nicht anwesend ist. Hier schildern die beiden dann, welche Hilfen für Frau J. schon in Anspruch genommen werden, da diese sonst nicht ausreichend Nahrung und Flüssigkeit zu sich nimmt, ihre Medikamente vergisst oder ihren Alltag nicht mehr selbstständig strukturieren kann. So benötigt sie mittlerweile auch Hilfe und Erinnerung beim An- und Auskleiden sowie eine Aufforderung zum Waschen und Zähneputzen. Der Haushalt wird komplett von Frau M. geführt, da Frau J. von sich aus keinerlei Antrieb mehr zu hauswirtschaftlichen Tätigkeiten zeigt und nur noch mit wenigen Handgriffen mithilft, wenn Frau M. bei ihr putzt

oder abwäscht. Der Gutachter stimmt Frau M. zu, dass ihre Mutter Anspruch auf Leistungen aus der Pflegeversicherung hat. Das zwei Wochen später vorliegende Schreiben der Pflegekasse bestätigt die Pflegestufe 1 sowie eine erheblich eingeschränkte Alltagskompetenz für Frau J.

Frau M. berichtet in der Selbsthilfegruppe, welche sie weiterhin regelmäßig besucht, von der erhaltenen Pflegestufe und dem zunehmenden geistigen Abbau ihrer Mutter. Dort erfährt sie, dass auch viele andere Angehörige sehr darunter leiden, hilflos miterleben zu müssen, wie ein lieber Mensch immer mehr Wissen und Fertigkeiten verliert. Gemeinsam beschließt die Selbsthilfegruppe, zu den nächsten Treffen eine Expertin einzuladen, welche ihnen Regeln zum richtigen Umgang mit Menschen mit Demenz zeigen soll. Die Ratschläge der Expertin und vor allem der Austausch mit den anderen Betroffenen geben Frau M. weiterhin die Kraft, für ihre Mutter da zu sein. Ihre Familie und ihre Brüder bewundern ihren Einsatz, ziehen sich aber immer mehr von Frau J. zurück. Telefonate mit ihr sind mittlerweile kaum noch möglich, da Frau J. nicht mehr verstehen kann, wie das Telefon funktioniert und wie sie sich dabei verhalten soll. Bei den seltenen Besuchen ihrer Söhne und ihrer Enkel scheint sie diese kaum noch zu erkennen und zuordnen zu können. Nur ihre Tochter bleibt ihr eine enge Vertraute, auch wenn ihr deren Name auch immer häufiger entfällt.

Die Mitarbeiter des ambulanten Pflegedienstes sprechen Frau M. einige Wochen später an, dass Frau J. ihrer Meinung nach weitere Hilfeleistungen benötigt. Sie sorge nicht mehr für eine ausreichende Körperhygiene, wechsle die Kleidung nicht mehr selbstständig und scheine auch nicht mehr immer rechtzeitig den Weg zur Toilette zu finden. Frau M. bestätigt traurig die beobachteten Veränderungen, da sie ihr abends ebenfalls schon aufgefallen sind. Ihre Mutter wird nun von ihr jeden Abend nach der Tagesschau ins Bad begleitet, zur Toilette gebracht, bekommt Hilfe beim Anziehen der Nachtwäsche, beim Waschen und Zähneputzen, bevor Frau M. sie dann ins Bett bringt. Dort findet sie der Mitarbeiter des Pflegedienstes in der Regel wach, aber ängstlich gegen 8 Uhr vor. Die Aufgaben des Pflegedienstes werden also ab sofort um die morgendliche Grundpflege erweitert. Zur Sicherheit trägt Frau J. zudem

Inkontinenzhöschen, welche sie wie Unterhosen tragen kann. Da Frau J. sich aber weiterhin weigert, ihre Wohnung zu verlassen, soll die Studentin Frau B. nun dreimal pro Woche für jeweils 90 Minuten zu Frau J. kommen.

Fortschreiten der Demenz bei Frau J.

Die Versorgung von Frau J. läuft mit den getroffenen Vorkehrungen mehrere Monate problemlos. Gemeinsam mit der ganzen Familie wird der 86. Geburtstag von Frau J. mit den engsten Familienangehörigen in ihrer Wohnung gefeiert. Die Brüder von Frau M. sind entsetzt, ihre Mutter in ihrem jetzigen Zustand zu sehen. Sie spricht kaum noch, wirkt in sich gekehrt und scheint kaum Anteil am Geschehen um sie herum zu nehmen. Beim Essen kleckert sie häufig oder benutzt die Finger. Frau M. wird der Verfall ihrer Mutter an diesem Tag noch einmal besonders deutlich, während sie diesen im Alltagstrott nicht immer so stark wahrnimmt.

Nach der Versorgung ihrer Mutter sitzt Frau M. noch mit ihren Geschwistern und den restlichen Familienmitgliedern zusammen. Die anderen bewundern Frau M., dass diese sich so rührend und umfassend um Frau J. kümmert. Sie selbst wüssten gar nicht mehr, wie sie mit ihr umgehen sollten, da so wenige Reaktionen kommen würden. Frau M. berichtet, dass ihr die Selbsthilfegruppe hier sehr weiterhelfe und sie dort viele wertvolle Tipps erhalte. Auch ohne die Unterstützung des Pflegedienstes käme sie schon lange nicht mehr zurecht. Während Frau M. ihrer Familie dies alles berichtet, beginnt sie zu weinen. Sie befürchte, dass Frau J. trotz der vielen Hilfen nicht mehr lange in ihrer Wohnung bleiben könne. In der letzten Zeit sei sie zunehmend unsicherer auf den Beinen. Die Mitarbeiter des Pflegedienstes und auch sie selbst hatten sie schon einige Male auf dem Boden liegend gefunden, wo sie sich selbst nicht mehr helfen konnte. Bislang habe sie sich nur einige Schürfwunden und blaue Flecke zugezogen, doch es könnte ja auch einmal etwas Schlimmeres sein. Und wer weiß, wie lange ihre Mutter dann irgendwo mit Schmerzen auf dem Boden liegen müsste, bis jemand sie in ihrer Wohnung finden würde. Auch die Inkontinenz werde von Tag zu Tag schlimmer. Sie halte den Geruch nach Urin in der ganzen Wohnung mittlerweile kaum mehr aus, weil immer wieder Urin in den Teppich, in Polster oder die Kleidung läuft.

Sie komme mit dem Putzen und Waschen kaum mehr hinterher und habe den unangenehmen Geruch dennoch immer in der Nase. Sie wisse einfach nicht mehr weiter und sei trotz der vielen Hilfen am Ende ihrer Kräfte.

Grenzen der Versorgung in der eigenen Häuslichkeit treten auf

Die anderen Familienmitglieder sind entsetzt, wie schlecht der Zustand von Frau J. wirklich ist und wie belastet Frau M. durch die Pflege und Betreuung ist. Sie beschließen noch an diesem Abend, dass es so nicht weitergehen kann. Daher fragen sie Frau M., da diese sich schließlich am intensivsten mit dem Thema befasst hat, welche Lösungsmöglichkeiten es denn gebe. In den Nachrichten höre man zum Beispiel immer wieder von polnischen Pflegekräften, die bei den Pflegebedürftigen rund um die Uhr leben und diese betreuen würden. Frau M. winkt ab, da viele ihrer Bekannten aus der Selbsthilfegruppe hier sehr schlechte Erfahrungen gemacht haben. Zudem sei in der Wohnung der Mutter nicht ausreichend Platz vorhanden, damit die Pflegekraft dort wohnen könne. Da die Wohnung von Frau J., ein typischer Altbau, sowieso alles andere als barrierefrei sei, müsse Frau J. wohl oder übel irgendwann umziehen, wenn ihre körperlichen Fähigkeiten mehr und mehr nachlassen. Schon jetzt sei das Baden und Waschen trotz des mittlerweile eingebauten Lifters durch die Mitarbeiter des Pflegedienstes aufgrund der Enge kaum zu bewerkstelligen. Außerdem glaubt Frau M., dass Frau J. ihre Wohnung gar nicht mehr richtig als ihre Heimat wahrnimmt, da sie öfters nach ihrem Zuhause frage, obwohl sie dort doch so viele Jahre gewohnt hat. Frau M. hat von der Selbsthilfegruppe viel Positives von einer vollstationären Pflegeeinrichtung im Nachbarstadtteil gehört, welche sich auf die Betreuung von Menschen mit Demenz spezialisiert habe. Vielleicht sollte man sich dieses Haus einmal genauer ansehen.

Schon am nächsten Tag besichtigt Frau M. mit ihren beiden Brüdern die Einrichtung im Nachbarstadtteil. Alle sind positiv überrascht, da sie sich unter einem Pflegeheim nichts so Wohnliches, sondern eher den typischen Krankenhauscharakter vorgestellt hatten. Alles wirkt gemütlich und freundlich, die Bewohner leben in individuell eingerichteten Einzelzimmern, das Personal scheint sehr fürsorglich mit den Erkrankten umzugehen. Ihre beiden Brüder drängen Frau M. zu einer Entscheidung, da sie ahnen, wie schwer ihrer Schwester dieser Schritt fallen muss. Es wird vereinbart, dass Frau J. in einer Woche zunächst für eine vierwöchige Kurzzeitpflege in die Pflegeeinrichtung einziehen soll. In diesen vier Wochen können die Mitarbeiter und die Familienangehörigen dann beurteilen, ob es Frau J. dort gut geht und sie dauerhaft dort einziehen soll. Ansonsten müsse nach einer neuen Lösung gesucht werden. Ihre beiden Brüder versprechen, dass sie in vier Wochen für einige Tage erneut zu Besuch kommen werden, um sich selbst einen Eindruck von der Situation verschaffen zu können und dann gemeinsam mit ihrer Schwester zu einer Entscheidung zu kommen.

Umzug von Frau J. in eine vollstationäre Pflegeeinrichtung

Der Einzug von Frau J. gestaltet sich als äußerst schwierig. Frau M. hat ein Krankentransportunternehmen bestellt, um ihre Mutter in die Pflegeeinrichtung zu bringen. Nur mit äußerster Geduld gelingt es den beiden Fahrern gemeinsam mit Frau M., Frau J. in den Tragesessel zu setzen. Unter wildem Geschrei wird sie die Treppe hinunter getragen, beruhigt sich aber im Auto schnell wieder. Frau M. kann ihre Tränen nicht zurückhalten. Die Ankunft in der Pflegeeinrichtung gestaltet sich dagegen recht problemlos. Frau J. spricht zwar nicht, nimmt aber den ihr angebotenen Kaffee sowie das Gebäck gerne an und beobachtet von ihrem Platz im Gemeinschaftsraum aus das Geschehen. Frau M. räumt die mitgebrachte Kleidung und die Erinnerungsstücke in das Zimmer von Frau J. und verlässt diese nach mehreren Stunden mit Tränen in den Augen. Nie hätte sie sich früher vorstellen können, dass sie ihre Mutter einmal in ein Pflegeheim bringen würde. Allerdings hätte sie sich auch niemals ausmalen können, wie belastend die Betreuung eines Menschen mit einer Demenz ist und wie schnell man hier an seine persönlichen Grenzen stößt. Sie ist froh, dass ihre Familie ihr das Rückgrat stärkt, auch wenn die meiste Verantwortung in ihren Händen liegt.

In den nächsten Tagen besucht Frau M. ihre Mutter regelmäßig für mehrere Stunden, meist abends, so wie sie dies auch in der Wohnung getan hatte. Sie ist erstaunt und erfreut darüber, dass ihre Mutter kein einziges Mal nach ihrer Wohnung fragt und sich scheinbar klaglos in den Tagesablauf der Pflegeeinrichtung integriert. Die Schwestern und Pfleger gehen sehr liebevoll mit ihr um und sie scheint die viele Zuneigung zu genießen. Die meiste Zeit des Tages verbringt sie beobachtend an ihrem Platz im Gemeinschaftsraum, doch hin und wieder beteiligt sie sich auch an den dortigen Beschäftigungsangeboten. So singt sie immer mal wieder einzelne Liedzeilen mit, wenn gesungen wird, oder ergänzt gar ein Sprichwort beim Rätselraten. Auch die beiden Söhne von Frau J. sind der Meinung, dass sich ihre Mutter in der Gemeinschaft der Pflegeeinrichtung wohl fühle und dort gut und sicher aufgehoben sei. Alle drei Kinder beschließen daher gemeinsam, dass Frau J. endgültig in der Pflegeeinrichtung bleiben soll. Vor ihrer Abreise helfen die Brüder ihrer Schwester noch, das Zimmer der Mutter liebevoll zu gestalten und die Wohnung auszuräumen.

Schon kurz nach dem Einzug in die Pflegeeinrichtung beantragt Frau M. auf Bitte der dortigen Pflegedienstleitung Pflegestufe 2 für ihre Mutter, welche auch genehmigt wird. Auch während ihres Aufenthaltes in der Pflegeeinrichtung bleibt Frau M. eine wichtige Bezugsperson für Frau J. und wird auf ihren Wunsch hin in die Pflege und Betreuung ihrer Mutter eingebunden. So essen die beiden weiterhin gemeinsam zusammen zu Abend, Frau M. hilft ihrer Mutter dabei. Zudem unterstützt Frau M. einen Pflegenden bei der Abendversorgung von Frau J., bevor sie dann nach dem gemeinsamen Ansehen der Tagesschau nach Hause fährt. Die anderen Familienangehörigen besuchen Frau J. ebenfalls regelmäßig, auch wenn Frau J. keine Familienangehörigen mehr zu erkennen scheint. Dennoch freut sie sich besonders über den Besuch ihrer kleinen Urenkel oder des kleinen Hundes, der einer ihrer Enkelinnen gehört.

Einfühlsame Betreuung in der Sterbephase

Frau J. lebt schon über ein Jahr in der Pflegeeinrichtung, als sie an einer schweren Lungenentzündung erkrankt. Hatten ihre körperlichen und geistigen Fähigkeiten bisher nur schleichend nachgelassen, verschlechtert sich ihr Zustand nun rasant. Auch nach dem Abklingen der Lungenentzündung erlangt Frau J. viele ihrer zuvor noch erhaltenen Fähigkeiten nicht mehr zurück. So kann sie nicht mehr stehen oder laufen, beim Sitzen sackt ihr Oberkörper häufig nach kurzer Zeit zu einer Seite weg. Sie wird daher in einen Therapierollstuhl mobilisiert. Ein weiteres großes Problem ist die Nahrungs- und Flüssigkeitsaufnahme geworden. Frau J. isst und trinkt nicht mehr ausreichend, verschluckt sich häufig, nimmt immer weiter ab. Alle Versuche des Pflegepersonals sowie die Tipps aus der Selbsthilfegruppe scheitern: Die Speisen werden püriert, Flüssigkeiten angedickt oder gefroren, Lieblingsspeisen angeboten, hochkalorische Kost angeboten. Es scheint, als habe Frau J. jeglichen Appetit und auch den Lebensmut verloren. Frau M. wird von den Mitarbeitern des Pflegeheims zu einer ethischen Fallbesprechung eingeladen, um das weitere Vorgehen zu besprechen. Vor diesem Termin bespricht Frau M. die Situation mit ihren beiden Brüdern sowie mit ihrer Familie, der älteste Bruder kann es sogar einrichten und nimmt selbst an der Besprechung teil. Auch der Hausarzt, welcher ihre Mutter ja auch schon viele, viele Jahre betreut, kommt zum Termin. Gemeinsam beschließen alle, dass es der Wunsch von Frau J. gewesen wäre, in dieser Situation keine Magensonde zu erhalten. Sie hatte dies ja auch vor einiger Zeit in ihrer Patientenverfügung so festgelegt. Man würde ihr weiterhin immer wieder Speisen und Getränke anbieten, aber akzeptieren, wenn sie diese verweigere oder nur sehr wenig zu sich nehme. Alle wissen, dass dies keine einfache Entscheidung für die Familie von Frau J. ist, besonders für ihre Tochter. Gemeinsam können sie diese aber aushalten, da sie wissen, dass es der Wille von Frau J. war, in diesem Sinne zu handeln. Außerdem wird Frau J. nach einem entsprechenden Antrag von der Pflegekasse als Härtefall anerkannt, weil der hohe pflegerische Aufwand berücksichtigt wurde.

Kurz vor ihrem 88. Geburtstag schläft Frau J. im Beisein ihrer drei Kinder in der Pflegeeinrichtung friedlich ein. Ein Krankenhausaufenthalt war von allen Beteiligten abgelehnt worden, vielmehr sollte Frau J. dort sterben, wo sie in den letzten Monaten ein neues Zuhause und vertraute Bezugspersonen gefunden hatte. Sie wirkte sehr gelöst, als sei die Last des Lebens nun von ihr genommen und als habe sie alles abschließen und loslassen können. Die Familie von Frau J. trauert um sie, ist aber auch erleichtert, dass das Leiden nun beendet ist

und Frau J. nun ihren Frieden gefunden zu haben scheint.

6.2   2. Fallbeispiel

- **Vom bürgerschaftlichen Engagement bis zum Einzug in eine ambulant betreute Wohngemeinschaft**

Herr M. ist ein 75-jähriger alleinstehender Herr, welcher im kleinen Dorf S. mit gerade einmal knapp 400 Einwohnern lebt. Dort bewohnt er ein großes Haus mit weitläufigem Garten, welches er vor 30 Jahren bauen ließ und auch den einen oder anderen Handgriff selbst übernahm. Herr M. wurde schon in S. geboren und lebte dort sein ganzes Leben lang.

Herr M. war nie verheiratet oder längerfristig liiert, er selbst sagte immer, dass neben seiner Arbeit kein Platz für eine Familie wäre. Ihm gehörte eine Firma, welche Metall verarbeitete und hauptsächlich Werkzeuge herstellte. Hier beschäftigte Herr M. je nach Auftragslage 20 bis 30 Mitarbeiter und war so der größte Arbeitgeber im Dörfchen S. Er selbst arbeitete in der Regel mindestens 60 Stunden in der Woche, die Arbeit bedeutete ihm alles. Er setzte sich besonders auch in schwierigen wirtschaftlichen Zeiten immer für seine Belegschaft ein und konnte betriebsbedingte Kündigungen oder Personaleinsparungen immer vermeiden. So ist Herr M. ein hoch geachteter Mann in seinem Dorf. Seinen Betrieb, welchen er von seinem Vater übernommen und ausgebaut hatte, verkauft er im Alter von 73 Jahren zu einem sehr guten Preis an drei seiner führenden Mitarbeiter, da es keine engeren Familienmitglieder gibt, die zudem noch Interesse am Betrieb gezeigt hätten.

Die Verwandtschaft spielte im Leben von Herrn M. nie eine größere Rolle. Seine Eltern starben recht früh, als Herr M. Mitte 20 war. Sein einziger Bruder, welcher drei Jahre jünger ist, wanderte nach dem Studium in die USA aus. Zu ihm und seiner Familie hat Herr M. nur sehr sporadisch Kontakt, die beiden Brüder haben sich auch schon seit über 20 Jahren nicht mehr gesehen. Auch zu weiter entfernten Verwandten besteht kein Kontakt.

Obwohl Herr M. beruflich immer sehr stark eingebunden ist und keine Familie hat, kann er sein Leben durchaus genießen. So ist er Mitglied im örtlichen Schützenverein und trifft sich ein- bis zweimal in der Woche mit seinen Schützenbrüdern in der Dorfkneipe zum gemütlichen Beisammensein. Außerdem kommt der Damenwelt in seinem Leben durchaus eine Rolle zu, auch wenn es keine feste Begleiterin an seiner Seite gab. Vielmehr galt Herr M. bei den Damen immer als »eine gute Partie«, da er durchaus attraktiv, von großer Statur war und mitten im Leben stand, dazu auch noch immer als großzügig bekannt war. So genoss Herr M. sein Leben mit wechselnden Partnerschaften ohne große Verpflichtungen. Er reiste viel mit seinen Partnerinnen und verwöhnte die Damen mit luxuriösen Geschenken. Spätestens nach zwei Jahren endeten seine Beziehungen aber, meist wenn seine Partnerin gern eine etwas festere Beziehung eingehen wollte, was Herr M. aber stets ablehnte. Er war sich sicher, nicht für eine Ehe oder Familie gemacht zu sein und trennte sich daher, wenn seine aktuelle Partnerin mehr wünschte. Herr M. war als Charmeur in S. bekannt, nicht wenige seiner weiblichen Angestellten gehörten zu seinen wechselnden Partnerschaften. Da er die Damen aber stets gut behandelte und nie mehrere Beziehungen parallel führte, schadeten die wechselnden Partnerschaften seinem Ruf nicht, zumal er sehr offenherzig zu seiner Einstellung stand.

Herr M. genoss gern das eine oder andere Gläschen Wein, rauchte dazu Zigarre und speiste gern gut und ausgiebig in teuren Restaurants, zu denen er auch weite Fahrten in Kauf nahm. Sein besonderer Stolz war sein Oldtimer, ein Ford Mustang aus dem Jahr 1959. Seitdem er Pensionär war, sah man ihn häufig an seinem Oldtimer schrauben oder den Wagen polieren. Bei Sonnenschein fuhr er mit dem Ford gern über die Landstraßen und genoss das satte Geräusch des Motors.

Über Finanzen sprach Herr M. nicht, doch wussten die Dorfbewohner an Hand seines Lebensstils, dass es ihm nicht schlecht gehen konnte. Sie gönnten es ihm aber von Herzen, da er sein Geld hart erarbeitet hatte.

Seinen 75sten Geburtstag feierte Herr M. groß in der Dorfgaststätte. Fast das gesamte Dorf feierte mit ihm, die Schützenbrüder organisierten sogar einen Blaskapellenumzug für ihn. Doch einige Gäste wunderten sich über das ungewöhnliche Auftreten des Jubilars. Dieser liebte doch sonst große Auftritte und hatte nie große Scheu gehabt, vor mehreren Menschen zu sprechen. Als er aber an diesem Abend eine Ansprache hielt, wirkte er insgesamt sehr unsicher und verhaspelte sich häufig, wiederholte vieles und ließ den roten Faden vermissen, wo er doch sonst ein so geübter Redner war. Man munkelte, ob Herr M. vielleicht schon zu tief in Glas geschaut hätte, dachte sich aber sonst nichts weiter dabei.

Herr M. hatte schon seit dem Umzug in das eigene Haus Hilfen in Haushalt und Garten in Anspruch genommen, da ihn sein Betrieb zu sehr in Anspruch nahm. So hielt ein Gärtner das große Außengelände in Schuss, eine Reinigungskraft sorgte zweimal in der Woche für Sauberkeit im Haus und eine Nachbarin verdiente sich ein kleines Zubrot damit, dass sie mehrmals in der Woche für Herrn M. kochte, wenn dieser nicht außer Haus in einem Restaurant speiste.

Seit Herr M. als Pensionär viel Zeit hatte, las er viele Zeitungen und Zeitschriften, unter anderem die Frankfurter Allgemeine Zeitung sowie den Spiegel, sehr ausführlich. Dies tat er am liebsten in seinem gemütlichen Fernsehsessel bei einem Gläschen Wein und einer Zigarre.

Erste Anzeigen der Demenz zeigen sich

Wenige Monate nach seinem 75. Geburtstag wunderte sich Frau T. welche schon seit 23 Jahren zum Saubermachen zu Herrn M. kam, immer häufiger über kleine Merkwürdigkeiten. Herr M. war sonst stets ein auf Ordnung und Sauberkeit bedachter Herr, doch nun sammelte er die abonnierten Zeitungen und Zeitschriften und stapelte diese auf dem Wohnzimmertisch und den verschiedenen Sitzmöglichkeiten dort im Raum. Versuche von Frau T., das Altpapier zu entsorgen, wurden mit wütendem Protest unterbunden. Herr M. habe die Zeitschriften und Zeitungen noch nicht vollständig gelesen, was ihr einfallen würde, sie einfach entsorgen zu wollen? Noch seltsamer wurde das Verhalten von Herrn M., als er einige Wochen später auch noch anfing, die Werbeprospekte zu sammeln und im Wohnzimmer zu stapeln. Obwohl Frau T. mehrere Versuche startete – das Wohnzimmer verkam immer mehr zu einem Altpapierlager, die Stapel wuchsen und wuchsen, wurden von Herrn M. immer wieder umsortiert.

Frau T. kümmerte sich auch um die Wäsche von Herrn M., wusch und bügelte sie regelmäßig. Herr M. war stets ein gepflegter Herr gewesen, der viel auf sein Äußeres geachtet hatte. Auch nach seiner Berufstätigkeit sah man ihn stets adrett gekleidet, meist in Jackett und Oberhemd. Nun wunderte sich Frau T., dass seit einiger Zeit deutlich weniger Schmutzwäsche anfiel, ob nun Unterwäsche oder Oberbekleidung. Außerdem wirkte Herr M. – wo sie nun darauf achtete – längst nicht mehr so gepflegt, trug häufig die gleiche Kleidung über einen langen Zeitraum. Ihn aber darauf anzusprechen, wagte Frau T. nicht, schließlich war sie nur seine Angestellte. Vielleicht genoss er es einfach nur, dass er nun nicht immer jeden Tag wie aus dem Ei gepellt aussehen musste.

Als Frau T. bei ihren Aufräumarbeiten aber auch immer häufiger Gegenstände an völlig unlogischen Orten fand, zum Beispiel die Lesebrille von Herrn M. im Gefrierschrank oder die Butterdose in der Sockenschublade, sprach sie einiges Abends mit Frau B., der Nachbarin von Herrn M., welche auch für ihn kochte, über ihre Beobachtungen. Frau B. musste einerseits über manche Erzählungen von Frau T. schmunzeln, ihr waren aber auch schon einige Merkwürdigkeiten aufgefallen. So sei Herr M. schon mehrfach ungeduldig zu ihr nach nebenan gekommen, weil er Hunger hatte und auf sein Essen warte. Dabei war dies an Tagen, wo er vorher erzählt hatte, er würde außer Haus speisen wollen. Einmal hätte er sogar mitten in der Nacht um 1 Uhr immer wieder geklingelt, bis sie schließlich im Morgenmantel die Tür geöffnet hatte. Auch da verlangte er nach seinem Essen. Als sie ihm etwas erbost mitgeteilt hatte, dass sie noch nie mitten in der Nacht für ihn gekocht hätte und dies sicher nun auch nicht anfangen wolle, sei er schimpfend nach Hause gezogen, getreu dem Motto, dass man sich auf niemanden mehr verlassen könne. Überhaupt sei Frau B. auch aufgefallen, dass Herr M. ungepflegt wirkte und kaum noch seine Autos benutzen würde. Wenn er überhaupt aus dem Haus ginge, dann nur zur Dorfgaststätte.

Eine Erklärung für das veränderte Verhalten können Frau T. und Frau B. nicht finden. Sie beschließen aber, mit Dr. K. zu sprechen, dem niedergelassenen Allgemeinmediziner im Dörfchen S. Herr K. betreut Herrn M. schon über viele Jahre

und kennt ihn zudem auch privat sehr gut, da beide in der Schützenbruderschaft aktiv sind.

Der Hausarzt als erster Ansprechpartner

Herr Dr. K. hört sich die Schilderungen der beiden Damen an und verspricht, einmal mit Herrn M. zu sprechen und ihm auch einen Gesundheitscheck anzubieten. Dies macht er bei einem abendlichen Treffen in der Dorfgaststätte mit seiner humorvollen Art, dass Herr M. nur schmunzelt und verspricht, bald in der Praxis vorstellig zu werden. Er gehöre nun mal mittlerweile zum »alten Eisen«, da gehöre etwas Rost nun mal dazu.

Da Herr M. einen Monat später immer noch nicht in der Praxis von Herrn Dr. K. erschienen ist, nutzt dieser die Chance, als er ihn nach der regulären Sprechstunde auf der Straße antrifft. Dr. K. bietet Herrn M. einen Gesundheitscheck an, dem dieser auch zustimmt. Es wird Blut abgenommen, Ultraschall gemacht, eine Urinprobe eingeschickt. Dr. K. fragt Herrn M. auch nach irgendwelchen Beschwerden. Herr M. meint, dass es ihm auf seine alten Tage doch recht gut ginge. Außerdem sei er froh, dass er nach dem Verkauf seines Betriebes nun nicht mehr so viel im Kopf behalten müsse, das ginge gar nicht mehr. Dr. K. hakt nach, was er denn damit meine. Herr M. meinte daraufhin, dass er sich in letzter Zeit einfach nicht mehr auf sein Gedächtnis verlassen könne. Es seien ihm ein paar seltsame Dinge passiert. Dass man mit dem Alter etwas vergesslich werde und mal seinen Schlüssel oder seine Brille verlege, darüber mache er sich keine Sorgen. Aber vor ein paar Wochen wollte er zu einem seiner Lieblingsrestaurants im 50 km entfernten Städtchen B. fahren. Mitten auf der Landstraße sei ihm dann der Schweiß ausgebrochen, weil er den Weg nicht mehr gefunden habe, weder zum Restaurant noch nach Hause. Zum Glück habe er dann an zwei Stellen Wanderer nach dem Weg gefragt, bis er sich selbst wieder erinnern konnte und erleichtert wieder zu Hause war. Der Appetit sei ihm dann eh vergangen gewesen und seitdem traue er sich nicht mehr so recht, weitere Strecken mit dem Auto zu fahren. Außerdem sei er immer stolz auf sein Namensgedächtnis gewesen und dass er jeden in S. kenne. Nun grüßten ihn Menschen ganz selbstverständlich, an die er sich überhaupt nicht erinnern könne. Die könnten doch sicher nicht alle zugezogen sein! Herr M. erhofft sich, durch die Untersuchungen bei Dr. K. einen Grund für all diese Veränderungen zu finden, und vertraut seinem langjährigen Hausarzt und guten Bekannten.

Eine Woche später liegen Dr. K. alle Untersuchungsergebnisse vor. Er ruft Herrn M. an und bittet ihn direkt zur Besprechung in seine Praxis. Etwas wirklich Auffälliges konnte er nicht finden. Der Blutdruck ist etwas zu hoch, ebenso die Cholesterinwerte. Hier verschreibt Dr. K. Medikamente. Aufgrund der von Herrn M. geäußerten Gedächtnisstörungen fragt er diesen, ob er auch zwei kurze Tests zur Gedächtnisleistung durchführen dürfe. Herr M. bejaht und soll zunächst das Ziffernblatt einer Uhr aufmalen. Dies gelingt ihm recht gut. Als Dr. K. ihn dann aber bittet, die Uhrzeit »zehn vor zwei« in das Ziffernblatt einzutragen, ist Herr M. sichtlich verwirrt und überfordert, malt schließlich zwei Zeiger, welche auf die »2« zeigen. Als nächstes erfragt Dr. K. den Inhalt des Mini Mental Status. Insgesamt kann Herr M. viele Fragen korrekt beantworten, verrechnet sich nur bei der vierten Stelle der Subtraktionsaufgabe und erinnert sich am Ende des Tests nicht mehr an die zu Anfang genannten drei Begriffe. Auch bei der Frage nach dem aktuellen Datum merkt Dr. K., dass Herr M. zunächst zögert und dann erleichtert ist, das Datum auf einem Kalender an der Wand ablesen zu können.

Nach den Tests fragt Dr. K., ob Herr M. bereit wäre, sich von einem Facharzt neurologisch untersuchen zu lassen. Es würden sich schon einige Auffälligkeiten zeigen, welche sich durch die bisherigen Untersuchungen nicht eindeutig erklären ließen. Er kenne einen guten Kollegen in der Stadt L. 45 km entfernt, man habe zusammen studiert. Dr. K. könne gern einen Termin für Herrn M. vereinbaren und auch ein Taxiunternehmen für die Fahrten beauftragen, wenn Herr M. nicht mehr so weite Strecken mit dem Auto fahren möchte. Herr M. stimmt diesem Vorgehen zu, da er endlich selbst erfahren möchte, was mit ihm nicht stimmt. Erst gestern hatte er wieder Vorwürfe seiner Haushälterin zu hören bekommen, weil er das Haus und sich selbst verkommen ließe.

Dank des persönlichen Kontaktes von Dr. K. kann Herr M. schon 10 Tage später beim Neurologen vorstellig werden. Er hatte sich den Termin

extra notiert und an mehreren Stellen im Haus aufgehängt, damit er ihn auch nicht vergessen konnte. Überhaupt hatte er begonnen, wichtige Dinge auf bunte Klebezettel zu schreiben und diese überall an die Möbel zu kleben. Seine Haushälterin, Frau T., fand dies zwar furchtbar und wollte die Zettel am liebsten immer entsorgen, doch Herr M. merkte, dass ihm dies in seinem Alltag etwas weiterhalf. Frau T. bemerkte dies auch und fing daher an, ebenfalls Notizzettel mit wichtigen Hinweisen für Herrn M. zu schreiben, zum Beispiel zu ihren Arbeitszeiten, die er in letzter Zeit immer häufiger durcheinander brachte.

Dr. Z. lagen die Untersuchungsergebnisse von Dr. K. vor. Er befragte Herrn M. ausführlich zu seinen Symptomen. Herr M. antwortete offen und ehrlich, berichtete von seinen Ausfällen, welche ihn häufig ärgerten, sowie den Notizzetteln als Gedächtnisstütze. Dr. Z. führte ausführliche Tests zur kognitiven Leistungsfähigkeit mit Herrn M. durch und veranlasste eine Computertomographie des Kopfes.

Feststellung der Diagnose vaskuläre Demenz
Zwei Wochen später lagen alle Untersuchungsergebnisse vor und Dr. Z. lud Herrn M. zum Gespräch ein. Leider habe sich die Vermutung von Dr. K. bestätigt, dass Herr M. die Symptome einer beginnenden Demenz zeige. Die Auswertung des CTs gemeinsam mit den anderen vorliegenden Ergebnissen lasse auf eine vaskuläre Demenz schließen. Die kognitiven Einbußen entstehen hier auf Grund von Durchblutungsstörungen im Gehirn, weil einige Äderchen verstopft seien. Kleine »Mini-Schlaganfälle« würden zu den zunehmenden Ausfällen führen. Leider gebe es zum jetzigen Zeitpunkt keinerlei Therapiemöglichkeiten, um verlorene Fähigkeiten zurück zu erlangen, doch habe man einen gewissen Einfluss auf das weitere Fortschreiten der Erkrankung, zum einen durch die Lebensweise, aber auch durch Medikamente.

Herr M. ist einerseits geschockt von der Diagnose, andererseits aber auch erleichtert, nun den Grund für seine Symptome zu kennen. Er ist gern bereit, blutverdünnende Medikamente einzunehmen und will sich zumindest bemühen, den Alkohol- und Zigarrenkonsum einzuschränken. Da er immer schon ein Mensch war, der Probleme offen anspricht und direkt angeht, befragt er Dr. Z. auch zu praktischen Dingen sowie seiner Zukunft. Er vermute, dass die Symptome trotz der Medikamente schlimmer werden würden. Wie solle er dann seinen Alltag noch regeln können und zum Beispiel sicher sein, dass er seine Tabletten auch regelmäßig richtig einnehme? Er sei nun einmal alleinstehend und habe auch keine Familienangehörigen, die nach dem Rechten sehen könnten.

Dr. Z. erklärt, dass es durchaus auch professionelle Helfer gebe, welche ihn unterstützen können. Er rät Herrn M., um ein Beratungsgespräch bei seiner Pflegekasse zu bitten. Bei diesem Gespräch sollte möglichst auch eine Vertrauensperson anwesend sein. Überhaupt solle Herr M. sich Gedanken machen, ob es in seinem Umfeld eine Person gebe, der er voll und ganz vertraue und die ihn in Zukunft unterstützen und für ihn entscheiden könne, falls er dies einmal nicht mehr könne. Dr. Z. würde außerdem allen seinen Patienten raten, eine solche Vertrauensperson in einer Vorsorgevollmacht schriftlich zu benennen, da ansonsten im Bedarfsfalle ein gesetzlicher Betreuer bestimmt werden müsste. Herr M. sollte die Chance nutzen, die Wünsche für sein weiteres Leben mit seiner Vertrauensperson zu besprechen und wichtige Angelegenheiten möglichst bald zu regeln. Dr. Z. gibt Herrn M. eine Broschüre über Demenzerkrankungen mit und wünscht ihm alles Gute. Herr M. solle spätestens in drei Monaten wieder bei ihm vorstellig werden, dann werde der Verlauf der Krankheit untersucht.

Herrn M.s Gedanken kreisen in den nächsten Tagen nur darum, dass er an einer Demenz erkrankt ist. Natürlich hatte er schon von der Krankheit gehört, sich aber noch nie näher damit beschäftigt. Zunächst ist er daher ziemlich schockiert, als er in der Broschüre liest, wie schlimm die Symptome werden können, dass Erkrankte nachher nicht mehr in der Lage sind, die Toilette zu benutzen oder ihren eigenen Namen vergessen. Dann aber beschließt Herr M., sein Schicksal offensiv anzugehen. Da es sich nicht ändern lässt, möchte er wenigstens das Beste daraus machen.

Regelung der persönlichen Angelegenheiten durch Herrn M. nach Diagnosestellung

Am folgenden Tag bittet Herr M. Dr. K. um ein Gespräch. Diesem liegen die Untersuchungsergebnisse von Dr. Z. auch vor. Herr M. bittet Dr. K., ob dieser eventuell eine Vorsorgevollmacht für ihn übernehmen würde. Er wisse um die Erkrankung und kenne ihn schon viele Jahre, bei ihm wisse er sich in guten Händen. Dr. K. ist über das entgegengebrachte Vertrauen gerührt und gern bereit, die Verantwortung für seinen guten Freund zu übernehmen.

Herr M. will außerdem offensiv mit seiner Erkrankung umgehen und bittet Dr. K. um Unterstützung. Er will in einer kleinen Ansprache in der Dorfgaststätte die Bewohner von S. über seine Demenz informieren und sie um ihr Verständnis und ihre Unterstützung bitten. Dr. K. wird an diesem Abend einige Symptome und den Krankheitsverlauf schildern, so dass alle Anwesenden auch wichtige Informationen zur Erkrankung erhalten. So hofft Herr M., möglichst lange in seinem Haus wohnen zu können, wenn er weiterhin die Hilfen von Frau T. und Frau B. in Anspruch nimmt.

Der Abend wird zu einem großen Erfolg für Herrn M., denn fast das gesamte Dorf ist erschienen. Die Anwesenden äußern ihre Hochachtung, dass er so offen mit seiner Demenz umgeht. Sie können sich nun so manche Beobachtungen aus der letzten Zeit erklären und wollen Herrn M. nach Kräften unterstützen.

Maßnahmen zum möglichst langen Verbleib im eigenen Haus werden getroffen

In den nächsten Wochen und Monaten kann Herr M. weiterhin in seinem Haus leben, ohne dass es größere Probleme gibt. Dr. K. hat dafür gesorgt, dass einige Gefahrenquellen im Haus beseitigt wurden. So stehen zum Beispiel noch die Oldtimer in der Garage, doch die Fahrzeugschlüssel hat Herr K. an sich genommen. Auch einige Werkzeuge hat Dr. K. sicherheitshalber entfernt. Frau T. kommt nun jeden Tag für mehrere Stunden zu Herrn M., um den Haushalt in Ordnung zu halten. Frau B. kocht nun täglich für Herrn M. und bringt das Mittagessen jeden Tag vorbei. Die anderen Dorfbewohner reagieren freundlich auf einige Eigenarten von Herrn M., da sie von seiner Krankheit wissen. So bekommt Herr M. stets Speisen und Getränke in der Dorfgaststätte, ohne sie bezahlen zu müssen, dies wird später mit Dr. K. abgerechnet. Falls Herr M. einmal durch das Dorf irrt und den Weg zur Gaststätte oder nach Hause nicht findet, ist schnell ein hilfsbereiter Mensch in der Nähe, der Herrn M. begleitet. So kann Herr M. lange in seinem Haus wohnen bleiben.

Erforderliche Maßnahmen zum langen Verbleib in der eigenen Häuslichkeit

1. Entfernen möglicher Gefahrenquellen
   - Küchengeräte entfernen, z. B. Elektro-geräte und Schneidwerkzeuge
   - Herd abklemmen
   - Werkzeug entfernen, z. B. Bohrer
2. Reduzierung von Stolperfallen
   - Teppichbrücken entfernen
   - Türschwellen zwischen einzelnen Räumen ebnen
   - Einbau einer barrierefreien Dusche oder eines Badewannensitzes
3. Organisation der Haushaltsführung durch Familienangehörige, Bekannte oder bezahlte Dienstleister
   - Einkaufen
   - Zubereitung der Mahlzeiten
   - Reinigung der Wohnung oder des Hauses
   - Wäschepflege
   - Durchführung oder Beauftragung von notwendigen Reparaturen
4. Entfernen des Autos oder zumindest der Autoschlüssel sowie der Papiere
5. Sicherstellung einer guten medizinischen Versorgung
   - Sicherstellung der regelmäßigen Me-dikamenteneinnahme nach ärztlicher Anordnung, z. B. durch Stellen der Tabletten oder fortlaufende Erinnerung an die Einnahme durch ambulanten Pflegedienst, Familienangehörige oder Bekannte
   - Begleitung bei Arztbesuchen
6. Vermeidung von unsachgemäßem Um-gang mit Geld
   - Banken sowie Geschäfte und Dienst-leister werden über die demenzielle Erkrankung informiert
   - Konto- und Kreditkarten sowie Wert-papiere und Sparbücher werden sicher außerhalb der Reichweite des Erkrank-ten aufbewahrt
   - Bei Bedarf regelmäßig »Taschengeld« für den Betroffenen zuteilen

7. Notfallsituationen bestmöglich vorbeugen
   - Adresse des Betroffenen sowie Kontakt-daten des Betreuers in Jackentasche, Handtasche oder Schuh deponieren oder einnähen
   - Notfallhandy mit GPS zur Ortung
   - Umfeld über die Erkrankung informie-ren
   - Innerhalb des Hauses oder der Woh-nung Hausnotrufgerät
   - Regelmäßige, mehrmals tägliche Kon-taktaufnahme durch Familienangehö-rige oder professionell Tätige zur Über-prüfung der Situation
8. Sicherstellung der erforderlichen Hilfestel-lung bei der Körperpflege durch Familien-angehörige oder professionelle Dienstleis-ter
   - Baden/Duschen/Waschen
   - Regelmäßiger Kleidungswechsel und witterungsangepasste Kleidung
   - Haarpflege
   - Rasur
   - Nagelpflege

Nach einigen Monaten wird immer auffälliger, dass Herr M. auch Hilfe bei der Körperpflege benötigt. Diese will Frau T. nicht übernehmen, ein ambulan-ter Pflegedienst ist im Dorf nicht vorhanden und müsste einen langen Fahrweg in Kauf nehmen. Dr. K. sucht daher nach einer anderen Alternati-ve, um Herrn M. zu unterstützen und gleichzeitig zu ermöglichen, dass er weiterhin in seinem Haus bleiben kann. Gleichzeitig beantragt er eine Pflege-stufe für Herrn M., die Begutachtung ergibt Pflege-stufe 1.

Herr M. erhält Unterstützung durch eine aus-ländische Haushaltshilfe

Da Herr M. über ausreichend finanzielle Mit-tel verfügt und sein Haus ausreichend Platz bietet, beschließt Dr. K., eine polnische Haushaltshil-fe für ihn zu organisieren. Die Vermittlung läuft über die örtliche Arbeitsagentur. Nur drei Wochen später zieht Frau R. bei Herrn M. ein. Sie ist ge-lernte Krankenschwester und spricht ausreichend Deutsch, um sich mit Herrn M. verständigen zu können. Ab sofort kann sie rund um die Uhr nach Herrn M. sehen und ihn auch bei der Körperpflege unterstützen. Frau T. kommt ebenfalls weiterhin stundenweise ins Haus, vor allen an den freien Tagen von Frau R.

Mit Hilfe der Haushaltshilfe kann Herr M. weiterhin zu Hause wohnen bleiben, auch wenn seine Demenz immer weiter voranschreitet. Dr. Z. bemerkt bei seinen Kontrolluntersuchungen ebenfalls die zunehmende Verschlechterung des Gesundheitszustandes. Herr M. hat mittlerweile immer mehr Mühe, sich verbal auszudrücken sowie gesprochene Worte zu verstehen. Sein Gangbild hat sich verschlechtert, er stürzt immer häufiger. Bei der Körperpflege benötigt er immer mehr Hilfe, auch die Kontrolle über seine Blase verliert er zunehmend. Sein Haus verlässt er ohne Begleitung kaum noch.

Dr. K. ist entsetzt, als Frau R. ihm nach einigen Monaten in einem persönlichen Gespräch verdeutlicht, dass sie Herrn M. nicht mehr weiter betreuen werde. Außerdem würde sie auch nicht empfehlen, eine andere Haushaltshilfe für ihn zu engagieren. Als Dr. K. sie nach den Gründen fragt, erzählt sie von den Verhaltensweisen, die Herr M. ihr in den letzten Wochen gegenüber gezeigt habe. So habe er sie mehrfach vor die Tür setzen wollen, da er »nie mit einer Frau in einem Haus leben wolle«. Ein anderes Mal habe er sie für eine Einbrecherin gehalten und die Polizei gerufen, doch zum Glück war der Dorfpolizist über die Erkrankung von Herrn M. informiert und konnte die Situation deeskalieren. Am schlimmsten seien aber die Tage gewesen, an denen er sie für seine Geliebte gehalten habe und daher versucht habe, sich ihr anzunähern. Er sei dabei nicht nur sehr ungehalten, sondern auch handgreiflich geworden. Frau R. habe zwar Verständnis für die Erkrankung, aber lasse dennoch nicht alles mit sich machen.

Dr. K. versteht die Entscheidung von Frau R. und ist daher bemüht, schnellstmöglich eine andere Versorgung für Herrn M. zu organisieren. Diese scheint im Haus von Herrn M. nicht mehr möglich zu sein, da er dies immer noch als sein Haus erkennt und alle anderen Anwesenden vor die Tür setzen möchte. Selbst Dr. K. hat er an einigen Tagen wütend schimpfend herausgeworfen. Überhaupt

scheint er auf den Kontakt mit Frauen wesentlich positiver als auf den mit Männern zu reagieren. Da Herr M. sein Haus schon seit einiger Zeit nicht mehr verlässt, scheint ein Verbleib im Dorf S. nicht unbedingt erforderlich, hier gibt es zudem keine passenden Versorgungsangebote für Menschen mit fortgeschrittener Demenz. Dr. K. beschließt daher, Herrn M. versuchsweise in einer ambulant betreuten Wohngemeinschaft unterzubringen, welche im 8 km entfernten L. liegt. So wäre es ihm selbst weiterhin möglich, sich regelmäßig um Herrn M. zu kümmern und auch andere Bezugspersonen hätten keinen zu weiten Anfahrtsweg.

Umzug in eine ambulant betreute Wohngemeinschaft

Die ambulant betreute Wohngemeinschaft ist in einer alten Villa untergebracht, welche barrierefrei umgebaut wurde. Dr. K. denkt, dass Herr M. sich dort wohlfühlen könnte, da er früher gern und viel in luxuriöse Hotels gereist ist, an die die Räumlichkeiten erinnern. Außerdem könnte er dort zwei große Räume anmieten, welche mit den individuellen Einrichtungsgegenständen möbliert werden können. Gemeinsam nutzen die Mieter der Wohngemeinschaft eine große Wohnküche sowie ein Wohnzimmer, für die acht Mieter sind außerdem drei Bäder vorhanden. Besonders schön ist zudem der große Garten mit Terrasse, welcher ebenerdig zu erreichen ist und zur Sicherheit der Mieter mit einem hübschen, aber hohen Holzzaun umgeben ist. Alle Mieter haben einen Vertrag mit dem gleichen ambulanten Pflegedienst abgeschlossen, so dass neben der individuellen Hilfestellung bei der Grundpflege auch eine Präsenzkraft von 6 bis 22 Uhr anwesend ist. Gemeinsam wird so der Tag verbracht. Da alle Mieter eher aus gehobenen Kreisen stammen, wird auch bei der Auswahl der Mahlzeiten sowie der Beschäftigungsangebote an die frühere Biografie angeknüpft. So spielen viele der Mieterinnen gern Bridge, besonders beliebt sind Diavorträge von ehrenamtlichen Helfern oder Familienangehörigen, bei denen Fotos vergangener Urlaubsreisen gezeigt werden. Besonders reizvoll findet Dr. K. außerdem, dass Herr M. der einzige männliche Mieter wäre.

Wenig später zieht Herr M. in die ambulant betreute Wohngemeinschaft. Dr. K. ist sehr erleichtert, dass er sich dort schnell eingewöhnt und gut betreut werden kann. Herr M. wähnt sich in einem Kururlaub und äußert immer wieder, wie schön doch das Hotel wäre, in dem er untergebracht ist. Außerdem seien die Bediensteten ausgesprochen höflich und freundlich. So toleriert er die Hilfe einer jungen Pflegerin beim Duschen und Anziehen völlig widerstandslos, da diese stets weiße Dienstkleidung trägt und ihm versichert, dass es sich um Kuranwendungen handelt, die er genießen kann. Die Mahlzeiten nimmt Herr M. mit sichtlichem Appetit ein und erweist sich als Gentleman gegenüber den anwesenden Mieterinnen, die er mit Handküssen zu umgarnen versucht. Zu einer der Damen entwickelt er sogar eine engere Bindung, die beiden sitzen oft gemeinsam händchenhaltend auf der Couch im Wohnzimmer oder auf einer der Bänke im Garten. Die Mitarbeiter des Pflegedienstes sowie die Angehörigen und Betreuer der anderen Mieter sind sich einig, dass Herr M. gut in die Wohngemeinschaft passt und dort gern wohnen darf. Frau T. und Frau B. besuchen Herrn M. neben Herrn Dr. K. auch in der Wohngemeinschaft, sie freuen sich sehr, ihn dort so gut aufgehoben zu wissen.

Zunehmender Hilfebedarf bei den Alltagsaktivitäten durch Fortschreiten der Demenz

Mit den Wochen und Monaten schreitet die Demenz von Herrn M. immer weiter voran. Herr M. kann verbal gar nicht mehr kommunizieren. Bei der Körperpflege benötigt er immer umfangreichere Hilfe, ist darm- und stuhlinkontinent. Auch seine Mobilität lässt immer weiter nach, Herr M. kann mittlerweile nicht mehr gehen und nur noch mit Hilfe stehen. Dr. K. hatte mittlerweile für ihn Pflegestufe 3 beantragt und auch genehmigt bekommen. Sein Verhalten gegenüber den anderen Wohngemeinschaftsmitgliedern sowie dem Personal bleibt aber zugewandt und freundlich, sodass die Betreuung in der Wohngemeinschaft weiter fortgeführt werden kann. Dr. K. organisiert zum 78. Geburtstag von Herrn M. ein besonderes Geschenk. Mit Hilfe eines Krankentransports fährt Herr M. in Begleitung von Dr. K. und einer Pflegekraft zu einer Oldtimerrallye und beobachtet dort vom Streckenrand aus die verschiedenen, herausgeputzten Autos. Auch wenn

er seine Freude verbal nicht mehr äußern kann, leuchten seine Augen.

Da die Betreuung des schwerstpflegebedürftigen Herrn M. viel Zeit in Anspruch nimmt und nicht allein durch die Präsenzkraft in der Wohngemeinschaft geleistet werden kann, organisiert Dr. K. weitere Kräfte für die Einzelbetreuung und Pflege von Herrn M. Zunächst einmal kommt eine Mitarbeiterin des ambulanten Pflegedienstes dreimal täglich für die Grund- und Behandlungspflege in die Wohngemeinschaft, zum Baden und Duschen wird sie von einer zweiten Mitarbeiterin unterstützt. Zusätzlich engagiert Dr. K. eine Studentin, welche dreimal in der Woche für zwei Stunden zu Herrn M. kommt. Bei schönem Wetter fährt sie ihn im Rollstuhl spazieren, ansonsten liest sie ihm vor, erzählt ihm von ihrem Tag und schenkt ihm so Aufmerksamkeit. Zusätzlich kommt eine ehrenamtliche Mitarbeiterin des ambulanten Hospizdienstes zweimal in der Woche zu Besuch. Dr. K. hatte hier Kontakte geknüpft, da Herr M. sehr positiv auf menschliche Zuwendung reagiert.

Ein würdevolles Sterben wird Herrn M. ermöglicht

Trotz des fortlaufenden Einsatzes aller Beteiligten verschlechtert sich der Gesundheitszustand von Herrn M. zusehends. Kurz nach seinem 79. Geburtstag beginnen zunehmende Schluckstörungen die Nahrungsaufnahme zu erschweren. Andickungspulver und hochkalorische Trinknahrung reichen nicht aus, Herr M. verliert kontinuierlich an Gewicht und wird somit immer schwächer. Nach der Diagnosestellung hatte Herr M. gemeinsam mit Dr. K. nicht nur eine Vorsorgevollmacht, sondern auch eine Patientenverfügung verfasst. Da er sich intensiv mit den Symptomen der Demenz auseinander gesetzt hatte und zudem von Dr. K. beraten wurde, war ihm die Problematik von auftretenden Schluckstörungen bei fortgeschrittener Demenz bewusst. Hier legte Herr M. daher fest, dass man durchaus mit unterschiedlichsten Mitteln versuchen könne, ihn mit Nahrung und Flüssigkeit zu versorgen, eine Magensonde oder intravenöse Ernährung lehnte er aber kategorisch ab. Dr. K. richtet sich nun also nach den Wünschen von Herrn M. und lässt zu, dass seine Kräfte schwinden.

Die Nahrungs- und Flüssigkeitsaufnahme von Herrn M. reduziert sich in den kommenden vier Monaten immer weiter, Herr M. magert immer mehr ab und wird komplett im Bett versorgt, da sein Kreislauf eine Mobilisation nicht mehr verträgt. Dr. K. besucht Herrn M. nun täglich, ebenso die ehrenamtliche Hospizhelferin. Als Herr M. gar keine Nahrung und Flüssigkeit mehr schlucken kann, sorgen die Betreuer durch eine intensive Mundpflege und den Einsatz von künstlichem Speichel für ein möglichst angenehmes Gefühl für Herrn M. Fünf Tage nach der vollständigen Einstellung der Nahrungs- und Flüssigkeitsaufnahme stirbt Herr M. friedlich in seinem Zimmer in der ambulanten Wohngemeinschaft, welche ihm zum neuen Zuhause geworden war.

Zur Beerdigung von Herrn M. erscheint fast das ganze Dorf S., um ihm seinen Respekt zu zeigen. Dr. K. nutzt die Trauerfeier, um Herrn M. und seinen mutigen, offenen Umgang mit der Krankheit Demenz zu loben. Zudem initiiert er eine Gruppe von ehrenamtlichen »Demenzhelfern«, welche durch ihn mit Grundlagenwissen rund um die Krankheit geschult werden und ab sofort Dorfbewohner regelmäßig besuchen und unterstützen, welche ebenfalls unter einer Demenz leiden. Herrn M.s Vorgehen hat also dazu geführt, dass ein ganzes Dorf sich der Herausforderung Demenz ab sofort stellt.

Stichwortverzeichnis

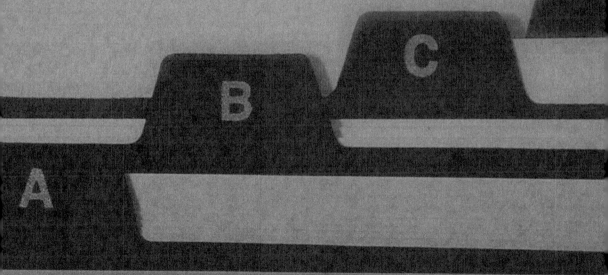